U0099081

金塊文化

金塊文化

《本草綱目》

中的家庭保健智慧

焦亮◎著

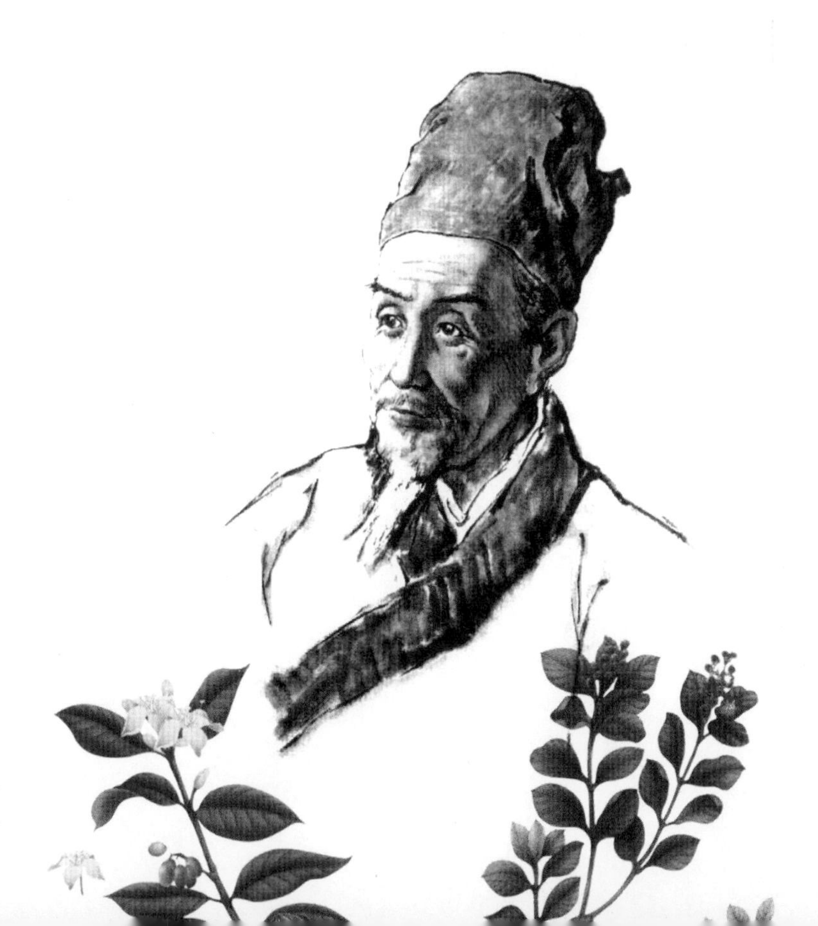

熟讀《本草綱目》，做好自己的醫生

人吃五穀雜糧，受四時之氣，生病在所難免，求醫問藥也必不可少。大多數人都覺得生了大病不求醫生不行，但小毛病就可以自己扛一扛，或是自己弄點藥吃就行了。然而，大多數人醫學知識有限，並不能真正辨明病情，因此往往錯過了最佳醫療時間，導致小病成了大病，苦不堪言。因此，人們生了病還應及早發現，並及早就醫。

那麼，人們如何才能及早發現自己的病症呢？這就需要人們熟悉中醫養生知識，有一定的中醫養生基礎。學習中醫養生最簡單最直接的方式，就是研讀明代醫學家李時珍編寫的醫學經典著作《本草綱目》。全書共190多萬字，載有藥物1892種，收集醫方11096個，繪製精美插圖1160幅，分為16部、60類，是李時珍在繼承和總結以前本草學成就的基礎上，結合作者長期學習、採訪所積累的大量藥學知識，經過實踐和鑽研，歷時數十年而編成的一部巨著。書中考正了過去本草學中的若干錯誤，綜合了大量科學資料，提出了較科學的藥物分類方法，融入先進的生物進化思想，並反映了豐富的臨床實踐。此外，該書也是一部具有世界性影響的博物學著作。熟讀這樣一部浩瀚的本草經，善用人們身邊的花花草草，自然能擁有一個健康的身體。

然而，《本草綱目》全書內容廣泛，現代社會的人們在繁忙的生活和工作中，往往難以靜下心來研讀這部巨作。因此，我們在《本草綱目》中提煉出最符合當前中醫養生需求的本草，集結而成本書。

本書分為八大篇，首篇主要介紹《本草綱目》，以及講述一些本草養生的理論知識，比如辨別本草四性五味七情，食物好色之理，不同體質不同養生法等；接下來的陰陽篇中介紹了補陽益氣、滋陰補血、去火排毒的一些本草方；臟腑篇中分別介紹了養心、養肝、養肺、養腎、養脾、養腸胃的一些本草方；在介紹水的滋補功效時，主要從水養方、粥養方、酒養方入手；在四季篇中介紹了人們為了順應春夏秋冬四季而適宜用到的本草方；美容篇中著重介紹了具有美膚、瘦身、抗衰老功效的一些本草方；百病篇中分別介紹了日常小病、富貴病、筋骨疾病、亞健康等方面的本草方；最後則針對家庭中的男女老少不同族群制定了不同的本草養生方，再次闡明本書作為家庭使用手冊的主旨。

最後，我們衷心地希望本書能使讀者讀有所學，並能學以致用，從善用身邊的花花草草開始，用最自然的方式——本草，來養護出一個健康的身體、一個快樂的心靈。

注意：由於中醫養生知識在不斷更新，許多本草的功效認定也在不斷更新或改變，因此，本書中提及的本草方僅作參考，一旦生病，還是應及時就醫，以免延誤病情，損害自己的健康。

CONTENTS

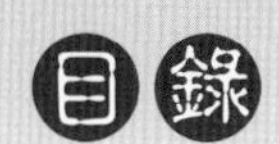
目錄

CONTENTS

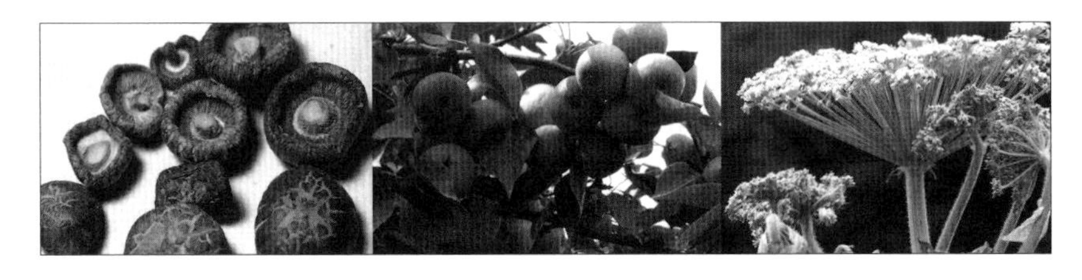

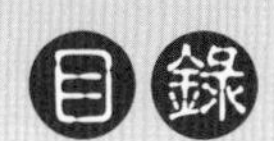
目錄

CONTENTS

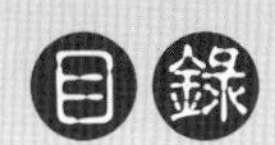
目錄

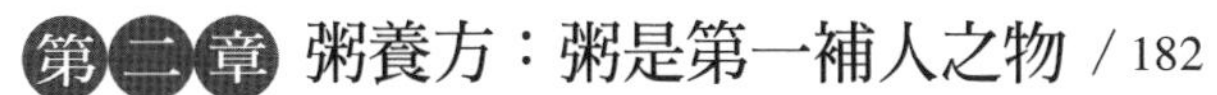

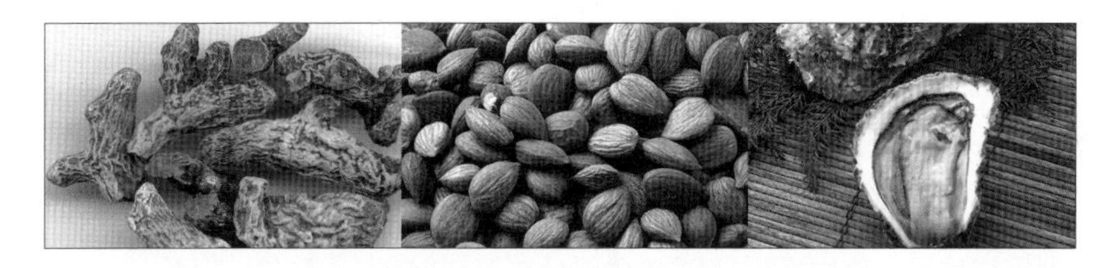

CONTENTS

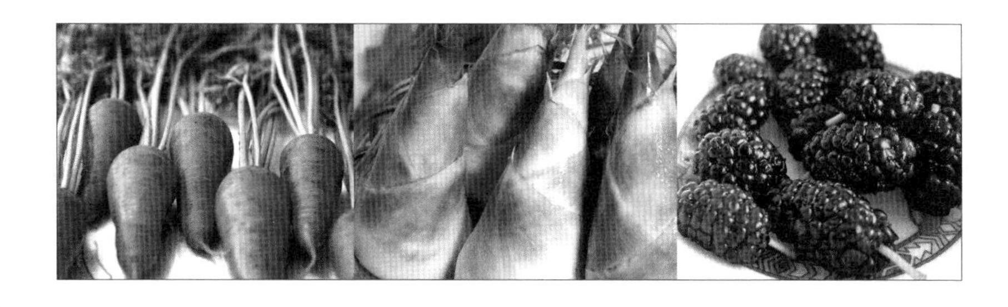

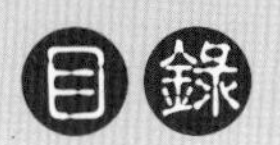
目錄

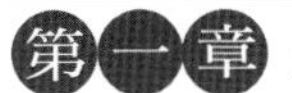
第六篇

CONTENTS

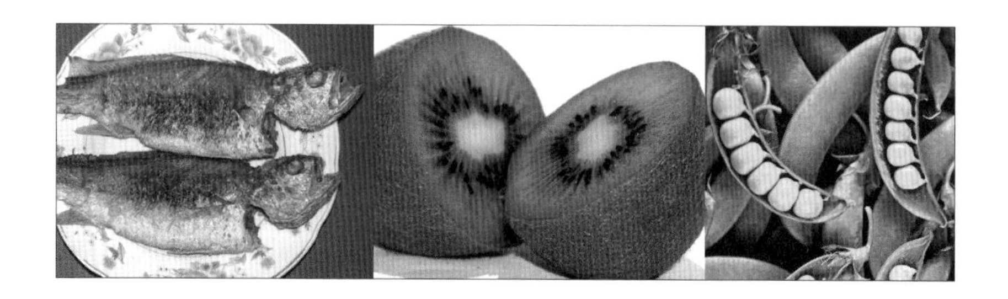

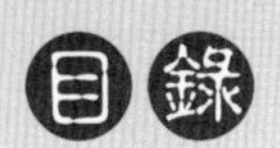
目錄

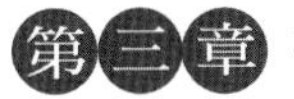
第三章

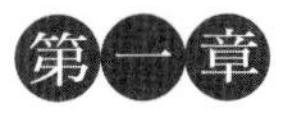
第一章

CONTENTS

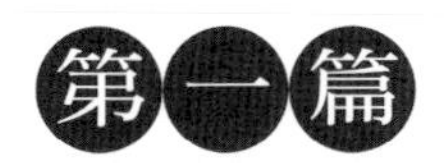

《本草綱目》，家庭養生的經典

面對紛雜的醫學養生知識，人們不禁暈頭轉向，不知道該選擇哪種養生方式來維護自己的健康。這時，不妨從歷經數百年的醫學經典著手，研讀《本草綱目》。當你遍覽《本草綱目》中的1892種藥物、11096個醫方之後，你就是自己最好的保健師。

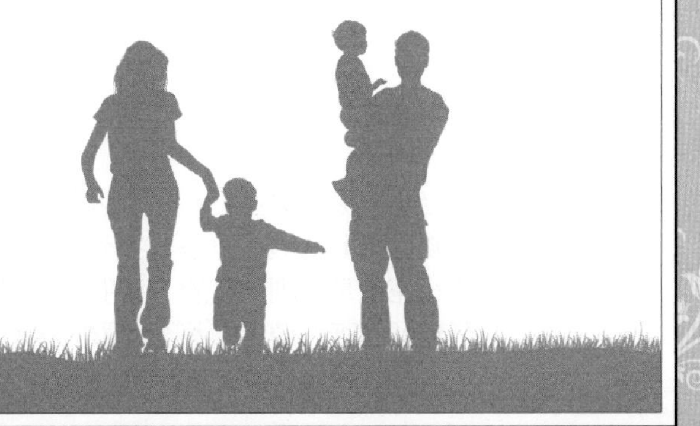

第一章 熟讀本草好養生

李時珍和《本草綱目》

《本草綱目》是一部集十六世紀以前中國本草學大成的著作，不僅為中國藥物學的發展作出了重大貢獻，而且對世界醫藥學、植物學、動物學、礦物學、化學的發展也產生了深遠的影響。

英國著名生物學家達爾文也曾受益於《本草綱目》，稱它為「中國古代百科全書」。1956年著名的科學家郭沫若為本書題詞紀念，曰：「醫中之聖，集中國藥學之大成，《本草綱目》乃1892種藥物說明，廣羅博采，曾費三十年之殫精。造福生民，使多少人延年活命！偉哉夫子，將隨民族生命永生。」

人們不禁好奇，李時珍是怎樣走上編著《本草綱目》的辛苦歷程的呢？其實，早年的李時珍走的是仕途之路，並未從醫。後來有一年，蘄州一帶發大水，引發了很嚴重的疫情，腸胃病到處流行。李時珍的父親救了很多人，病人們都對他非常感激。這對李時珍產生了很大的觸動。加上20歲的時候，李時珍不幸身患肺結核（當時叫做「骨蒸病」），持續地咳嗽和發燒，父親為他精心診治，用一味黃芩湯把他的病治好了。自此以後，李時珍便放棄科舉，立志學醫。

踏上學醫之路後，李時珍白天跟父親出去看病，晚上則研讀《黃

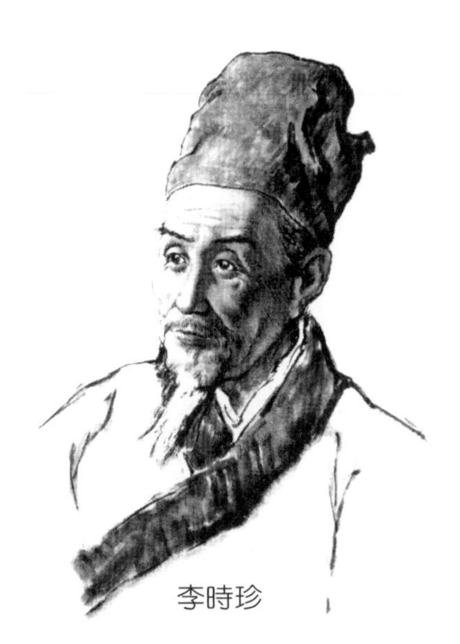
李時珍

帝內經》、《本草經》、《傷寒雜病論》、《脈經》等古典醫學著作，非常刻苦，「讀書十年，不出戶庭，博學無所弗腳」。他曾用「延胡索」治癒了荊穆王妃胡氏的胃痛，又用殺蟲藥治癒了富順王之孫的嗜食燈花病，後來又以附子和氣湯治癒富顧王適於的病症，被聘為楚王奉伺正。

然而，在實踐中，李時珍越來越覺得，做一個醫生，不僅要懂醫理，也要懂藥理，這都是人命關天的大事。於是，他在閱讀《神農本草經》的基礎上，又仔細地閱讀了南朝齊梁時期陶弘景著的《本草經集注》、唐代的《新修本草》、宋代的《開寶本草》、《嘉祐本草》、《經史證類備急本草》、《本草衍義》等。在閱讀過程中，李時珍發現古代的本草書中存在不少問題，比如：在藥物分類上是「草木不分，蟲魚互混」，如將原本應列入菜部的「生薑」和「薯蕷」列入草部，原本是兩種藥材的「萎蕤」與「女萎」說成是一種；將只能觀賞的「蘭花」當做藥用的「蘭草」；甚至將有毒的「鉤藤」當做補益的「黃精」等。李時珍認為這些錯誤主要是對藥物缺乏實地調查的結果，於是，李時珍開始專心修訂本草書。

修改本草書的過程中，李時珍為了對各種醫書上的不同記載進行研究，糾正古書記載的混亂，親自跑到很多地方採集樣品，然後耐心觀察比較。他每到一處，都虛心向當地人請教，其中有採藥的、種田的、捕魚的、砍柴的、打獵的，他們都幫助他瞭解各種各樣的藥物。

據記載，為了搞清白花蛇的形態，李時珍來到了蘄州城北的龍蜂山捕蛇，恰巧遇到捕蛇人。李時珍目睹了捕蛇的全部過程，仔細觀察了白花蛇的形態，只見蛇頭大似三角形，嘴裡長著4只長牙，背上有24塊斜方格，腹部還有斑紋。李時珍記錄了捕蛇過程中的每一個細節，補充了本草書，也為後來編寫《白花蛇傳》提供了重要材料。幾年後，李時珍又根據白花蛇的祛風特性，製成了專治半身不遂和中風的「白花蛇酒」。據現代藥理分析，證明白花蛇的提取物具有鎮靜、鎮痛、擴張血管和降壓等作用。

為尋找曼陀羅花，李時珍來到北方，發現了獨莖直上高有四五尺，葉像茄子葉，花像牽牛花，早開夜合。他經過親自嘗試，記下了曼陀羅「割瘡灸火，宜先服此，則不覺苦也」的性能。據現代藥理分析，曼陀羅花含有東莨菪鹼，有興奮大腦和延髓作用，以及對抗或麻痹副交感神經的作用。

……

為了完成修改本草書的艱鉅任務，李時珍幾乎走遍了湖北、湖南、江西、安徽、江蘇等地的名川大山，行程不下萬里。同時，他又參閱了800多冊書籍，經過三次修改稿，終於在60歲（西元1578年）

那年，編成了《本草綱目》。

《本草綱目》是李時珍對人類的偉大貢獻，全書52卷，共190多萬字，記載了1892種藥物，分成60類，其中374種是李時珍新增加的藥物，另有繪圖1100多幅，並附有11000多個藥方。此書集中國16世紀以前藥學成就之大成，在訓詁、語言文字、歷史、地理、植物、動物、礦物、冶金等方面均有突出成就，被譽為「東方藥物巨典」，對人類近代科學影響很大，對世界自然科學也有舉世公認的卓越貢獻。這本藥典，不論從它嚴密的科學分類來看，或是從它包含藥物的數目之多和流暢生動的文筆來看，都遠遠超過古代任何一部本草著作。

承襲《黃帝內經》的中醫內求之道

《黃帝內經》被稱為「醫學之宗」，《本草綱目》正是承接了《黃帝內經》的醫道，《本草綱目》中的養生智慧，無一不是對《黃帝內經》養生智慧的繼承和發揚，它們的精神主旨都是注重內求，從人體自身尋找健康和長壽的奧秘。

《本草綱目》雖然輯錄了眾多藥方，但它並不宣導有病就趕快吃藥，求助於藥物，而是告訴我們要把重點放在預防上，怎麼能夠根本不生病，而不是有病了怎麼去對付。所以，它講內求，向內看，回歸人體自身。

生命掌握在自己手裡，健康長壽都是要靠自求才能實現，這就是養生的要義所在。如皋的老人們沒有一個是靠著四處求醫問藥長命百歲的，他們能夠長壽都是通過順應自然、頤養身心求來的，這就是內求。

但是，世代以來，能夠潛心內求的人總是極少數，很多時候人們還是願意相信存在神奇的靈丹妙藥，吃上一粒便可長生不老，結果，中國歷史上有二十多位皇帝因吃所謂的「靈丹仙藥」致死。也正因為這樣，西醫的發展才能如此迅猛，因為內求需要很大的意志力，需要一種敏銳的感受和領悟，而相比之下，用眼睛向外看就簡單得多，借助醫療器械得出一個資料，就知道自己是不是生病了，哪怕是需要很多繁瑣的檢查，要吃苦口的藥物，這也比內求要省事得多。

或許有人會說：內求，什麼是內求？這太虛了，沒有什麼標準，沒有什麼界定，怎樣就是內求呢？而且現代人都追求效率，內求看不到即時的效果，還不如病了就來點藥，馬上就不難受了，多有效多快啊。更遺憾的是，現在很多中醫也很浮躁，病人找他，他根本就不望聞問切，而是簡單地問兩句，就直接開藥，完全偏離了中醫的軌道。

當然，這並不是在教唆大家，真的生病了之後不去看醫生，也不去吃藥，而是告訴大家把該做的事情早點做好。在生病之前就懂得內求，好好養護自己。靜下心來，真正地靜下來，思考一下中醫；思考一下中華上下五千年的歷史，經歷了無數次的戰爭、災難、瘟疫，為什麼沒有滅亡，為什麼能夠一直延續下來；思考一下在西醫還沒有出現的時候，人們是怎樣看病治病的。明白了這些，我們才能懂得內求對自己，甚至對全人類的健康有多麼重要。

《本草綱目》說養生：「治未病」才是健康大道

自古以來，中醫一直以「治未病」作為對抗疾病的最佳醫術。從《黃帝內經》開始，中醫治未病的指導思想就確立下來。《本草綱目》繼承了這一思想，它除了列出各種病症的治療方劑，還包含了大量的養生智慧，也就是「治未病」的思想。其中最重要的就是藥食同源，以食養生。李時珍認為：「飲食者人之命脈也。」《本草綱目》除大量記載抗老延年醫論及方藥外，也注重收載其他強身療疾之法，如食療、粥療、酒療等。書中收載穀物73種，蔬菜105種，果品127種。所載444種動物中，很多可供食用，並把穀食、肉類、魚類均列為本草，多達百餘種。

我們一直在說「治未病」，那麼它到底是一種怎樣的防病、治病觀念呢？

從字面上看，所謂「治未病」，就是在疾病到來之前展開醫治的工作。也許你會覺得奇怪，人沒有生病，哪裡需要治病呢？其實，這就是一種未雨綢繆的遠見，如果能在生病之前就採取一連串手段防止疾病的到來，我們就可以避免疾病帶來的痛苦。這比起生了病再治病划算得多。

中醫之所以宣導「治未病」，是因為當疾病襲來時，各種治療手段只能算得上是補救措施，即使補救有效，也難以讓本來健康無恙、充滿生機活力的身體恢復到最好的狀態了。所以預防比治療更重要，將疾病消弭於無形之中才是真正的醫術高明。

其實，現代醫學也開始意識到「防病」的重要性，對於亞健康狀況的關注就表明了這一點。亞健康是現代醫學名詞，指經常感覺身體不舒服，但各項指標仍處於正常的狀態。處於亞健康狀態的人雖然沒有明顯的疾病症狀，但時常會感到身體不舒服，主要表現為「一多三退」，即疲勞多，活力、適應能力和反應能力減退，經常出現全身乏力、腰酸肢軟、心悸氣短、頭暈耳鳴、動輒汗出、食欲不佳、失眠健忘、心煩意亂、皮膚瘙癢等一系列難以言狀，又難以定性的症狀。

現代醫學對亞健康的關注，表明現在的人們意識到了在真正的疾病到來之前預防的重要性。而對抗亞健康，中醫養生無疑是最有力的武器。我們的老祖宗給我們留下寶貴的財富，一部《本草綱目》裡就有用之不竭的養生智慧。它們不是枯燥的醫學理論，而是我們能掌握的簡單方法，比如吃什麼可以增強身體的正氣，遇到小傷小病怎麼辦，哪些本草是我們應該常備的「家庭醫生」。瞭解這些之後，你就會發現其實健康原來如此簡單。

第二章 《本草綱目》告訴你的飲食原則

病從口入，80%以上的病都是吃出來的

我們都知道「病從口入」這句話，這就是說很多病都是由入口的食物引起的。我們每天都要攝取充足的食物以供生命活動所需，但如果這些食物中有很多不健康的、不乾淨的東西，長期下去，就會得病。

《2002年世界衛生報告》指出，高血壓、高膽固醇、體重過重或肥胖、水果和蔬菜攝入量不足，是引起慢性非傳染性疾病最重要的危險因素，而這些疾病都和我們每天的「吃」關係密切。如：脂肪、膽固醇攝入量過高，而維生素、礦物質、纖維素等食入過少；各種營養素之間搭配比例不合理，偏重於肉食和高蛋白、高膽固醇、高脂肪食品，卻罕見五穀雜糧；一日三餐的熱量分配不合理，飲食不規律、無節制，大吃大喝、暴飲暴食、食鹽攝入量過高。這些不良的膳食習慣都會在你的身體裡埋下疾病的「根」。所以說，80%以上的病都是吃出來的，這並不誇張。

不健康的吃法之一：外食

外食過多，是威脅人們身體健康的一大問題。據統計，長期外食

的人，身體內的脂肪含量比在家用餐的人高5%～10%，這是導致肥胖的直接原因。另外，餐館重視飯菜的色、香、味，往往加很多鹽、味精、香料，這都是引發心腦血管疾病、高血壓、高血脂等慢性病的危險因素。

不健康的吃法之二：飲食結構不合理

目前人們在飲食方面幾個最大的問題就是：過食肉類、穀物量少、大豆和乳製品匱乏、碳酸飲料氾濫、不吃早餐等。

在中國，大約40%的居民不吃雜糧，16%的人不吃薯類；對健康無益的油炸麵食，卻占了民眾食用率的54%；豬肉的脂肪含量最高，卻占民眾食用率的94%；奶及乳製品、大豆及其製品在貧困地區的消費依然較低；碳酸飲料導致發胖和骨質疏鬆，而青少年飲用飲料的比例高達34%，而且其中大部分是碳酸飲料；不吃早餐容易缺乏維生素，而有3.2%的人卻基本不吃早餐。這種不合理的飲食習慣是導致各種疾病的罪魁禍首。

解決之道：回歸傳統飲食

相對於目前的飲食習慣，我們從前以穀物和蔬菜為主體的膳食結構是非常健康而科學的。但是，人們的生活水準提高以後，卻在認知上產生了很多誤區，認為每天大魚大肉才是富裕的象徵，其實這是不符合東方人體質的。

偏好重口味也是華人飲食中的一大問題。統計資料顯示，國人每天食鹽攝入量為8～20克，而高鹽飲食是引致高血壓的重大隱患，成人每天攝鹽量不宜超過5克。

另外，從烹調方式上來講，蒸、煮要遠遠好過煎、炒、炸等方式，煙熏、油炸、火烤的食物相對來說不易消化，而且在烹製過程中還會在高溫下發生變異，形成一些有害物質，其中就包括很多致癌物。但是現在很多人為了滿足口味的需要，往往喜歡高鹽多油的食物，背離了傳統的健康飲食習慣，出現了很多之前少見的富貴病、罕見病。所以，中國人的很多病就是吃出來的，我們迫切需要一場膳食革命來改變現已形成的狀況，這就需要重新關注本草的力量，重拾《本草綱目》中的本草養生智慧，才能真正做到回歸自然，回歸傳統，找回健康與長壽。

凡膳皆藥，藥補不如食補妙

「藥補不如食補」，這是我們經常聽到的一句話，而人們也越來越認識到食補的重要。與其生病了就吃藥，或者沒病就吃保健品，還不如吃好一日三餐。因為只有食補才是增強人體抵抗力的關鍵。

俗話說，是藥三分毒，和藥補比起來，食補不僅經濟實惠，更重要的是，食補所用材料都是我們常見的食物，對身體沒有副作用。

歷代醫家大多主張「藥補不如食補」，李時珍也不例外，而且他還根據各類食物的藥性藥理進行了細緻的歸類，為現代人的食補計畫提供很好的參考和借鑒。

不管是在平時，還是在病後，食補對人的健康都有十分重要的意義。雖然病後體虛應該進補，但是可能出現虛不受補的情況。而如果能在未病的時候補養身體，無疑可增強體質，減少疾病的發生。當然，不管是平時進補還是病後食補，都要綜合考慮自己的體質、腸胃的消化功能以及食物的屬性來選擇食物。

許多人認為《本草綱目》只是一部醫藥學著作，其實這是片面的，《本草綱目》更是一本健康食譜。雖然它是從食物的角度出發，可是當你翻開這本書，你就會發現，它並不是單純在講食物，如果它只是在講食物，那麼充其量它只是一本生物書。而李時珍卻運用巧妙的手法，把人和食物自然地連接在一起，告訴人們什麼樣的食物對什麼人有用，哪些人應該多吃哪些食物等等，讓人們學會選擇對自己有益的食物。這樣也就在最廣泛的意義上達到了食補的效果。

因此，可以說，學會運用《本草綱目》中的食療方，也就等於更好地把握了健康。

健康飲食，從「四性五味」開始

李時珍在《本草綱目》中融入了自己的養生心法：四性五味，藥食同源。李時珍認為食物和藥物一樣，有辛、甘、酸、苦、鹹五味及寒、熱、溫、涼四性。選擇食物與選擇藥物一樣，要根據四性和五味選擇。只有對了症，才能溫煦臟腑，增強人體的免疫能力。

如《本草綱目》羊附方中的羊肉湯是這樣記載的：「治寒勞虛羸，及產後心腹疝痛。用肥羊一斤，水一斗，煮汁八升，入當歸五兩，黃芪八兩，生薑六兩，煮取二升，分四服。」這是李時珍記錄名醫張仲景的藥方，用來治療疲勞虛弱以及產後疼痛等各種虛症。以這個方子為例，當歸甘溫補血止痛，所以是主藥，生薑溫中散寒，黃芪甘溫健脾補氣，羊肉溫中補虛。這四味本草合在一起就能共起溫中補血、袪寒止痛之功。這樣一碗有濃濃藥香的羊肉湯，最適合產後體弱和大病初癒的人。

傳說有一次，有個病人大便乾結，排不出，吃不下飯，很虛弱。李時珍仔細做了檢查，確認是高熱引起的便秘。當時如果患者便秘，一般是讓病人服用瀉火的藥，但李時珍沒有用藥，而是把蜂蜜煎乾捏成細細的長條，慢慢地塞進病人的肛門。煎乾的蜂蜜進入腸道後，很快溶化，乾結的大便被溶開，一會兒就排了下來。大便暢通，熱邪排出體外，病人的病情立刻有了好轉。

像這樣的藥方《本草綱目》中還有很多，李時珍記載了不少藥用食物，如蜂蜜、生薑、大棗、小麥、羊肉等，利用食物的四性五味輔助治療疾病。李時珍指出：「所食之味，有與病相宜，有與身為害。若得宜則益體，害則成疾。」意思是說，我們所吃的食物中，有的可以治病，有的卻對身體有害，吃得對就會對身體有益，吃得不對就會生病。因此，我們只有根據病症攝取食物，才能收到良好的效果。

寒性或涼性的食品，如綠豆、芹菜、柿子、梨、香蕉、冬瓜、絲瓜、西瓜、鴨肉等都有清熱、生津、解暑、止渴的作用，對陽氣旺盛、內火偏重的人非常適宜。熱性或溫性食物，如羊肉、辣椒、生薑、茴香等，有溫中、散寒、補陽、暖胃之功，陽虛畏寒的人食之為宜，熱病及陰虛火旺的人就應忌食。

此外，食性還要與四時氣候相適應，寒冷季節要少吃寒涼性食品，炎熱季節要少吃溫熱性食物，飲食宜忌要隨四季氣候而變化。

吃飯前不妨先看看五味的「走向」

《靈樞．九針》：「酸走筋，辛走氣，苦走血，鹹走骨，甘走肉。」《靈樞．五味》：「酸先走肝，苦先走心，甘先走脾，辛先走肺，鹹先走骨。」

食物有五種味道：酸、苦、甘、辛、鹹，食物的味道不同，其作用也各有區別，中醫認為五臟各有所喜。例如肝宜甘，因為甘味可以緩解肝氣的勁急；心宜酸，因為酸味可以收斂心火；肺宜苦，因為苦味可以助肺氣肅降；脾宜鹹，因為鹹味可以使脾不會運化過度；腎宜辛，因為辛味可以宣散和提升腎水之陽氣。

五臟各有所喜，而食物也是有偏性的，那麼食物的偏性是什麼呢？

「酸走筋」，酸類的食物是走筋、走肝的，如果你患了肝病就不要吃酸，因為酸具有收斂的作用，太收斂則肝氣就不能生發，病就會加重。但是對於多汗、尿頻、腹瀉、流涕不止等病症有很好的效果。

「辛走氣」，辛類的食物是走氣的。肺主氣，如果肺出現了問題，就不能吃辛味食物。但是辛味具有發散風寒、行氣止痛等作用，例如蔥薑善散風寒、治感冒，胡椒能祛寒止痛，茴香能理氣。

「苦走血」，苦味的東西是走血的，即走心。如果病在心上，就少吃苦味食物，讓心生發一下。但苦味食物可以清熱、瀉火，例如蓮子心能清心瀉火、安神，可以治療心火旺的失眠、煩躁之症。

「鹹走骨」，鹹類食物是走骨的，走骨就是走腎。如果病在骨上，就要少吃鹹，這樣才能把骨養好，把腎養好。但鹹味食物具有軟堅散結、滋陰潛降等作用，例如早晚喝一碗淡鹽湯，對治療習慣性便秘有很好的作用。

「甘走肉」，甜味的食物是走肉的，走脾胃。孩子如果特別喜歡吃糖，說明他脾虛。如果病在脾胃，就要少吃甜味的食物和油膩的食物，因為這樣的食物會讓脾增加代謝負擔，使脾更加疲勞。但是甜味食物具有滋養、強壯身體，緩和疼痛的作用，疲勞和胃痛時可以試一試。

不懂「升降浮沉」，大補本草反成毒

中醫認為，「是藥三分毒」，如果稍不留神配伍失當，三分毒就可能變成了七分毒，因此除單行外，藥物配伍時不僅要遵循藥物「七情」的原則，還應根據藥物的「升降沉浮」來運用。

李時珍曾說：「酸鹹無升，甘辛無降，寒無浮，熱無沉，其性然也。而升者引之以鹹寒，則沉而直達下焦，沉者引之以酒，則浮而上至巔頂……是升降在物亦在人也。」其實，就是說藥物有升降浮沉不同的性用，配伍而用則治法變化無窮。

那麼，究竟什麼是藥物的升降沉浮呢？其實，升降沉浮是指藥物作用於人體的趨勢而言：升就是上升，升提的意思；降就是下降，降逆的意思；浮就是輕浮，上行發散的意思；沉就是下行瀉痢的意思。升與降，沉與浮是兩種對立的藥性，其屬性不同，作用趨勢相反。升與浮，沉與降雖然有程度上的差異，但其作用趨勢是相類似的。從藥物的陰陽屬性來講，升浮藥屬陽，沉降藥屬陰。總括來說，凡具有上行、向外（如升陽、發表、散寒、催吐）等作用的藥物屬於升浮藥；凡具有下行、向裡（如清熱、瀉下、利水、降逆、平喘、潛陽）等作用的藥物屬於沉降藥。

升降沉浮作為用藥的基本原則，它與臨床治療有著密切關係，這是因為人體發生病變的部位有上下表裡的不同，病勢有上逆和下陷的差別，因此，在治療上就需要針對病情，根據藥物升降沉浮的不同特性而選用相應的藥物加以治療。

一般地說，凡病勢上逆者，宜降不宜升，如胃氣上逆的噁心、嘔吐，應該選用代赭石、半夏等「降」性藥物來降逆止嘔，而不能用「升」性藥物如瓜蒂、常山來催吐。而對於病勢下陷者，則宜升不宜降，如久瀉、脫肛，則應選用「升」性藥物如黨參、黃芪、升麻、柴胡等益氣升提，不能用大黃，芒硝等「降」性藥物來瀉下。此外，如果疾病還只是停留在人體的表面，宜發表而不宜收斂，如外感表症，當用紫蘇、荊芥等升浮藥來發表，而不能用龍骨、牡蠣等沉降藥來收斂止汗；如果疾病已經侵入了人體內部，則可選用石膏以清熱，或用大黃以瀉下，但不宜用解表藥等。

那麼，不是專業醫師的人們怎樣來辨別藥物的升降沉浮呢？主要從以下三個方面來看：

1.看藥物的氣味：一般來說，味屬辛、甘，性屬溫、熱的藥物，大都為升浮藥；味屬苦、酸、鹹，性屬寒、涼的藥物，大都為沉降藥。李時珍就曾說過：「酸鹹無升，甘辛無降，寒無浮，熱無沉」。如麻黃、桂枝等辛、溫之品，屬升浮藥；大黃、黃蓮等苦寒之品，屬沉降藥。

2.看藥物的質地輕重：一般來說，屬花、草、葉以及其他質輕的藥物，大多為升浮藥，如金銀花、細辛等，而果實、種子、礦物以及其他質重的藥物，大多為沉降藥，如枳實、蘇子、磁石等。但是，這樣的辨別方法並不絕對準確，比如「諸花皆散，旋覆獨降」，「諸子皆降，蔓荊獨升」，就不屬於此列。

3.看藥物的炮製方法：一般來說，酒炒的藥物多升，薑炒的藥物多散，醋炙的藥物多收斂，鹽水炙的藥物多下行等，如酒炒黃芩，薑汁炒厚樸，醋炙五味子，鹽水炙澤瀉等。

此外，藥物升降沉浮的特性並非絕對不變的，會受許多客觀情況的影響而變化。比如，升浮藥在大堆的沉降藥中，便隨之下降；沉降藥在大堆的升浮藥中，也隨之上升。因此，應從多方面來辨別藥物的升降沉浮屬性。

熟知本草「寒熱溫涼」，對症補養享健康

正如人有人性一樣，藥也有藥性。中藥的藥性，是指藥物在治療、預防疾病中的特性和效能。《神農本草經百種錄》云：「入口則知其味，入腹則知其性。」

藥性有廣義、狹義之分：廣義的藥性包括四氣五味、歸經、升降浮沉、毒性、功能、配伍、君臣佐使、禁忌、劑量等內容；而狹義的藥性則指寒、熱、溫、涼四種藥性，中醫稱為四氣，又稱四性。歷代本草對寒、熱、溫、涼還提出程度之不同（如大、小、微），並提出平性。所謂「平」，即「中和之性」，平性為氣之最和緩者，但嚴格言之，仍有偏寒偏熱的差別，所以通常仍稱「四氣」。

《神農本草經》最早提出四氣之說：「藥有酸、鹹、甘、苦、辛五味，又有寒、熱、溫、涼四氣。」至宋代寇宗奭《本草衍義》為了與「腥、焦、香、腐、臊」五種氣息之「氣」相區別，特提出：「凡

稱氣者，即是香、臭之氣，其寒、熱、溫、涼則是藥之性。」這種改「氣」為「性」的論點被後世醫家所接受。金代張元素在《醫學啟源用藥備旨》中就記載：「藥有寒、熱、溫、涼之性。」元代王珪《泰定養生主論》中也說：「大抵百藥之性，不出寒、熱、溫、涼。」

中醫之所以重視藥物寒熱溫涼的四氣，是因為中醫學認為，疾病的發生，是人體由於某種因素陰陽失去平衡，從而出現陰陽偏盛偏衰的結果。正如《素問 調經論》所說：「陽虛則外寒，陰虛則內熱，陽盛則外熱，陰盛則內寒。」「陽盛則熱，陰盛則寒。」說明寒和熱的病變現象，常是陰陽失衡在病理上的主要反映之一。根據平衡體內陰陽的需要，藥物被賦予了「寒熱溫涼」四性。歷代醫書多有記載：《神農本草經》指出：「療寒以熱藥，療熱以寒藥。」《素問·至真要大論》有「寒者熱之，熱者寒之」的治則。元代醫學家李東垣《醫學發明·病有逆從治之正反》曰：「熱病以寒治，寒病以熱治。」明代醫學家李中梓《醫宗必讀》也說：「故凡溫熱之劑，均為補虛；寒涼之劑，均為瀉實。」

那麼，人們怎樣來辨別藥物的「寒熱溫涼平」呢？我們主要從它們各自的特點和功能來看：

一、寒：寒性屬陰；寒性藥物具有清熱瀉火、清熱解毒、清熱燥濕、清熱涼血等功能。

1.清熱瀉火：用於邪熱亢盛的病症，如石膏、知母、蘆根清肺胃邪熱，梔子瀉三焦之火，黃蓮瀉心胃肝膽之火，黃芩瀉肺火，龍膽草瀉肝膽之火。

2.清熱解毒：用於溫病、瘡、癰、肺癰、腸癰、熱毒痢、丹毒等由於熱毒（火毒）所致的病症，如金銀花、連翹主要用於治溫熱病、癰腫，蒲公英善治癰瘍疔瘡，魚腥草治肺癰，敗醬草、紅藤治腸癰，白頭翁、秦皮治熱毒痢等。

3.清熱燥濕：用於濕溫、濕熱黃疸、濕熱痢疾等病症，如龍膽草治濕熱黃疸，苦參治濕熱痢疾、腸風便血，黃蓮、黃芩、黃柏更是治濕熱症的要藥。

4.清熱涼血：性寒而入血分的藥物能除血分之熱，具有涼血作用，如生地黃、牡丹皮等。

二、熱：熱性屬陽；熱性藥物有扶陽氣、祛寒邪的功能。

1.回陽救逆：熱性藥能恢復陽氣，助心陽可以通脈，扶腎陽可以益火，如附子之回陽救逆，可治療亡陽及陰盛格陽等症。

2.補火助陽：可以起到溫養臟腑的作用，多用於命門火衰、腰膝酸軟、畏寒肢冷、陽痿尿頻諸症，如肉桂。

3.溫經散寒：常用於治療風寒痹痛、寒疝腹痛及陰疽久潰不斂諸症，如附子、烏頭之類。

三、溫：溫性屬陽；溫性藥物有發散表邪、溫胃和中、溫通氣血等功能。

1.辛溫發散：具有透發毛竅、發汗解表作用，如桂枝、麻黃、紫蘇、羌活。

2.和胃調中：多用於脾胃氣滯，或濕滯傷中、脾胃不和之症，如橘皮、白豆蔻、厚樸。

3.溫中祛寒：諸凡冷滯不消，寒痰停積或為腹內冷痛，或為嘔吐噦逆，或為泄瀉自利，均能用之而取效，如吳茱萸、丁香、蓽茇、蜀椒。

4.溫通氣血：常用於氣血淤滯所致的病症，如當歸、烏藥、薑黃、劉寄奴。

5.補氣助陽：如人蔘、黃芪、鹿茸、肉蓯蓉，中醫常稱「溫補」。

四、涼：涼性屬陰；涼性食物有清熱、養陰除蒸的功效。

1.清熱：多有清散表熱的作用，如薄荷、竹茹、天花粉。

2.養陰除蒸：熱盛多傷陰，只有熱退才能保養陰液，如白薇。

五、平：藥性和緩，非寒非熱；平性藥物有調養脾胃、益氣生津的功效，作用多較平緩。

1.調養脾胃：如《本草正義》記載黨蔘「健脾運而不燥，滋胃陰而不濕，潤肺而不犯寒涼，養血而不偏滋膩，鼓舞清陽，振動中氣，而無剛燥之弊」。

2.益氣生津：益氣而不溫燥，養陰而不滋膩，如玉竹，因其性平，所以被廣泛配伍應用。

總之，人們只有在辨別藥物「寒熱溫涼平」的基礎上，對症補養，才能真正使體內陰陽平衡，身體健康。

藥有七情，宜分宜合大有講究

人們常說：「照方抓藥」，簡單點說，就是指醫生要在辨症審因決定治法之後，選擇合適的藥物，酌定用量，按照組成原則，妥善配伍而成的。「配伍」就是根據病情需要和用藥法則，將藥物合用，從而達到增強藥物的療效，調節藥物的偏性，減低毒性或副作用的目的。一般來說，除了單味方劑不需要考慮配伍外，其他任何由兩味或兩味以上藥物組成的方劑都必須考慮藥物之間的配伍。

那麼，為什麼要講究藥物之間的「配伍」呢？這是因為每一味藥都有其獨特的性味，具有許多功用，在治療疾病時往往需要發揮其中部分功用。正如《本草綱目》記載的：「藥性有適宜製丸者，有適宜製散者，有適宜煎煮者，有適宜酒泡者，有適宜製膏者，也有兼宜以上各種製作方法者。凡此種種，皆要順從藥性，不得逾越。」

此外，《神農本草經》則提出了藥物的「七情」理念。「七情」就是單味藥的應用同藥與藥之間的配伍關係，「藥……有單行者，有相須者，有相使者，有相畏者，有相惡者，有相反者，有相殺者。凡此七情，合和視之。」這是因為藥物往往既有補益人體的功效，也有損壞人體的功效，因此，要想做到揚長去短，充分發揮藥物對治療疾病有利的一面，同時又能控制、減少甚至消除藥物對人體有害的一面，這就需要藥物相互配伍，彼此平衡，提高療效，從而適應比較複雜的病症。這也正是人們所說的「藥有個性之專長，方有合群之妙用」。這也正是中醫學辨症論治的絕妙之處。

然而，藥物的七情只是中醫方劑配伍的基礎，要知道，一個方劑不是把藥物進行簡單堆砌，也不是單純將藥效相加，而是根據病情需要，在辨症立法基礎上，配伍適當藥物，規定合適劑量，有針對性地選擇合適的單味或多味藥物，且按照一定組織原則組合而成。因此，人們又必須在辨別病症的基礎上進行藥物配伍。

一般來說，中醫所辨之「症」既包含了疾病產生的原因、病位，也包含了疾病的性質以及正邪的盛衰情況。這個「症」可能會包括好多症狀，每個症狀都從不同的側面反映了疾病的本質，只要「症」辨清了，治療的方法自然也就了然於心，所需的藥物也就相應而出了。正如《藥治通義》所說：「須合眾藥之所長，而又善護其所短，乃能蘇凋瘵而起沉屙。其在良醫，善知藥性，劑量無差，庶得參互旁通，彼此兼濟，以盡其才，而無乖刺敗壞之弊矣。」

其實，醫生診病用藥如同作戰用兵，在精而不在多。用之得當，旗開得勝，藥到病除；用之不當，損兵折將，貽誤病情。兵法云：「知己知彼，百戰不殆。」治病也一樣，人們既要瞭解作為「彼方」的疾病的病機、病理，又要明白「己方」的每味藥的藥性，才能真正做到用藥如有神，百戰百勝。

再好的本草也經不住壞習慣的糟踐

中國人有些飲食習慣是很講究文化內涵的。吃飯要用圓桌，因為圓桌意味著吃飯的時候不分貴賤尊卑；吃飯時用的筷子，也是陰陽的體現，動的那個筷子是陽，不動的那個筷子為陰。所以，這就叫做「道，百姓日用而不知」。中國的飲食文化博大精深，現在很多人的飲食習慣也該改改了。

在以前，如果女人生了孩子就要吃小米粥，而現在人們的生活水準提高了，要喝牛奶和雞湯，但催奶效果並不好，如果喝上一頓小米粥，奶水可能就多了，因為小米是種子，是可以發芽的，所以現在的人最好還是效仿前人的養生之道。

現在的人都太愛吃味道濃重的食物，為什麼呢？現在人生活和工作壓力都很大，為了調動身體內的元氣來頂住壓力，就要多吃濃重的食物，因為鹽是最容易調動身體內的元氣的，可是經常吃濃重食物的後果就是脾胃虛弱，脾胃虛弱身體內的元氣就不足，就要多吃濃重的食物，這樣就會形成一種惡性循環，久而久之就會讓疾病乘虛而入。

《本草綱目》中有「多食鹹則脈凝泣而變色；多食苦則皮槁而毛拔；多食辛則筋急而爪枯；多食酸則肉胝而唇揭；多食甘則骨痛而髮落，此五味之所傷也。」這句話意思是，鹹的東西吃多了就會抑制血的生發，就會導致血的凝固，最後使臉色變黑；苦的食物吃多了我們的皮膚就會枯槁，毛髮就會脫落；辣的東西吃多了就會使筋失去彈性，手爪就會乾枯；酸的東西吃多了就會使肝氣生發太過而抑制脾土，使肌肉角質變厚而嘴唇外翻；甜的東西吃多了就會影響腎的收斂功能，頭髮的滋潤、烏黑和濃密全在於腎的收斂功能，所以甜的東西吃多了就會損傷頭髮。現在人應該少吃五味過度的食物。

除此之外，很多人還有許多不良的飲食習慣，殊不知這樣對你的健康會造成多麼壞的影響，當失去了健康才知道健康的珍貴，為時已晚，何不從現在開始就讓自己健健康康呢？

有些人飲食無規律，晚餐攝入大量的高熱量食物，過剩的營養轉化成脂肪，導致肥胖。這時，可實行一日三餐或四餐制，定時定量，分配合理，做到「早餐吃好，中午吃飽，晚餐吃少」的膳食原則，養成良好的飲食和生活習慣。

有些人吃飯速度太快，營養專家認為，吃飯太快，大腦的食物中樞神經難以控制，往往在進食了過多的熱量才發出停止的信號，但此時體內已進食了過多的熱量。因此，吃飯應細嚼慢嚥，這樣既有利於食物與唾液澱粉酶的充分混合，又可以防止進食過多熱量，有利於預防肥胖。

有些人喜吃燙的食物，這種人患食管癌的機會就多。動物試驗已證實，對小白鼠用75℃～80℃的熱水連續灌注25天後，其食管黏膜上皮增生、壞死，爾後發生明顯的癌前期病變。

有些人偏嗜油炸、燻烤食物，長期過量進食油炸燻烤食物，對健康有害。當煎炸溫度低於200℃時，雜環胺形成很少，如果煎炸溫度超過200℃，煎炸時間超過2分鐘，則會形成大量雜環胺。雜環胺隨油炸食物進入人體，可損傷肝臟，使生長發育遲緩，生育功能減退，還有強烈的致癌作用。

有些人在臨睡前吃點心、零食，這樣容易攝入過多的熱量，超出人體的需要，多餘的熱量會轉化為脂肪而儲存於體內。因此，為了你的體態美和健康，睡前還是儘量不要進食。

不良的飲食習慣可能遠不止這些，希望大家都要有一個意識，那就是通過注意飲食習慣來保養自己的身體，不能隨心所欲地吃吃喝喝，否則當疾病侵襲時則悔之晚矣。

《本草》給你的悄悄話：拒絕垃圾食品

在我們日常所接觸的食物中，沒有哪一種可以稱得上是蛋白質、脂肪、碳水化合物、維生素、礦物元素及膳食纖維素的含量齊全、搭配合理，因此無論高熱量還是低熱量的食物，單一、大量地食用都對人體有害。可是多數人都偏愛那些高熱量、高脂肪、高糖的食品，比如漢堡、薯條、炸雞等，很少有人愛吃淡而無味的低脂食品。

「三高」食物通常口味較重，對人的味覺產生刺激，而人的味覺一旦接受了這種刺激後就會上癮，很難再拒絕其誘惑。另外，「垃圾食品」使人上癮是因為某些油炸或加工食品中含有很多香料、色素、調味劑、膨化劑等人工添加劑，這些化學製劑使食物在顏色、味道、形狀上對人產生巨大的誘惑，令人難以抗拒，甚至上癮。

長期食用這些「垃圾食品」可能導致膳食失衡，即能量過剩、脂肪超標，而蛋白質、膳食纖維、維生素和礦物質等卻不足，其危害可表現為：體脂過高或肥胖、免疫力降低、便秘、學習或工作效率降低、活動能力下降等。

事實上，大部分的餅乾、蛋糕等都含有高脂肪和糖分，多吃容易發胖，並增加患心臟病的風險。此外像薯條和炸雞等油炸食品，其中的飽和脂肪對身體危害也不小，多吃會增加成年後得心臟病、高血壓和糖尿病的風險。為此，提醒朋友們，少吃漢堡炸雞，多吃水果蔬菜和穀物，遠離「垃圾食品」，養成飲食的好習慣。

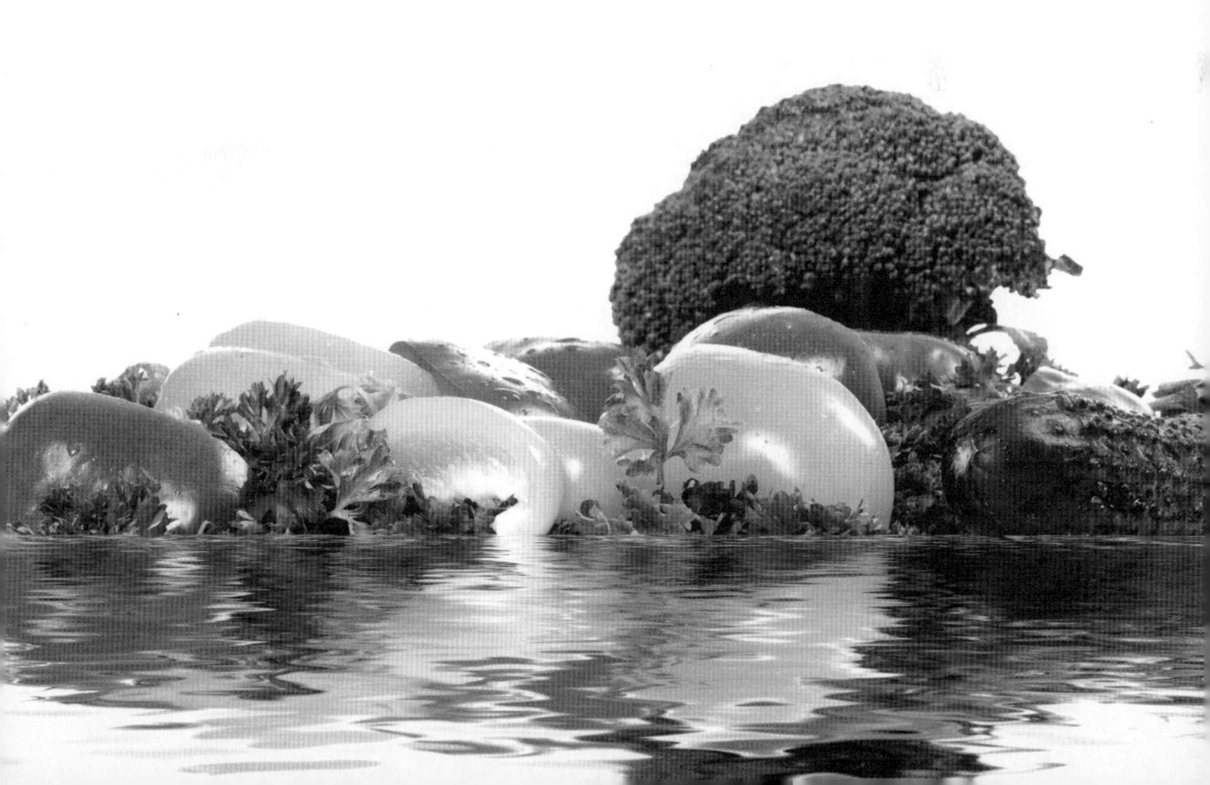

第三章 《本草綱目》中的色彩養生密碼

源源不斷的生命力量，自紅色食物中來

古人認為：「枸杞能留得青春美色。」李時珍在《本草綱目》中記載，用枸杞子泡酒，長期飲用可以防老駐顏。可見，枸杞能滋補強壯、養顏潤膚。除了泡酒，還可與桂圓肉及冰糖、蜂蜜等一起製成杞圓膏，常吃可滋陰養顏。

紅色源於番茄紅素、胡蘿蔔素、鐵、部分氨基酸等。紅色食物是優質蛋白質、碳水化合物、膳食纖維、維生素B和多種無機鹽的重要來源。經常感到疲勞或感覺寒冷的人，要常吃紅色食物，因為它們有抗疲勞和驅寒的作用，可以令人精神抖擻，增強自信及意志力，使人充滿力量。

紅色食物還有促進新陳代謝的作用，可以使藏在食品中的脂肪直接燃燒，也利於體內堆積脂肪的燃燒，因此，紅色食物既能給人提供營養，又不易使人發胖，是「減肥一族」的好夥伴。

此外，紅色食物還可以促進血液循環，增強人體免疫力，讓細胞變得更加有活力，起到延緩衰老的作用。但是紅色食物如果吃得過多，就會引起不安、心情暴躁、易怒，所以千萬不能吃太多。

紅色食物代表團：胡蘿蔔、番茄、紅豆、紅薯、紅蘋果、紅棗、

山楂、枸杞子、草莓等。

本草小百科

火燒冰山

材料：番茄4個，綿白糖100克。

做法：先將番茄洗淨，用開水燙一下，去蒂和皮，一切兩半，再切成月牙塊，裝入盤中，加糖，拌勻，即可食用。

點評：此菜因為形似而得名，具有健胃平肝、生津止渴的功效。發熱、口渴的人適合吃，也是高血壓患者的理想選擇。

誰是天然的維生素C源泉？黃色食物

據《本草綱目》記載，玉米，甘平無毒，主治調中開胃。現代醫學認為，玉米還能利尿和降血糖，高血壓和糖尿病患者可常服用玉米鬚煮水。

黃色源於胡蘿蔔素和維生素C，二者功效廣泛而強大，在對抗氧化、提高免疫力、維護皮膚健康等方面更有協同作用。黃色食物是高蛋白、低脂肪食物中的佳品，最適宜患有高脂血症的中老年人食用。

黃色食物可以說是當之無愧的「黃金食物」，它們對人體有修復的作用，比如有的人因為精神壓力，或者不科學的減肥、環境污染等因素使身體受到傷害，那麼都可以多吃黃色食物來修復。

黃色食物還能保持內臟器官的正常工作，提高代謝功能，因此，它的美白效果特別顯著，俗話說「一白遮百醜」，想要自己更健康美麗，一定要多吃黃色食物。

黃色食物代表團：玉米、生薑、黃豆、橘、橙、檸檬、柑、柚，以及調味類的秋郁金、小茴香、豆蔻、桂皮等。

本草小百科

金玉滿堂（松子玉米）

材料：玉米粒200克，青豆30克，胡蘿蔔40克，泡開香菇3朵，素蝦仁。精鹽1/2小匙，味精1/3小匙，香油1小匙。

做法：將主料用開水汆燙撈出瀝乾水分；炒鍋內加入500克花生油（沙拉油），油溫升至溫熱時放入主料過油並撈出瀝油；炒鍋燒溫熱，加入適量底油，投入主料及調味料，炒勻，勾芡，淋香油即可裝盤。

點評：此菜適合家宴，甜甜的美味，非常適合老人、孩子和女性。

身心康健，缺不了綠色食物這個「清潔工」

李時珍在《本草綱目》中稱讚綠豆為：「食中藥物，菜中佳蔬，真濟世之良穀也。」綠豆性味甘、寒，能清熱解毒，生津止渴，具有清水利尿、消腫下氣、祛寒除煩等功效，難怪李時珍如此推崇其食療功效。

隨便去菜市場轉轉，就會發現許多綠色食物，就像環保的標誌一般用綠色來表示一樣，綠色食物可謂我們體內名副其實的「清潔工」。這是因為它們有利於肝臟健康的葉綠素和多種維生素，能清理腸胃，防止便秘，減少直腸癌的發病。它們的淨化能力很強，在幫助人體排出「垃圾」的同時，還能補充維生素和礦物質，激發體內的原油動力，促進消化和吸收。因此，綠色食物具有抗老化的作用。

平時多吃點綠色食物，還能保持體內的酸鹼平衡，在壓力中強化體質。不僅如此，常吃綠色食品還可以舒緩精神壓力，並能預防偏頭疼等疾病。

綠色食物代表團：綠豆、雪裡紅、油菜、萵苣、捲心菜、韭菜、菠菜、香菜、青椒、豆苗、大蔥等。

本草小百科

辣椒炒苦瓜

材料：辣椒（青、尖）250克，苦瓜250克。鹽4克，味精2克，香油10克。

做法：將辣椒去蒂、籽，洗淨；將苦瓜洗淨，剖成兩半，挖去瓤，斜切成厚片；鍋架火上，不放油，用小火分別將辣椒和苦瓜片煸去水分；鍋放油燒熱，下入辣椒、苦瓜片煸炒，繼而下入精鹽、味精炒勻，淋入麻油即成。

點評：這道菜鹹辣苦香，脆嫩可口。常吃具有防癌抗癌的效果，尤其適合在夏天使用，可消暑解熱，促進飲食。

滋陰養腎的高手，非黑色食物莫屬

李時珍在《本草綱目》中記載，木耳性甘平，主治益氣不饑等，有補氣益智，潤肺補腦，活血止血之功效。

《本草綱目》中說，「服（黑芝麻）至百日，能除一切痼疾。

一年身面光澤不饑，兩年白髮返黑，三年齒落更生。」由此可見，黑芝麻有益肝、補腎、養血、潤燥、烏髮、美容等作用，是美容保健佳品。

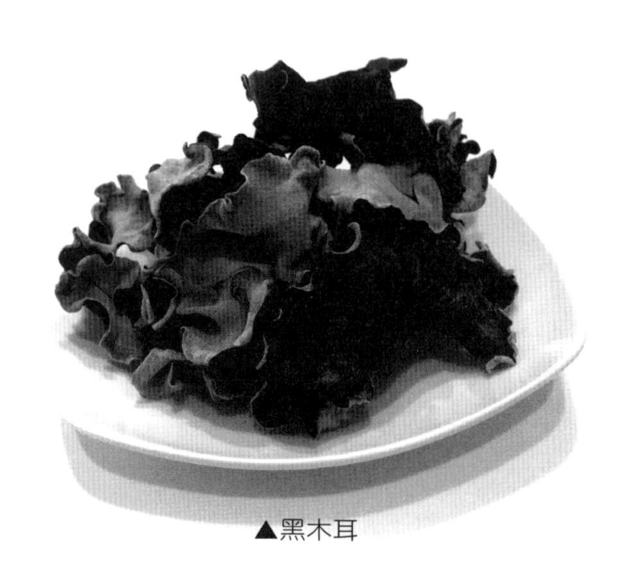

▲黑木耳

一般認為，黑色是健康的顏色。這樣說是有道理的，因為黑色食物給人帶來的好處實在舉不勝舉。黑色食品營養成分齊全，質優量多，能在一定程度上降低動脈粥樣硬化、冠心病、腦卒中等嚴重疾病的發生率。

黑色食物是當之無愧的滋陰養腎佳品。比如蘑菇中含有促進皮膚新陳代謝和抗衰老的抗氧化物質——硒，它有助於加速血液循環，防止皺紋產生。黑米中含有18種氨基酸，還含有鐵、錳、鈣等多種微量元素。而黑芝麻中的維生素E含量極豐富，具有益脾補肝的作用。

此外，黑色食物還能改善虛弱體質，增強人體的免疫力，提高人體的自癒能力，同時還可以促進荷爾蒙分泌和協調身體平衡，美膚效果出類拔萃。

黑色食物代表團：黑芝麻、黑米、海藻類（裙帶菜、海苔、褐藻、海帶等）、黑豆、蘑菇、黑木耳、蛤蜊等。

本草小百科

木須肉

材料：水發木耳30克，雞蛋4個，瘦肉50克，熟筍50克，蔥30克，料酒、味精、醬油、精鹽、素油等適量。

做法：將木耳、瘦肉、熟筍、蔥分別切成細絲備用；將雞蛋打入碗內攪勻，待炒鍋放油燒熱後倒入蛋液翻炒出鍋；原鍋上火放油燒熱後，投入蔥絲、肉絲，煸炒，加入料酒、筍絲、木耳絲、精鹽、味精、醬油翻炒數次後，再將炒好的雞蛋下鍋，一起翻炒均勻，起鍋即成。

點評：這是一道北方廣泛流傳的家常菜，具有軟、嫩、滑、爽的特點，香氣濃郁，鹹鮮可口。而且綠、黃、紅、白、黑五色相間，不僅好看，而且營養豐富，具有防病保健的作用。

吃白色食物，給生命一個能量倉庫

《本草綱目》中記載，羊乳可益五臟、補勞損、養心肺、利皮膚，牛奶有「返老還童」的功效，因此，奶類是生活中不可缺少的白色食物。

白色食物含有豐富的蛋白質等10多種營養素，消化吸收後可維持生命和運動，但往往缺少人體所必需的氨基酸。白色食品含纖維素及一些抗氧化物質，具有提高免疫功能、預防潰瘍病和胃癌、保護心臟的作用。白色食品如豆腐、乳酪等是含鈣質豐富的食物，經常吃一些白色食物能讓我們的骨骼更健康。同時各種蛋類和牛乳製品還是富含蛋白質的優質食品，而我們常吃的白米則富含碳水化合物，它是飲食金字塔堅實根基的一部分，更是身體不可或缺的能量之一。除此之外，白色食物還能活化身體機能，引導出生命的基本原動力。因此，要想健康，白色食物是萬萬不可少的。

白色食物代表團：米飯、大豆、豆腐、牛乳、優酪乳、白肉、酒精類、白芝麻等。

本草小百科

珍菌養生豆腐

材料：珍菌（超市有售，也可用金針菇替代）、鮮筍、豆腐、檸檬，調味料適量。

做法：將鮮筍放入鍋中煮熟（8分鐘最佳），平鋪在盤子上；將豆腐切成10公分左右的方形，放到鍋中煎至金黃色，鋪在鮮筍上；將珍菌放入鍋中炒熟，調味，放在豆腐上即可；檸檬作為點綴，也可以作為調味品，放在盤子邊緣。

點評：本菜含有豐富的蛋白質、維生素、碳水化合物、低脂肪，對防治心、腦血管疾病及防止肥胖都具有保健作用。

心情煩躁了，向藍色食物求助

《本草綱目》提到，螺旋藻具有養顏補血、促長抗病等功效。經過現代醫學研究，螺旋藻已被開發成具有很高營養價值的保健品。

藍色的食物並不常見，除了藍莓及一些漿果類以外，一些白肉的淡水魚原來也屬於藍色的食物。雖說藍色的食物有鎮定作用，但吃得太多也會適得其反，因為冷靜過度會令人情緒低落。為避免失控，進食藍色食物時，可以放點橙色的食物，如用香橙之類佐拌，便可避免以上情況的發生。

藍色食物具有良好的抗癌作用，不僅能減慢癌細胞的生長，還能殺死癌細胞，因此，從預防疾病的角度來講，在平時我們應增加藍色食物的比重。

藍色食物代表團：藍莓、海藻類等海洋食品。

本草小百科

藍莓優酪乳

材料：藍莓果醬100克、優酪乳200cc。

做法：將優酪乳倒入容器中，澆上藍莓果醬，放入冰箱冷藏，食用時取出即可。

點評：藍莓含有豐富的抗氧化成分，能夠延緩人體衰老。和牛奶比起來，優酪乳更容易被人體吸收。除此之外，用新鮮藍莓自製的藍莓果醬味道也不錯。

益壽「良藥」哪裡尋？紫色食物告訴你

《本草綱目》上說：「茄子味甘、性寒、無毒。主治寒熱、五臟勞損及瘟病。吃茄子可散血止痛，去痢利尿，消腫寬腸」。

紫色代表著神秘和魔幻，紫色食物也有著同顏色一樣的神奇功效，對於壓力很大的上班族來說，紫色食物有著非常好的減壓作用。

在紫色的蔬菜水果中，含有一種特別的物質——花青素，它具備很強的抗氧化能力，還能預防高血壓，保護肝臟。紫色食物還能改善視力，對長期「用眼一族」來說是非常好的食物。除此之外，甘藍、茄子以及紫菜都是含碘豐富的食品。紫色食品還是男人的最愛，例如洋蔥就是著名的壯陽食品。紫色的葡萄更是為皮膚的養護和心臟的健康立下了汗馬功勞，因為葡萄中富含維生素B_1、B_2，能加速身體的血液循環。

紫色食物代表團：葡萄、紫菜、茄子、甘藍、洋蔥等。

本草小百科

葡萄乾和葡萄汁

1.有慢性胃炎或者胃口不好的人，每次飯前嚼食葡萄乾6～9克，既開胃又補虛。此法同樣適用於體弱胃虛的老年人。

2.葡萄500克洗淨，蘋果或鮮桃1個去皮切塊，置於果汁機中，依此加入適量蜂蜜和200cc的涼開水，在果汁機中攪拌幾分鐘，用紗布過濾後倒入杯中，一杯美味可口的消暑美顏果汁就完成了。

第四章 不同體質的本草養生秘訣

血虛體質，本草教你補血養血治血虛

血對身體有營養和滋潤的作用，如果營養攝取不足，就會造成身體氣血虛弱，形成血虛體質。

有些人面色蒼白無華或萎黃、肌膚乾燥、唇色及指甲顏色淡白、頭昏眼花、心悸失眠、多夢、肢端發麻、舌質淡、脈細無力，女性還伴隨月經顏色淡且量少，這都是血虛體質的特徵。血虛體質的人養生應當補血養血，因心主血脈，肝藏血，脾統血，故心、肝、脾皆當補之。

李時珍在《本草綱目》中給我們留下了補血四寶——當歸、熟地、川芎、白芍。當歸補血和血；熟地滋陰養血；川芎活血行氣；白芍斂陰和血。四物合用，就是補血養血的四物湯。

那麼，血虛的人在飲食上應該怎樣調養呢？據《本草綱目》記載，桑葚、桂圓、何首烏、熟地、黑木耳、菠菜、胡蘿蔔、牛肝、烏雞、甲魚、海參等食物具有補血、養血的作用。

對於血虛的人，醫生常告訴他們用中藥搭配食物做成可口的藥膳，例如當歸羊肉湯、四物雞湯、十全排骨湯等，養血效果十分不錯。此外，單從食物方面看，補血的菜肴也不少，例如，涼拌菠菜含有較多對補血有益的鐵質，牛奶含有對補血有益的鈣質，動物肝臟的鐵質含量也很多。

血是健康的根本，如果你屬於血虛體質，那就要更加注意飲食的調理。除此以外，久視傷血，血虛的人應注意調攝，不可勞心。

氣虛體質，本草教你補氣養氣療氣虛

有些人在形體上消瘦或偏胖，體倦乏力，少氣懶言，語聲低怯，面色蒼白，常自汗出，動則尤甚，心悸食少，舌淡苔白，脈虛弱，女子白帶清稀，這些症狀說明此人氣虛。氣虛體質者應該補氣養氣，因為肺主一身之氣，腎藏元氣，脾為「氣血生化之源」，因此脾、肺、腎都要補。

《本草綱目》中記載，大棗、鰱魚、葡萄、南瓜等具有益氣養精之功效。氣虛體質的人最好吃一些甘溫補氣的食物，例如，粳米、糯米、小米等穀物都有養胃補氣的功效，山藥、蓮子、黃豆、薏仁、胡蘿蔔、香菇、雞肉、牛肉等食物也有補氣、健脾胃的功效。人蔘、黨蔘、黃芪、白扁豆等補氣中藥和具有補氣的食物做成的藥膳，可以促進人體正氣的生長。

中年女性是較為常見出現氣虛症狀的人群，平時可常吃大棗、南瓜，多喝一些山藥粥、魚湯等補氣的食物，注意攝入各種優質蛋白對補氣都大有好處。氣虛往往和血虛同時出現，因此在注重補血的時候，更要注意補氣，以達到氣血平衡。

陰虛體質，本草教你滋養肝腎調陰虛

如果一個人先天稟賦不足，後天調養不當，久病不癒就會造成陰虛體質，陰虛體質的人大多比較瘦。主要表現為：身體消瘦，臉色暗淡無光或潮紅，有時會有烘熱感；口舌容易乾燥、口渴時喜歡喝冷飲、四肢怕熱、易煩易怒、容易失眠、大便偏乾、小便短少、舌紅少苔、脈象細數。

陰虛體質的進補關鍵在於補陰，陰虛體質的人要遵循滋陰清熱、滋養肝、腎的養生原則。五臟之中肝藏血，腎藏精，同居下焦，所以，以滋養肝、腎二臟為要。此體質之人性情較急躁，常常心煩易怒，這是陰虛火旺、火擾神明之故。

味甘、性涼寒平的食物是陰虛者的好伴侶，《本草綱目》中記載的下列食物，適合陰虛者選用：麥苗、醋、綠豆、豌豆、菠菜、竹筍、空心菜、冬瓜、蓮藕、百合、絲瓜、番茄、胡瓜、苦瓜、紫菜、梨、柳橙、柚子、西瓜、白蘿蔔、椰子、豆腐、豆漿、茭白等。

陽虛體質，本草教你溫補脾腎補陽虛

有些人由於先天稟賦不足或後天調養不當，雖然看起來白白胖胖，但臉色淡白無光，口淡不渴，體寒喜暖，四肢欠溫，不耐寒冷，精神不振，懶言，大便稀溏，小便清長或短少，舌淡胖嫩苔淺，脈象沉細無力。這種人屬於陽虛體質，也就是陽氣偏衰、機能減退、熱量不足、抗寒能力低弱的體質。

既然陽虛，就要補陽，那麼如何來補陽呢？陽虛體質的人要遵循溫補脾腎以祛寒的養生原則。五臟之中，腎為一身陽氣之根本，脾為陽氣生化之源，故當著重補之。中醫認為，陽虛是氣虛的進一步發展，故而陽氣不足者常表現出情緒不佳，易悲哀，故必須加強精神調養，要善於調節自己的情感，消除不良情緒的影響。此種體質多形寒肢冷、喜暖怕涼、不耐秋冬，故陽虛體質者尤應重環境調攝，提高人體抵抗力。

既然如此，那麼陽虛者在飲食上就應該多吃一些養陽的食物。《本草綱目》中說，羊肉、鹿肉等具有養陽之功效。

羊肉性溫，味甘，是溫補佳品，有溫中暖下、益氣補虛的作用。陽虛之人宜在秋冬以後常食之，可以收到助元陽、補精血、益虛勞的溫補強壯效果。

陽虛的人可以在夏日三伏，每伏食羊肉附子湯一次，配合天地陽旺之時，以壯人體之陽。此外，陽虛體質的人宜食味辛、性溫熱平之食物，如薏苡仁、大蒜、蔥、蓮藕、甘薯、紅豆、豌豆、黑豆、山藥、南瓜、韭菜等。

痰濕體質，本草教你強健脾臟化痰濕

有許多人形體肥胖，且喜好甜食、精神疲倦、嗜睡、頭腦昏沉、身體常覺千斤重、睡覺易打鼾、代謝能力不佳等，這種人如果缺少運動，則很容易發生關節酸痛、腸胃不適、高血壓、糖尿病、痛風等病症。這是因為他們身體內的水分代謝功能減退，痰濕停滯在體內導致一系列症狀，通常稱為痰濕體質。

痰濕體質的人應當注意環境調攝，不宜居住在潮濕的環境裡；在陰雨季節，要注意濕邪的侵襲。飲食調理方面少食肥甘厚味，酒類也不宜多飲，且勿過飽。多吃些蔬菜、水果，《本草綱目》上記載了一些具有健脾利濕、化痰祛痰的食物，如荸薺、紫菜、海蜇、枇杷、白果、大棗、扁豆、紅小豆、蠶豆等。

痰濕體質的人宜食味淡、性溫平之食物，如薏苡仁、茼蒿、洋蔥、白蘿蔔、薤白、香菜、生薑等，不要吃豌豆、南瓜等食物。

淤血體質，本草教你活血化淤祛淤血

有些人身體較瘦，頭髮易脫落、膚色暗沉、唇色暗紫、舌呈紫色或有淤斑、眼眶黯黑、脈象細弱。這種類型的人，有些明明年紀未到就已出現老人斑，有些則常有身上某部分感到疼痛，如女性生理期的痛經，此種疼痛在夜晚會更加嚴重。這種人屬於淤血體質，主要原因是血行遲緩不暢，多半因情志長期抑鬱，或久居寒冷地區，以及臟腑功能失調所造成。

淤血體質的人，可常食桃仁、油菜、慈姑、黑大豆等具有活血化淤作用的食物，酒可少量常飲，醋可多吃。不要吃過度寒涼的食物，如冰品、西瓜、冬瓜、絲瓜、大白菜等。此外，保持好心情和適當的運動也是不可少的。

陽盛體質，本草教你滋陰降火平陽盛

有些人形體壯實，面赤煩躁，聲高氣粗，喜涼怕熱，口渴喜冷飲，小便短赤，大便熏臭。如果病了則易出現高熱、脈洪數有力、口渴、喜冷飲等症。這種人屬於陽盛體質。

李時珍認為，陽盛體質的人應多吃滋陰降火、清淡的食物，平時應忌辣椒、薑、蔥等辛辣食物，適宜食用芹菜、菠菜、油菜、絲瓜、黃瓜、蘆筍、百合、荸薺、番茄、苜蓿、葫蘆、苦瓜、蓮藕等；適宜吃的肉食有鴨肉、兔肉、牡蠣、蟹、蚌等；適宜吃的水果有梨、李子、枇杷、柿子、香蕉、西瓜、柚子、柑、柳丁、楊桃、芒果、草莓等。

由於酒性辛熱上行，因此陽盛之人切勿酗酒。陽盛體質的人多見於男士，但如果女性發現自己有上述特徵，也應注意。

氣鬱體質，本草教你通血行氣解氣鬱

氣鬱體質的人形體消瘦或偏胖，面色蒼暗或萎黃，平素性情急躁易怒，易於激動，或憂鬱寡歡，胸悶不舒，喜歎息，舌淡紅，苔白，脈弦。如果生病了則胸脅脹痛或竄痛；或乳房、小腹脹痛，月經不調，痛經；或胃脘脹痛，泛吐酸水，呃逆噯氣；或腹痛腸鳴，大便瀉痢不爽；或氣上沖逆，頭痛眩暈。

氣鬱體質的人一般性格內向，神情常處於抑鬱狀態，因此這種人應主動「找樂」。在飲食調理方面可少量飲酒，以通利血脈，提高情緒。李時珍認為，氣鬱的人應多吃一些行氣的食物，如佛手、柳丁、柑皮、香櫞、蕎麥、韭菜、大蒜、豌豆等，以及一些活氣的食物，如桃仁、油菜、黑大豆等，醋也可多吃一些，山楂粥、花生粥也頗為相宜。忌食辛辣、咖啡、濃茶等刺激品，少食肥甘厚味的食物。

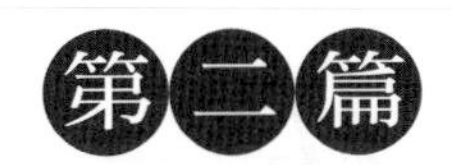

陰陽平衡，百病莫生

中醫學認為，人體陰陽之間的動態平衡，是陰陽雙方相互對立、相互制約的結果，人體中陽氣能推動和促進機體的生命活動，加快新陳代謝，而人體中的陰氣能調控和抑制機體的代謝和各種生命活動。疾病的發生，是人體由於某種因素陰陽失去平衡，從而出現陰陽偏盛偏衰的結果。因此，人們應根據身體陰陽狀態，偏陰者用本草補陽，偏陽者用本草補陰，從而使陰陽平衡，百病莫生。

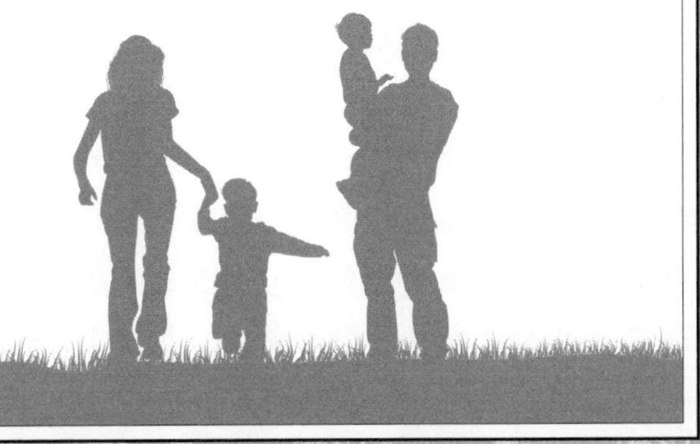

第一章 養陽益氣方：補中益氣，激發你的生命活力

大補元氣，還得是人蔘

本草語錄

釋名：亦名黃參、血參、人銜、鬼蓋、神草、土精、地精、海腴、皺面還丹。

氣味：（根）甘、微寒，無毒。

主治：能補五臟，安神定驚，除邪氣，明目益智，久服可輕身長壽。

人蔘是舉世聞名的珍貴藥材，在人們心目中佔有重要的地位，中醫認為它是能長精力、大補元氣的要藥，更認為多年生的野山參藥用價值最高。

《本草綱目》記載，人蔘性平，味甘，微苦；歸脾、肺、心經。其功重在大補正元之氣，以壯生命之本，進而固脫、益損、止渴、安神。故男女一切虛症，陰陽氣血諸不足均可應用，為虛勞內傷第一要藥。既能單用，又常與其他藥物配伍。

一味人蔘，煎成湯劑，就是「獨蔘湯」，不過這種獨蔘湯只用在危急情況，一般情況下切勿使用。常常需要與其他藥物配伍使用，

如：提氣需加柴胡、升麻；健脾應加茯苓、白朮；止咳要加薄荷、蘇葉；防痰則要加半夏、白芥子；降胃火應加石膏、知母，等等。

不過在大多數情況下，人蔘還是以補為主，《本草綱目》中記載它的主要功用有：

1.大補元氣：用於氣虛欲脫的重症。表現為氣息微弱、呼吸短促、肢冷汗出、脈搏微弱等。

2.補腎助陽：人蔘有增強性機能的作用，對於痲痹型、早洩型陽痿有顯著療效，對於因神經衰弱所引起的皮層型和脊髓型陽痿也有一定療效，但對於精神型陽痿則無效。可用少量蔘粉長期服用，或配入鹿茸粉、紫河車粉等助陽補精藥同用，其效甚佳。

3.補肺益氣：用於肺氣不足，氣短喘促，少氣乏力，體質虛弱。

4.益陰生津：治療津氣兩傷、熱病汗後傷津耗氣。

5.安神定志：人蔘能補氣益血，故對氣血虧虛、心神不安所致的失眠多夢、心悸怔忡等皆有療效。

6.聰腦益智：人蔘能調節大腦皮層機能，改善記憶，增強智力，可用於頭昏健忘、記憶下降、智力減退、腦動脈硬化的治療。

體虛的人可以用人蔘煮粥。用人蔘3克，切成片後加水燉開，再將大米適量放入，煮成稀粥，熟後調入適量蜂蜜或白糖服食，可益氣養血，健脾開胃，適用於消化功能較差的慢性胃腸病患者和年老體虛者。

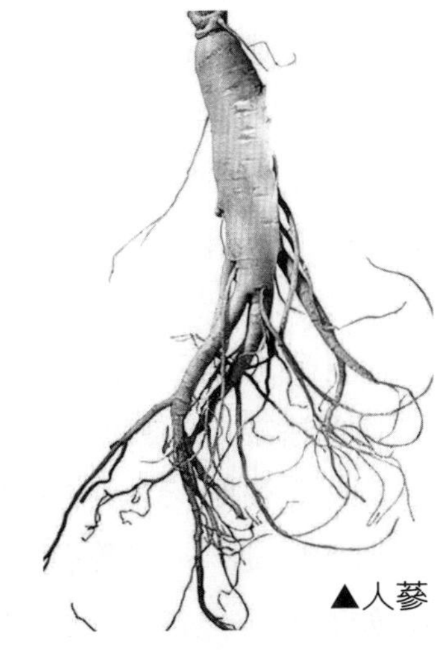

▲人蔘

本草小百科

9種人不宜進補人蔘

人蔘是一味名貴的補品，但卻不是人人可以吃。有這樣的病例，健康人因服用了人蔘，結果導致胃部脹滿疼痛、頭暈、面部潮紅、血壓升高、大汗淋漓。只有虛損之人才可用人蔘來補。以下幾類人就不應該進補人蔘：

1.健康之人：身體健康的人應該通過合理飲食和適度的體育鍛煉強身健體，若盲目服用人蔘非但無益健康，而且會招致疾病。尤其是嬰幼兒、少年兒童、血氣方剛的青壯年，服用人蔘一定要謹慎。

2.舌質紫暗之人：中醫學認為，舌質紫暗為氣血淤滯之象，如服用人蔘反而會使氣血凝滯加重病情，出現「疼痛、煩躁不安、手足心發熱」等症狀。

3.紅光滿面之人：臨床發現，紅光滿面之人情緒往往興奮，血壓常常偏高，再服用人蔘可能會導致血壓上升、頭昏腦漲、失眠多夢等病症。

4.舌苔黃厚之人：正常人的舌苔薄白又顯濕潤，黃則表示消化不良、有炎症，此時服用人蔘會引起食欲不振、腹部脹滿、便秘等。

5.大腹便便之人：此類人服用人蔘後，常常食欲亢進，出現體重猛增、身重困頓、反應遲鈍、頭重腳輕等不良感覺。

6.發熱之人：發熱應先查明病因，不可因病體虛而盲目進補，感冒、炎症等發熱病人服用人蔘後猶如雪上加霜，會使病情加重。

7.胸悶腹脹之人：此類病人服用人蔘後，常常出現胸悶如堵、腹脹如鼓等。

8.瘡瘍腫毒之人：身患疔瘡疥癰和咽喉腫痛者。

9.體內有熱毒者：此類人服用人蔘後會導致瘡毒大發、經久不癒等嚴重後果。

一天一把豌豆，益中平氣效果好

本草語錄

釋名：胡豆、戎菽、回鶻豆、畢豆、青小豆、青斑豆、麻累。

氣味：甘、微辛、平，無毒。

主治：調營衛，益中平氣。

《本草綱目》認為，豌豆可以調顏養神，益中平氣，又因為豌豆屬土，所以主治脾胃之病。清煮或是炒菜都很味美。

1.清煮：清煮豌豆來吃，有消渴、除嘔吐、治療下瀉痢疾、催乳汁等功效。

2.煮湯：將豌豆煮成湯喝，則可以驅除邪毒心病，解除乳石毒發作。

3.豌豆末：研成末，可以塗治癰腫痘瘡。用豌豆粉洗浴，能使人面色光亮。

4.和羊肉同烹飪：古時人們把豌豆和羊肉一塊吃，可以補中益氣。

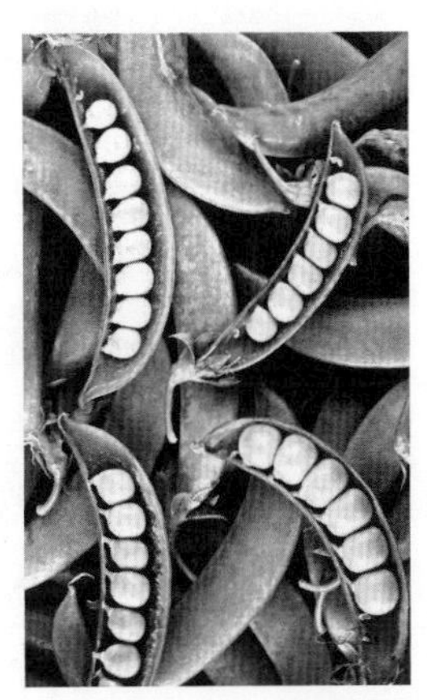

▲豌豆

本草小百科

清炒豌豆

材料：豌豆500克，豬油（煉製）25克，大蔥10克，薑5克，鹽4克，味精2克，料酒10克，香菜5克。

做法：將豌豆揀去雜質，用清水洗淨，撈出控淨水分；鍋內下入少許豬油，用旺火燒至五、六成熱時，用蔥薑絲爆鍋；倒入豌豆翻炒，烹入料酒，加精鹽、味精、香菜段，炒至豌豆斷生即成。

點評：清香不膩，口感脆嫩，益中平氣。

好吃的豆腐，益氣的聖品

本草語錄

氣味：甘、鹹、寒，有小毒。

主治：和脾胃、消脹滿、下大腸濁氣、清熱散血。

在《本草綱目》中，豆腐屬於穀部、醃造類，相傳是漢代淮南王劉安所創，是現在人們公認的一種養生美食，主要有寬中益氣、調和脾胃、消除脹滿、通大腸濁氣、清熱散血的功效。

尤其是當人們初到異地，容易水土不服。這個時候，可以先吃豆腐，慢慢適應，能有效緩解水土不服。此外，有外傷淤血腫痛的，可以把豆腐切片外敷，頻頻更換，很快就能痊癒。

但要注意的是，豆腐雖然是好東西，但不能一次吃太多，畢竟它「有小毒」。這時可以試著喝點蘿蔔水，能有效緩解豆腐中毒症狀。

本草小百科

豆腐的起源

李時珍在《本草綱目》二五卷《穀部》中載：「豆腐之法，始于漢淮南王劉安」，並詳細介紹了豆腐的製作方法。西元前164年，劉安襲父封為淮南王，建都壽春。劉安好道，為求長生不老之藥，招方士數千人，有名者為蘇非等八人，號稱「八公」。他們常聚在楚山，即今八公山談仙論道，著書煉丹。在煉丹中以黃豆汁培育丹苗，豆汁偶與石膏相遇，形成了鮮嫩綿滑的豆腐。劉安煉丹未成卻發明豆腐。之後，豆腐技法傳入民間。

黃芪：補藥之長，補氣首屈一指

本草語錄

釋名：亦名戴糝、戴椹、百本、王孫。耆，長也。黃耆色黃，為補藥之長，故名。（芪通耆）

氣味：（根）甘、微溫，無毒。

主治：治虛勞自汗，補肺氣瀉肺火心火，實皮毛，益胃氣，去肌熱及諸經之湧。

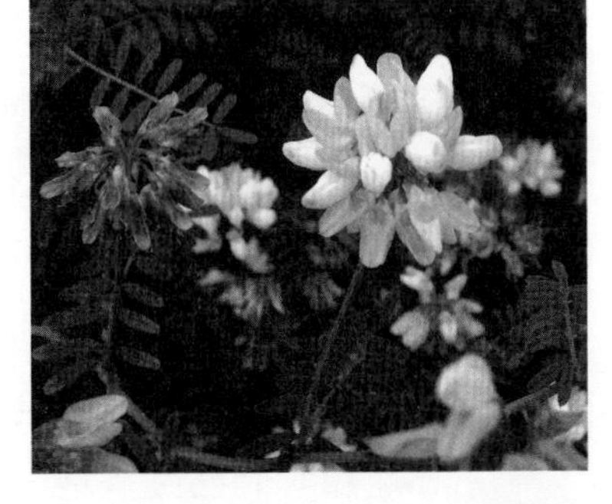

▲黃芪

黃芪為多年生豆科植物，味甘性溫，入肺脾二經，最能益氣壯骨，被稱為「補藥之長」，其主要藥理作用是「益氣固表」，也可「托毒生膚」。民間就流傳著「常喝黃芪湯，防病保健康」的順口溜，意思是說，經常用黃芪煎湯或用黃芪泡水代茶飲，具有良好的防病保健作用。除了上述的名字外，黃芪在不同地域還有許多其他的別名，比如箭芪、口芪、百藥綿、二人抬等。

在日常生活中，一些人會常常感到乏力，稍微活動一下就出現心慌、氣促、易出汗、特別容易感冒的情況，去醫院又檢查不出什麼。其實，這就是氣虛的一種表現，就是中醫常說的「氣不固」，此時就可常喝黃芪湯來補氣。比如，可用十幾片黃芪泡水喝，每晚少吃飯，用10顆桂圓、10枚紅棗（這個紅棗是炒黑的棗），煮水泡上喝，不至於因為晚上吃得少了而感到餓，同時紅棗和桂圓又補了氣血。

本草小百科

1920年冬，我國著名學者胡適患糖尿病、慢性腎炎合併心臟病，全身水腫，去協和醫院求診，院裡的醫生們一時也束手無策，最後還是當時人稱「陸黃芪」的名醫陸仲安採用超大劑量的黃芪黨蔘為主的方劑，才使其痊癒。胡適先生病癒後，於1921年3月寫了《題陸仲安秋室研經圖》的題記，記述了這件事的始末。

看白朮施展和中補氣的「仙術」

本草語錄

釋名：山薊、薊、馬薊、山姜、山連、吃力伽。

氣味：甘、溫，無毒。

主治：脾虛脹滿（脾氣不和，冷氣客於中，壅塞不通）。用白朮二兩、橘皮四兩，共研為末，加酒加糊，做成丸子，如梧子大。每服三十丸，飯前服，木香湯送下。此方名「寬中丸」。

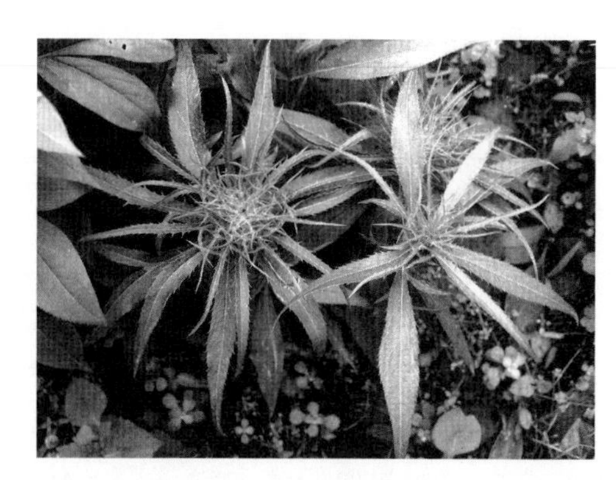
▲白朮

白朮為菊科多年生草本植物，白朮的根莖性溫，味苦、甘，歸入脾、胃經，有健脾益氣、燥濕利水、止汗、安胎的功效。大凡腹瀉、脾胃虛寒、脾虛濕盛等中氣下陷所引起的病症，都會用到白朮，因此白朮是中醫臨床常用的健脾補氣藥物。

日常生活中，當人們感到胸膈煩悶時，可用白朮研細，每取一茶匙，白水送下。

當感到四肢腫滿時，也可用白朮三兩，每服半兩用口嚼碎，加大棗三枚，煎服，一天服三、四次。

如果出現頭昏暈眩、四體消瘦、飲食無味、好食黃土的情況，可用白朮三斤、曲三斤，搗亂篩淨，加酒和丸，如梧子大，每服二十丸，一天服三次，但要忌食菘菜、桃、李、青魚。

《本草綱目》還專門列舉出因為飲食胃寒，或飲茶過多所致的五飲（1.留飲，水在胸部；2.癖飲，水在兩脅下；3.痰飲，水在胃中；4.溢飲，水在五臟間；5.流飲，水在腸間），可用「倍朮丸」，製作方法是白朮一斤、乾薑（炮）半斤、桂心一斤，共研為末，和蜜成丸，如梧子大。每服二、三十丸，溫水送下。

本草小百科

白朮粥

材料：白朮10克，大米100克，白糖少許。

做法：將白朮擇淨，放入鍋中，加清水適量，水煎取汁，加大米煮粥，待熟時調入白糖，再煮一二沸即成，每日一劑。

點評：白朮性味甘、溫，入脾、胃經，是中醫常用的健脾藥。能健脾益氣、固表止汗。同大米煮粥服食，更增其補益健脾之力。如果你經常食欲不佳、倦怠乏力，又大小便異常，本品可以幫你養胃補脾。

補不足的平民藥，不是甘草還是誰

本草語錄

釋名：亦名蜜甘、蜜草、美草、草、靈通、國老。

氣味：（根）甘、平，無毒。

主治：通經絡，利血氣，解百藥毒，為九土之精。

甘草為豆科多年生草本植物，主產於中國西北各省。在中藥裡甘草可以說是應用最廣的一味藥了，號稱「中草藥之王」，例如在《傷寒論》的110 個處方中，就有74 個處方用了甘草。李時珍的《本草綱目》中說：諸藥中甘草為君。治七十二種乳石毒，解一千二百般草本毒，調和從藥有功。

傳統中醫認為：甘草性平，味甘，有補脾益氣、止咳潤肺、緩急解毒、調和百藥之功效。用於脾胃虛弱、倦怠乏力、心悸氣短、

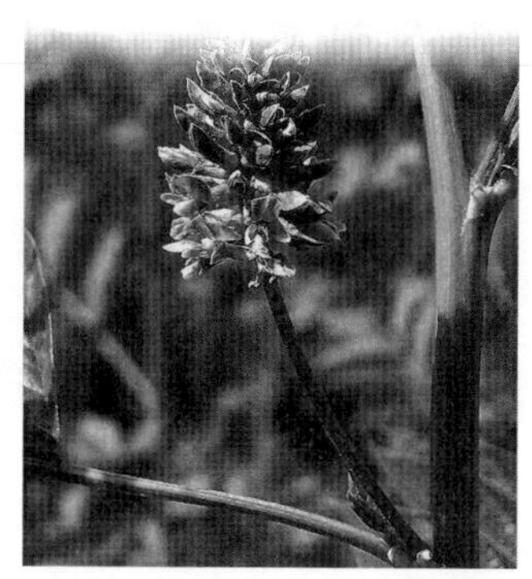
▲甘草

咳嗽痰多、脘腹疼痛、癰腫瘡毒、食物中毒等症。臨床應用分「生用」與「蜜炙」之別：生用主治咽喉腫痛、痛疽瘡瘍、胃腸道潰瘍，以及解藥毒、食物中毒等；蜜炙主治脾胃功能減退、大便溏薄、乏力發熱，以及咳嗽、心悸等。

現代藥理研究認為：甘草主含甘草甜素、甘草苷、甾甘露醇、β-固甾醇、糖類、有機酸等物質。因此甘草具有解毒作用、抗利尿作用、抑制組織胺引起的胃酸分泌作用，又有抗炎、抗過敏反應作用等。

具體來說，甘草的功用主要包括以下幾個方面：

1.補脾益氣：用治脾胃虛弱、中氣不足、氣短乏力、食少便溏。

2.潤肺止咳：用治咳嗽氣喘，適當配伍後，不論寒熱虛實，皆可應用。

3.緩急止痛：適於腹中攣急作痛及四肢攣急疼痛，每與白芍同用。

4.緩和藥性：可用於緩解某些藥物的毒性和烈性病性，並用以協調藥物間的聯合作用。

此外，由於甘草的根含有甘草甜素和多種其他藥用成分，甘草甜素易溶於水，比蔗糖要甜50倍。所以甘草不僅是著名中藥，還被應用在糖果、捲煙、醫藥和啤酒製造中作為調味劑，也可用於蜜餞果品中，如甘草橄欖、甘草梅子、甘草瓜子等。

甘草雖然應用廣泛，對身體健康有很多好處，但是凡事都要遵循適度原則，若長期或者大量食用甘草，恐怕會有不良後果。

本草小百科

《中國藥典》規定甘草的用量為1.5～9克，而處方中大部分用量為12～15克。總之，甘草的用量應根據病情變化、個體的差異來定：單用量可稍多一些，久服則宜每次量小；補氣宜輕，養陰要重；祛痰宜輕，解毒要重；調和藥性宜輕，緩急止痛要重。但最大量不可超過30克。

補氣解悶，青魚前來請功

本草語錄

釋名：鯖、烏鯖、青鯇、溜子。

氣味：（肉）甘、平、無毒；（膽）苦、寒、有毒。

主治：同韭白煮食，治香港腳、腳弱煩悶，益氣。

青魚因為顏色呈青色而得名，南方較多，北方較少。中醫認為，青魚肉性味甘、平，無毒，有益氣化濕、和中、截瘧、養肝明目、養胃的功效；主治腳氣濕痹、煩悶、瘧疾、血淋等症。《食經》中記載青魚「補中安腎」，《食療本草》認為青魚能「益心力」，《隨息居飲食譜》則認為「唯青魚為最美，補胃醒脾，溫運化食」。這些觀點都證實了青魚補中益氣的功效。民間認為，如果將青魚和韭菜一塊煮著吃，能治療腳氣和下肢

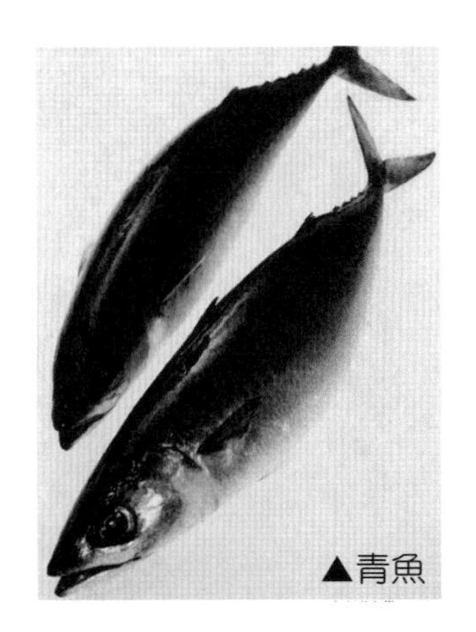
▲青魚

軟弱無力。

此外要注意的是，青魚的膽性味苦、寒，有毒，歸入脾、胃經，可以瀉熱、消炎、明目、退翳，外用主治目赤腫痛、結膜炎、翳障、喉痹、突發性聾、惡瘡、白禿等症；內服能治扁桃體炎。但由於膽汁有毒，不宜濫服。過量吞食青魚膽會發生中毒，半小時後，輕者噁心、嘔吐、腹痛、水樣大便；重者腹瀉後昏迷、尿少、無尿、視力模糊、鞏膜黃染，繼之騷動、抽搐、牙關緊閉、四肢強直、口吐白沫、兩眼球上竄、呼吸深快。如若治療不及時，會導致死亡。

本草小百科

炒青魚片

材料：青魚500克，冬筍100克，豆苗50克，冬菇25克，雞蛋清2個，芡粉30克，鹽6克，味精5克，料酒15克，蔥段10克，豬油750克（耗油100克），湯50克，糖5克。

做法：將青魚剔去皮，切成1寸立方片，放在碗內，加入蛋清、鹽3克、澱粉20克拌和上漿待用。冬菇、冬筍切成片。豆苗洗淨，揀嫩頭待用。

取小碗一個，放入鹽、水、澱粉、味精、料酒，調成芡汁待用。將炒鍋燒熱，先用冷油滑一下鍋倒出，後放入豬油，待油燒至五成熱時，把魚片一片片放入鍋中，然後放入筍片，約1分鐘，見魚片熟後，即倒入漏勺內瀝去油分。鍋中留餘油少許，投入蔥段開鍋，放入豆苗，再放入魚片、筍片、冬菇片，即傾入芡汁，顛翻幾下出鍋裝盤即成。

點評：色白、鮮嫩、清口，補中益氣。

食遇蟹「將軍」，越「戰」越精神

本草語錄

釋名：螃蟹、郭索、橫行介士、無腸公子。雌名：博帶。

氣味：鹹、寒、有小毒。

主治：殺莨菪毒，解鱔魚毒、漆毒，治瘧及黃疸，搗成膏輿疥瘡、癬瘡。搗出汁滴耳聾。

螃蟹是公認的食中珍珠，自古就有「一盤蟹，頂桌菜」的民諺。它含有豐富的蛋白質、較少的脂肪和碳水化合物，蟹黃中的膽固醇含量較高。螃蟹還含有豐富的鈣、磷、鉀、鈉、鎂等微量元素，經常食用螃蟹可防止缺鈣的發生。近年來發現，螃蟹還有抗結核病的作用，吃螃蟹對結核病的康復大有裨益。《本草綱目》中記載，螃蟹有清熱解毒、補骨添髓、養筋活血、滋肝陰、充胃液之功效，對於淤血、損傷、腰腿酸痛和風濕性關節炎等疾病有一定的食療作用。

本草小百科

清蒸螃蟹

材料：螃蟹1000克、黃酒15克，薑末30克，醬油、白糖、味精、麻油、香醋各少許。

做法：將螃蟹用清水洗淨，放在盛器裡；將薑末放在小碗內，加熬熟的醬油、白糖、味精、黃酒、麻油攪勻。另取一小碗，放醋備用；將螃蟹上籠，用火蒸15～20分鐘，至蟹殼變成鮮紅色，蟹肉成熟時，取出。上桌時隨帶調味醋。

點評：螃蟹具有養筋益氣、理胃消食、散諸熱、通經絡的作用。

第二章 滋陰補血方：補益精血，導引健康的源泉

地黃扶正氣，服用辨生熟

本草語錄

釋名：芐、芑、地髓。

氣味：（乾地黃）甘、寒，無毒；（生地黃）大寒，無毒；（熟地黃）甘、微苦、微溫，無毒。

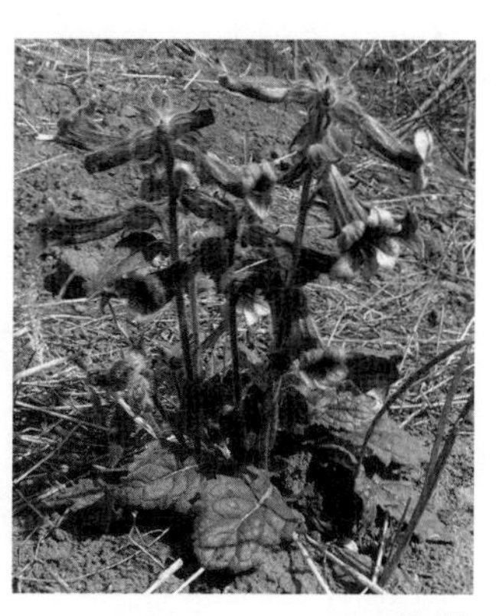

▲地黃

主治：（乾地黃）主男子五勞七傷，女子傷中胞漏下血，破惡血，溺血，利大小腸，去胃中宿食，飽力斷絕，補五臟內傷不足，通血脈，益氣力，利耳目；（生地黃）解諸熱，通月水，利水道，搗貼心腹，能消淤血；（熟地黃）填骨髓，長肌肉，生精血，補五臟、內傷不足，通血脈，利耳目，黑鬚髮，男子五勞七傷，女子經候不調，胎產百病。

地黃是中醫常用之藥，著名的「六味地黃丸」中就有這一成分。它又分為熟地黃、生地黃，功用各有不同：熟地黃善於補血，生地黃偏重滋陰。熟地黃，又名熟地，為生地黃的炮製加工品。《本草綱

目》記載，熟地黃味甘，性微溫，入肝、腎二經。有滋陰補血、益精生髓之功效，為臨床補血要藥。《本草綱目》說，生地黃味甘、苦，性寒，入心、肝、腎三經，具有清熱、生津、滋陰、養血之功效。既可祛邪，又扶正氣。《本草綱目》認為，如果要治療吐血咳血，或是補虛、除熱、去癰癤，則可用生地黃不拘多少，三搗三壓，取全部液汁，裝瓦器中，蓋嚴，在熱水中熬濃，去渣再煎成糖稀狀，做成丸子，如彈子大。每服一丸，溫酒送下。一天服二次。此方名「地黃煎」。

生地黃汁可以養陰血而助血運。對於女性產後多虛，氣血兩虧有療效，可用溫中之薑汁、紅糖以行血脈，煮粥用作早餐食用。但此粥不宜久食，只作輔助調治之用。

本草小百科

怎樣辨別鮮、生、熟三種地黃？

鮮地黃：呈紡錘形或條狀，長8～24cm。外皮薄，表面淺紅黃色，具彎曲的縱皺紋、芽痕、橫長皮孔及不規則疤痕。鮮地黃根肥厚，易斷，斷面皮部淡黃白色，可見橘紅色油點，木部黃白色，導管呈放射狀排列。氣微，味微甜、微苦。

生地黃：多呈不規則的團塊狀或長圓形，中間膨大，兩段稍細，長6～12cm，直徑3～6cm，有的較細，長條狀，稍扁而彎曲。表面棕黑或棕灰色，極皺縮，具不規則的橫曲紋。體重，質較軟而韌，不易折斷，斷面棕黑或烏黑色，有光澤，具黏性。味微甜。

熟地黃：為不規則的塊片、碎塊，大小、厚薄不一。表面烏黑色，有光澤，黏性大。質柔軟而帶韌性，不易折斷，斷面烏黑色，有光澤。味甜。

一天幾顆大紅棗，補血養氣好味道

本草語錄

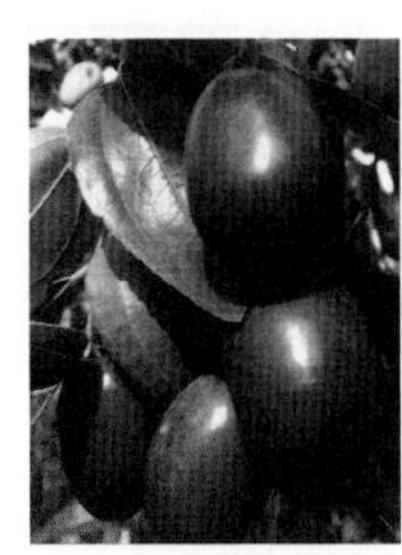
▲大紅棗

釋名：乾棗、美棗、良棗。

氣味：甘、平，無毒。

主治：心腹邪氣，安中，養脾氣，平胃氣，通九竅，助十二經，補少氣，少津液，身中不足，大驚四肢重，和百藥。久服輕身延年。

李時珍在《本草綱目》中說：「棗味甘，性溫，能補中益氣、養血生津，用於治療脾虛弱、食少便溏、氣血虧虛等疾病。」古籍中曾記載過一個病例：有個病人身體非常虛弱，吃不下飯，而且每天腹瀉不止，請了很多醫生、吃了很多補藥都不見效，後來經一個和尚指點，每日按時喝紅棗粥，幾個月後病就好了。生活中，紅棗是一種極為常見的營養佳品，在補血養氣方面有較為顯著的功效。

1.健脾益胃：脾胃虛弱、腹瀉、倦怠無力的人，每日吃紅棗七顆，或與黨蔘、白朮共用，能補中益氣、健脾胃，達到增進食欲、止瀉的效果；紅棗和生薑、半夏同用，可治療飲食不慎引起的胃炎，如胃脹、嘔吐等。

2.補氣養血：紅棗為補養佳品，食療藥膳中常加入紅棗補養身體、滋潤氣血。平時多吃紅棗、黃芪、枸杞，能提升身體的元氣，增強免疫力。

3.養血安神：女性躁鬱症、哭泣不安、心神不寧等，可服用甘草小麥大棗湯，能起到養血安神、舒肝解鬱的功效。

儘管吃大棗好處多多，但在吃棗的時候也需要注意以下幾個問題：

1.腐爛變質的棗忌食用。

2.不宜與維生素同時食用。

3.不宜和黃瓜或蘿蔔一起食用。

4.不應和動物肝臟同時食用。

5.服用退熱藥時忌食用。

6.服苦味健胃藥及祛風健胃藥時不應食用。

7.齲齒疼痛、下腹部脹滿、大便秘結者不宜食用。

8.忌與蔥、魚同食。

本草小百科

紅棗雞蛋湯

材料：雞蛋2個，紅棗60克，紅糖、水各適量。

做法：紅棗泡軟，去核，放入鍋中；鍋中加水500cc煮沸30分鐘；將雞蛋輕輕打入湯中，勿攪拌，煮熟後加入紅糖即成。

點評：補養氣血、美容養顏。

滋陰去火，就用「窮人的燕窩」——銀耳

本草語錄

釋名：木軟、木菌、木樅、樹雞、木蛾。

氣味：甘、平，有小毒。

主治：益氣不饑，輕身強志。

「上火」是許多人都會遇到的問題，而且上火也分為許多種，

各自有著不同的症狀。比如胃火大，上火就表現在口臭；肝火旺，人就會整天發脾氣……而且燥氣和火氣就像急性病和慢性病，火氣來得急，但是火氣太久未消就會轉成燥氣，容易耗損人體陰液，造成內臟缺水，尤其老年人由腸燥引起便秘，吃銀耳最有效。面對這麼危險的「火」，我們該怎樣滅呢？

中醫認為，治病要治本，去火就要滋陰。滋陰就是滋養體內的陰液，而燕窩非常滋補。燕窩是金絲燕的唾液，凝結後成為膠狀，用來保護小燕。一旦被採摘，燕媽媽只好再吐，到沒有唾液了，就會吐血，也就是人們覺得最滋補的血燕。但是燕窩太補易上火，而且價格昂貴，於是，人們尋找到了「燕窩」的替身——銀耳，銀耳為涼補，有潤燥的作用，被稱為「窮人的燕窩」，具有補脾開胃、益氣清腸、安眠健胃、補腦、養陰清熱、潤燥之功，對陰虛火旺者而言是一種良好的補品。

此外，銀耳富含天然膠質，加上它的滋陰作用，長期服用可以潤膚，並有去除臉部黃褐斑、雀斑的功效。如果和紅棗一起熬成湯飲用，效果更好。

本草小百科

銀耳紅棗湯

材料：銀耳100克、紅棗5～6粒、冰糖適量。

做法：將銀耳在冷水中浸泡6小時以上，將銀耳尾端蒂摘去，摘好的銀耳放入水中，小火燉4小時，紅棗洗好，放入銀耳湯中，加適量冰糖。中火煮滾3～5分鐘，冰糖化了即熄火。

點評：銀耳滋陰潤膚、紅棗補血養顏。

甘寒質潤、滋陰上品，就是麥冬

本草語錄

釋名：虋冬、禹餘糧、羊韭、愛韭、馬韭、羊耆、禹韭、忍冬、忍凌、不死草、沿階草。

氣味：（根）甘、平，無毒。

主治：胸腹氣結、脾胃受損飽脹，胃氣受損，消瘦短氣。久服減肥，抗衰老，不饑餓。

麥冬性甘寒質潤，有滋陰之功，既善於清養肺胃之陰，又可清心經之熱，是一味滋清兼備的補益良藥。常用量為10～15克。亦可入丸、散，或熬膏、泡茶飲服。

《本草綱目》提到過，養陰潤肺、益胃生津多用去心麥冬，清心除煩多用連心麥冬。比如，用麥冬配烏梅，麥冬的酸甘化陰、生津止渴效力顯著，外感所致的肺胃津傷渴，甚或內傷而見的胃熱津傷消渴，均可選用；也因為烏梅能澀腸固脫而止痢，合麥冬救陰以潤燥，對於久瀉久痢，大腸津脫，虛火上炎之喜唾，喉乾難忍，引飲無度者，尤為適合。

但要注意的是，麥冬性寒，如因脾胃虛寒而見有腹瀉便溏、舌苔白膩、消化不良者及外感風寒咳嗽者，均不宜使用。

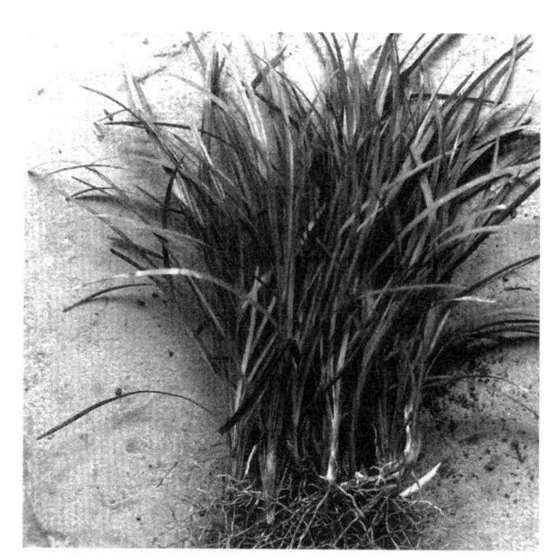

▲麥冬

本草小百科

麥冬粥

材料：麥冬30克，粳米100克，冰糖適量。

做法：將麥冬洗淨，放在砂鍋內，加水上火煎出汁，取汁待用；鍋內加水，燒沸，加入洗過的粳米煮粥，煮至半熟，加入麥冬汁和冰糖，再煮開成粥，即可。

點評：粥稠味甜，麥冬無異味。麥冬味甘、微苦，性微寒，有潤肺止咳，益胃清心等作用，還含有葡萄糖、果糖、蔗糖、維生素A等成分。可用於夏日小孩解熱、消炎、鎮咳、強心，與米同煮，明顯增強其益胃養陰、清熱除煩之功效。嬰幼兒夏熱時用甚宜。

女性補血，阿膠是上上之選

本草語錄

釋名：傅致膠。

氣味：甘、平，無毒。

主治：和血滋陰，除風潤燥，化痰清肺，利小便，潤大腸。

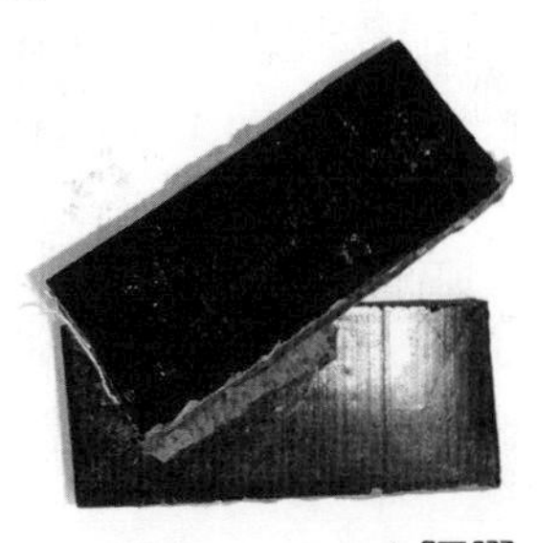

▲阿膠

阿膠是中國人熟知的補血養顏佳品，但阿膠並非自然生成之物，而是驢皮經煎煮濃縮製成的固體膠質。《本草綱目》記載，阿膠甘，平，歸肺、肝、腎經，能夠補血、止血、滋陰潤燥，用於血虛萎黃、眩暈、心悸等，為補血之佳品。尤其是女性的病症，如月經不調、經血不斷、妊娠下血等，阿膠都有很好的補血之功。

阿膠在中醫藥學上已經有兩千多年的歷史了，其實最早製作阿膠的原料不是驢皮而是牛皮，秦漢時期的醫藥學著作《神農本草經》記載：「煮牛皮作之。」由於阿膠在滋補和藥用方面的神奇功效，因而受到歷代帝王的青睞，將其列為貢品之一，故有「貢阿膠」之稱。

阿膠含有豐富的動物膠、氮、明膠蛋白、鈣、硫等礦物質和多種氨基酸，具有補血止血、滋陰潤肺等功效，在補血方面的作用更加突出，在治療各種原因的出血、貧血、眩暈、心悸等症狀，效果也很顯著。

本草小百科

阿膠粥

材料：阿膠30克，糯米30－50克。

做法：先用糯米煮粥，待粥將熟的時候，加入搗碎的阿膠，沸後加少許水續煮，重複兩次即可，晨起或晚睡前食用。

點評：養血止血，滋陰潤肺。

當歸，補血活血的「有情之藥」

本草語錄

釋名：乾歸、山蘄、白蘄、文無。

氣味：甘、溫，無毒。

主治：補血活血，排膿止痛，滋潤肌膚。

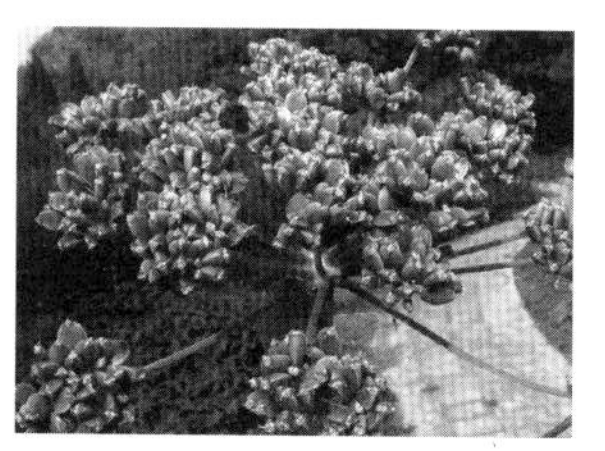
▲當歸

民間有一則謎語：「五月底，六月初，佳人買紙糊窗戶，丈夫出門三年整，寄來書信一字無。」謎底是四種中藥：半夏、防風、當歸、白芷。其中「丈夫出門三年整」一句，打的就是當歸，丈夫出門已三年，應當趕快歸來。當歸寄託了思念和盼歸的情思，所以當歸又被稱為「有情之藥」。

關於當歸的名稱由來，李時珍在《本草綱目》中寫道：「古人娶妻為嗣續也，當歸調血，為女人要藥，有思夫之意，故有『當歸』之名。」

民間有「當歸補血又通脈」的說法，下面我們就具體講一下當歸的功效：

1.當歸甘溫質潤，為補血要藥，包括血虛引起的頭昏、眼花、心慌、疲倦、面少血色、脈細無力等。著名的當歸補血湯，就由當歸和黃芪組成，如果再加入黨蔘、紅棗，補養氣血的功效更強。

2.當歸能活血，最宜用於婦女月經不調。由當歸與熟地黃、白芍、川芎配伍而成的四物湯，就是婦科調經的基本方。經行腹痛，可加香附、延胡索；經閉不通，可加桃仁、紅花。

3.當歸也宜用於疼痛病症。因為當歸有溫通經脈、活血止痛的功效。無論虛寒腹痛，風濕關節疼痛，或跌打損傷淤血阻滯疼痛，都可使用當歸。

4.當歸也常用於癰疽瘡瘍。因為當歸可活血化淤，有消腫止痛、排膿生肌的功效。治療瘡瘍的名方「仙方活命飲」，就以當歸與赤芍、金銀花、炮山甲等同用。

5.當歸還宜用於血虛腸燥引起的大便秘結，因為當歸有養血潤腸的功效。常與肉蓯蓉、生首烏、火麻仁等潤腸藥配伍同用。

不過，我們都知道「是藥三分毒」的道理，即使功效再多、性能再溫潤的藥，也同樣有人不適合。所以，在服用當歸前，大家應先諮詢醫生，特別是老人和孕婦要慎服。

本草小百科

當歸豬心湯

材料：豬心400克，當歸10克，黑豆200克，乾香菇20克，大蔥5克，大蒜5克，薑5克。

做法：將豬心切成兩塊，洗淨後再用熱水燙過；蔥、薑洗淨，蔥切段，薑切片；大蒜去皮洗淨；將燙過的豬心用6杯水煮，去除泡沫和浮油，放半條蔥條、少許薑及大蒜，再放浸好的黑豆，以文火煮1小時；當歸另外用2杯水煮成1杯，再放入豬心湯內；最後放入浸好去蒂的香菇，用中火煮半小時即可。

點評：抑制悸動，補血淨血。

補血養陰，女人的密友——芍藥

本草語錄

釋名：將離、犁食、白朮、余容、鋌、金芍藥、木芍藥。

氣味：苦、平，無毒。

主治：治臟腑擁氣，強五臟，補腎氣，治時疾骨熱。婦人血閉不通，能蝕膿。女人一切病，胎前產後諸疾，治風補勞。

芍藥為多年生草本植物，每年4~5月開花，色彩鮮豔美麗，因此，古人曾讚譽：牡丹第一，芍藥第二，謂牡丹為花王，芍藥為花相。李時珍在《本草綱目》中這樣描繪芍藥：「芍藥，猶綽約也。綽約，美好貌。此花花容綽約，故以為名。」然而，芍藥之所以享有「女科之花」的美譽，並非因為它的美貌，而是因為它內在的藥理功效：平肝止痛、養血調經、斂陰止汗。

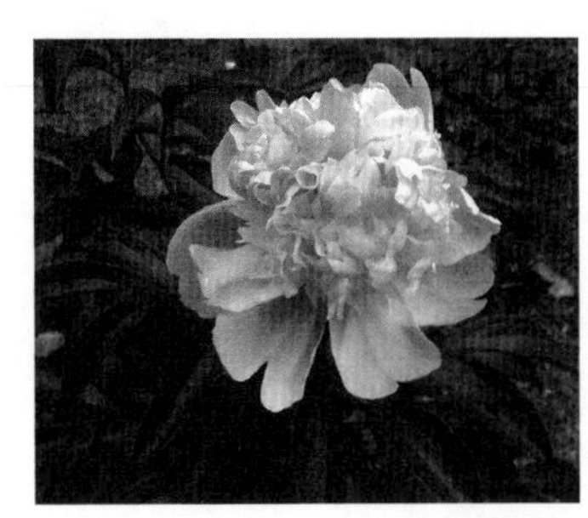
▲芍藥

關於芍藥的功效，李時珍在《本草綱目》這樣記載：「其用凡六：安脾經，一也；治腹痛，二也；收胃氣，三也；止瀉痢，四也；和血脈，五也；固腠理，六也。」簡單來說，就是在臨床中芍藥常用於治療頭痛眩暈、脅痛、腹痛、四肢攣痛、血虛萎黃、月經不調、自汗、盜汗諸症，並多與它藥配伍而用。正如李時珍所說：「同白朮補脾，同芎藭瀉肝，同人蔘補氣，同當歸補血，以酒炒補陰，同甘草止腹痛，同黃蓮止瀉痢，同防風發痘疹，同薑、棗溫經散濕。」臨床中白芍配熟地可肝腎並補，益腎生精；芍藥配川芎能鼓舞氣化，調整月事；白芍與當歸等量相配，和血斂肝，兼以安胎；用白芍配杞子，治療婦女更年期綜合症。

但要注意的是，芍藥分為白芍、赤芍兩種，各自功效有所不同。赤芍為野生品，性平涼，味苦，質地疏鬆，入藥以原藥生用，其功用長於涼血逐淤；白芍為栽培品，性平、微寒，味苦、酸，經刮皮、水煮、切片、曬乾而成，質地緻密，金石之性，肅殺收斂作用，功效長於補血養陰。李時珍說：「白芍藥益脾，能於土中瀉木；赤芍藥散邪，能行血中之滯。」

正是由於養血斂陰、補而不膩、柔肝緩中、止痛收汗等功用，芍藥才得以在中醫臨床上，尤其是在婦科方面得到廣泛應用，被譽為「女科之花」。

本草小百科

芍藥甘草茶

材料：芍藥18克，甘草9克。

做法：將芍藥和甘草（炙）研成粗末，放在保溫瓶裡，用沸水沖泡，悶15分鐘後，去渣飲用。

點評：此茶可緩急止痛。茶中芍藥酸苦微寒，營養和血，善於緩解拘急之功。炙甘草甘溫，補中緩急，二藥相合，酸甘化陰，陰複而筋得所養，則攣急自癒。後世常以此方治療腹部攣急疼痛，包括腸胃痙攣、膽道痙攣等症。

熬粥放點女貞子，最是滋陰補腎方

本草語錄

釋名：貞女、冬青、蠟樹。

氣味：（實）苦、平、無毒。

主治：補中，安五臟，養精神，除百病。久服，肥健輕身不老。強陰，健腰膝，變白髮，明目。

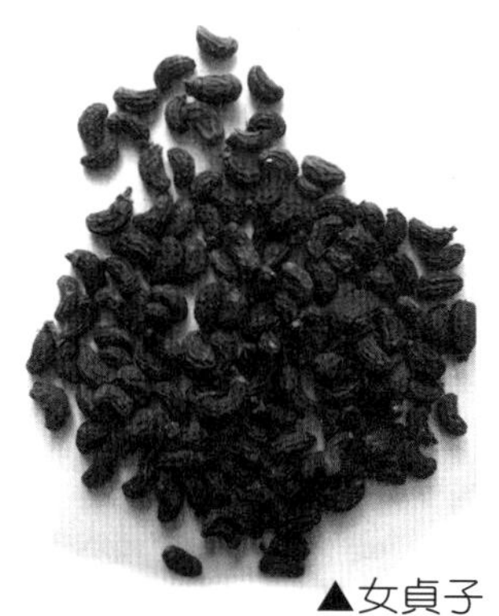

▲女貞子

李時珍說：「此木淩冬青翠，有貞守之操，故以貞女狀之。」女貞子為木樨科植物，中醫用藥的女貞子指的是女貞子的果實，有滋養肝腎之陰的功效，是一味清補的良藥。

女貞子果實呈橢圓形、倒卵形成腎形，表面灰黑色或黑紫色，皺縮不平。女貞子味甘而微苦澀，性溫平，無毒，歸肝、腎經，可補腎滋陰，養肝明目，又可強心、健腰膝、滋養通便、烏鬚明目、鎮痛消炎、益陰安神。臨床廣泛用於治療頭暈目眩、腰酸耳鳴、遺精、陰虛勞熱、肢體乏力、陰虛血弱、失血症、煩躁失眠、心悸、遺精便秘、鬚髮早白等陰虛症狀。

關於女貞子的補腎滋陰功效，《本草綱目》曾附方：取女貞子，去梗葉，浸酒中一日夜，擦去皮，曬乾，研為末，待旱蓮草出時，采數石，搗汁熬濃，和末做成丸子，如梧子大。每夜服百丸，酒送下。十多天之後，體力增加，老人不再起夜。又能變白髮為黑色，強腰膝，起陰氣。又方：用初冬採收後陰乾的女貞實，酒浸一日，蒸透曬乾，取一斤四兩；夏季採收並陰乾的旱蓮草，取十兩；晚春採收並陰乾的桑葚子，取十兩。三味共研為末，加煉蜜做成丸子如梧子大。每服七、八十丸，淡鹽湯送服。若是五月份採的桑葚，八月份採的旱蓮，則可直接搗汁和藥，不用加蜜。

本草小百科

女貞子酒

材料：女貞子250克，低度白酒500克。

做法：將女貞子洗淨，放入酒中浸泡3～4周，每次飲1小杯，日服1～2次。

點評：滋補肝腎，活血化淤。適用於腰腿酸軟疼痛、心煩失眠、口燥咽乾、面色潮紅、手足心熱、舌紅、脈弦細數等症狀。

第三章 去火排毒方：排除毒素，健康生活不上火

小小豆芽是個去火能手

本草語錄

綠豆

類別：穀部

氣味：甘、寒、無毒。

主治：解痘瘡毒，消腫脹。

黃豆

類別：穀部

氣味：甘、溫、無毒。

主治：寬中下氣，利大腸，消水腫脹。

當人們感到咽乾疼痛、眼睛乾澀、鼻腔火辣、嘴唇乾裂，食欲大減的時候，就是上火了，這時不妨喝點豆芽湯，就能有效減輕上火症狀。

小小豆芽為何有這麼大的作用呢？中醫認為，豆芽尤其是綠豆芽，在去心火、止血方面有強大的功效。在春季吃豆芽，能幫助五臟從冬藏轉向春生。豆芽能清熱，有利於肝氣疏通、健脾和胃。

經常去菜市場的家庭主婦們會發現，豆芽也有不同的品種。傳統的豆芽指黃豆芽，後來市場上出現了綠豆芽、黑豆芽、豌豆芽、蠶豆芽等新品種，但以綠豆芽和黃豆芽為主，雖然豆芽菜均性寒味甘，但功效各不相同。

綠豆芽容易消化，具有清熱解毒、利尿除濕的作用，適合濕熱鬱滯、口乾口渴、小便赤熱、便秘、目赤腫痛等人群食用；黃豆芽健脾養肝，其中維生素B_2含量較高，春季適當吃黃豆芽有助於預防口角發炎；黑豆芽養腎，含有豐富的鈣、磷、鐵、鉀等礦物質及多種維生素，含量比綠豆芽還高；豌豆芽護肝，富含維生素A、鈣和磷等營養成分，蠶豆芽健脾，有補鐵、鈣、鋅等功效。

豆芽最好的吃法是和肉末一起汆湯，熟了放鹽和味精即可，應儘量保持其清淡爽口的性味。豆芽不能隔夜，買來最好當天吃完，如需保存，可將其裝入塑膠袋密封好，放入冰箱冷藏，但不能超過兩天。

本草小百科

如何製作豆芽？

1.選豆：清水洗淨，洗時注意將全部漂浮的豆子（綠豆、黃豆、豌豆）全部去除，這些是未成熟或者已經變壞的豆子，它們的發芽率均極低。

2.取一缸，或大塑膠盒，或其他容器（材料無所謂，乾淨即可，底部可排水），鋪一層約5公分厚度的乾淨沙子，將洗淨並已泡至膨脹開裂的豆子均勻鋪一層在沙子上，不能過多否則容易壞。豆子上再均勻覆蓋一層乾淨沙子，厚度約為1公分即可。覆蓋沙子可以避免陽光，如果不放心，可以用蓋子蓋住容器。

3.每天澆水數次，保持濕度，但又不能讓水分滯留。

4.數天後豆芽就會拱出來，在清水中將沙子洗去即可。豆子發芽以後生長很快，因此，收穫要及時。

荸薺，溫良去火心平氣順

本草語錄

釋名：鳧茈、鳧茨、荸薺、黑三棱、芍、地栗。

氣味：（根）甘、微寒、滑，無毒。

主治：清熱解渴，補中益氣。

荸薺是中國傳統的中藥，具有溫中益氣，清熱開胃，消食化痰之功效。在《本草綱目》中，荸薺被稱為「烏芋」，具有去除體內痹熱、溫中焦、益氣的功效，還能治療消渴、便血、血崩等症，是溫良去火、補肺涼肝、消食化痰的良藥。

荸薺含有澱粉、蛋白質、脂肪、鈣、磷、鐵、維生素C和荸薺素等豐富的營養成分，汁多味甜，自古有「地下雪梨」之美譽，北方人則視之為「江南人蔘」。荸薺生吃，肉質細嫩，清脆爽口，醇甜清香。荸薺熟食，則可做成多種美味佳餚，葷素皆宜。但要注意的是，荸薺不能多吃，否則會讓人腹脹氣滿。

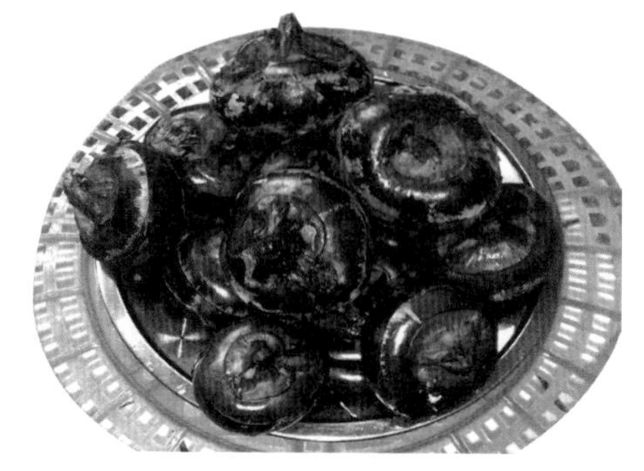

▲荸薺

本草小百科

荸薺燉銀耳

材料：荸薺250克，泡發銀耳240克，甜杏仁15克，桂圓肉15克，荷葉30克，蔥條3克，薑片3克，清湯200克，花生油15克，鹽少許，味精、白糖適量，料酒適量，食用鹼水少許。

做法：將荸薺削皮洗淨，切成兩半，放入砂鍋，加清水2500cc，用中火熬2小時，去掉荸薺渣，用淨布把湯過濾。

甜杏仁去皮，放入另一沸水鍋內，加入少許鹼水，用中火煮15 分鐘，撈出，沖洗去鹼味，放入碗裡，用清水60cc浸泡；桂圓肉洗淨後放入碗裡用清水浸泡。

將杏仁、桂圓肉連碗同時入蒸籠蒸45分鐘取出待用。

砂鍋中放清水500cc，燒至微沸，放入銀耳，略煮半分鐘，倒入漏勺，瀝盡水，再用中火把鍋燒熱，下花生油15克，放蔥、薑，烹料酒適量，加清湯150克、鹽少許，放入銀耳煨3分鐘，倒入漏勺，去掉薑、蔥。

將荸薺、銀耳、荷葉放入缽內，加鹽、料酒，蒸20分鐘，放桂圓肉、甜杏仁，再蒸15分鐘，取出撇去湯上的浮沫及荷葉，加白糖、味精即成。

點評：清甜滋潤，爽口不膩，滋陰生津。荸薺有清熱、解暑、滋陰、生津、斂汗、利尿、降血壓、消炎等多種功效。所以，凡是陰虛火旺之盜汗、咽痛、低熱、便秘等症，都宜食用它。

體內虛火要祛除，就用泥鰍來幫忙

本草語錄

釋名：泥鰍、鰼魚。

氣味：甘、平，無毒。

主治：暖中益氣，醒酒，解消渴。

上火分為實火和虛火，實火是因為陰正常，陽過亢，而虛火則是由於陰不足，導致看起來顯得陽亢，也就是說，虛火其實需要滋陰。以前生活條件差，粗衣鄙食，饑寒交迫，許多人營養不良，體質虛弱，表現為脾虛、怕冷、面黃肌瘦等，上火也多是虛火；現在人們生活條件好了，吃得好、穿得暖，按理說體質應該比較強壯，即使上火也應是實火，但是現代人生活壓力大，夜生活多，經常吹空調、喝冷飲，這就造成人體內陽有餘而陰不足，陰陽失去平衡，體內寒濕較重，表現的也多是虛火。

體內寒濕重，上了虛火，就要想辦法滋陰除濕寒，泥鰍就是不錯的選擇。《本草綱目》記載，泥鰍味甘性平，能祛濕解毒、滋陰清熱、調中益氣、通絡、補益腎氣，可以解酒、利小便、壯陽、收痔。經常食用泥鰍，可以降低身體內的虛火。

本草小百科

熱泡泥鰍

材料：去骨泥鰍250克，芹菜100克，蔥25克，小青椒50克，老薑一小塊，蒜三瓣，鮮味汁兩大匙，花椒油一大匙，油辣椒三大匙，醋兩大匙，香辣醬兩大匙，白糖一匙，黃酒兩大匙，味精一小匙，鹽適量。

做法：將芹菜切段，蔥一半切段，一半切碎，青椒切圈，老薑切片，蒜切末。

在裝泥鰍的碗裡放入鹽、薑片、蔥末、黃酒拌勻醃上。

將鹽、小青椒圈、鮮味汁、油辣椒、醋、白糖、花椒油、蒜末、蔥碎、香辣醬、味精放進碗裡，加兩湯匙熱高湯或開水兌成調味汁。

鍋中放油燒至七成熱，下泥鰍炒至亮油表面呈微黃色，將泥鰍推至鍋邊，放入芹菜段，加適量鹽炒約半分鐘，將泥鰍和芹菜炒勻後盛到大碗裡，淋上兌好的調味汁，拌勻後泡上幾分鐘即可食用。

點評：暖中益氣，清利小便，解毒收痔之功效。

茶葉，清熱解毒，補瀉兼備

本草語錄

釋名：茗葉。

氣味：苦、甘、微寒，無毒。

主治：久食，令人瘦，去人脂。

自古以來中國人就有飲茶的習慣，尤其在烈日炎炎、酷暑難當之時，清茶一杯，消暑解渴，如同玉釀瓊漿一般，妙不可言。

《本草綱目》中稱茶葉「味苦、甘，性寒，無毒」，而傳統中醫理論認為「甘者補、苦者瀉」。茶葉味苦而甘，所以它同時具有補、瀉兩種功效，是具有苦寒性質，同時可以清熱解毒的良藥。《神農本草經》中就記載：「神農嘗百草，日遇七十二毒，得茶而解之。」

不僅如此，茶葉還具有很多功效。茶水中的維生素和微量元素具有保護血管、防治動脈硬化和高血壓等作用。茶中所含的氟能防齲，並可助牙質脫敏。所以，在飯後用茶水漱口，可以有保護牙齒的作用。茶葉與甘草配伍也可以治療胃痛、腹脹、腹瀉。紅糖茶還可以通便。

不過茶雖好，也要飲用有方，才能發揮它的作用，否則就得不償失了。這裡告訴你幾個不宜喝茶的時機：

1.空腹：空腹喝太多茶會傷胃。

2.睡前：茶有提神的功效，會影響睡眠。

3.服藥時：由於藥中成分可能會和茶葉中的物質彼此干擾吸收，所以還是以開水送藥較為適宜。

4.飽餐後：茶中含有大量鞣酸，會與蛋白質結合生成鞣酸蛋白，這種物質會使腸道蠕動減弱，從而延長食物殘渣在腸道內的滯留時間，進而導致便秘。所以，飽餐後可以茶水漱口，但不要立即飲茶。

本草小百科

蒲公英甘草茶

材料：蒲公英20克、甘草3克、蜂蜜15克、綠茶1克。

做法：蒲公英、甘草加水煎沸10分鐘後，趁沸加入綠茶、蜂蜜拌勻即成。每日一劑，分3次服飲。

點評：清熱，解毒，消癰，散結。適用於肝炎轉氨酶偏高者。

「小人蔘」胡蘿蔔能解汞中毒

本草語錄

釋名：元時自胡地來，氣味微似蘿蔔，故名。

氣味：（根）甘、辛、微溫，無毒。

主治：下氣補中，利胸膈腸胃，安五臟，令人健食，有益無損。

胡蘿蔔屬於舶來品，是西元13世紀從伊朗引進的，此後成了老少愛吃的蔬菜。《本草綱目》中記載，胡蘿蔔味甘，性涼，有養血排毒、健脾和胃的功效，素有「小人蔘」之稱。胡蘿蔔富含糖類、脂肪、揮發油、維生素A、維生素B_1、維生素B_2、花青素、胡蘿蔔素、鈣、鐵等營養成分。

現代醫學研究證明，胡蘿蔔是有效的解毒食物，它不僅含有豐富的胡蘿蔔素，而且含有大量的維生素A和果膠，與體內的汞離子結合後，能有效降低血液中汞離子的濃度，加速體內汞離子的排出。所以，人們應經常食用胡蘿蔔來排毒，尤其是居住在化工廠周圍的人，更應在飲食中多添加胡蘿蔔等能排出毒素的食物。

但在食用時要注意，烹製胡蘿蔔的時間要短，以減少維生素C的損失；而且在烹製胡蘿蔔時要多放油，最好同肉類一起炒。此外，不要生吃胡蘿蔔，生吃胡蘿蔔不易消化吸收，且90%胡蘿蔔素將不被人體吸收而直接排泄掉。胡蘿蔔不宜做下酒菜。研究發現，胡蘿蔔中豐富的胡蘿蔔素和酒精一同進入人體，會在肝臟中產生毒素，引起肝病。在飲用胡蘿蔔汁後更不宜馬上飲酒。胡蘿蔔忌與醋同煮、同食，否則會破壞胡蘿蔔素。

本草小百科

白菜蘿蔔湯

材料：大白菜葉子2片，白蘿蔔、胡蘿蔔各80克，豆腐200克，香菜末、鹽、味精各少許，辣椒醬適量。

做法：將大白菜、白蘿蔔、胡蘿蔔與豆腐洗淨，切成大小相仿的長條，在沸水中焯一下撈出待用。

鍋置火上，放入適量油燒至五成熱，炒香辣椒醬後倒入清湯，把白蘿蔔、胡蘿蔔、豆腐一起放入鍋中。大火煮開後加入大白菜，再次煮開，用鹽、味精調味，最後撒上香菜末盛出即可。

點評：解渴利尿、幫助消化、排毒。

小小生薑不起眼，「排毒高手」美名傳

本草語錄

釋名：薑、紫薑、子薑、母薑。

氣味：辛、微溫、無毒。

主治：生用發熱，熟用和中。解食野食中毒喉痹。

《本草綱目》中記載，薑味辛，性微溫，有健脾胃、解表、散寒、排毒，利於毛囊孔開放和皮脂分泌物排出等功效。薑中還含有多種芬芳揮發油，具有強心、健脾胃、促進血液循環的作用。口服薑後，機體慢慢吸收，皮膚發汗，從體內向外發，自然排毒，這比人為

擴張、擠壓毛孔的方法要好，能減少正常皮膚組織損傷。

另外，薑既經濟，又方便，所以，建議長痤瘡的朋友們試試。具體方法為：每日口服生薑10～20克，或水煎服，劑量多少要因人而定。在口服薑的最初一段時間，痤瘡可能會加重，請不要放棄，要繼續吃，堅持一兩個月後，你會發現，痤瘡慢慢消退了，皮膚變得細膩、光滑了。

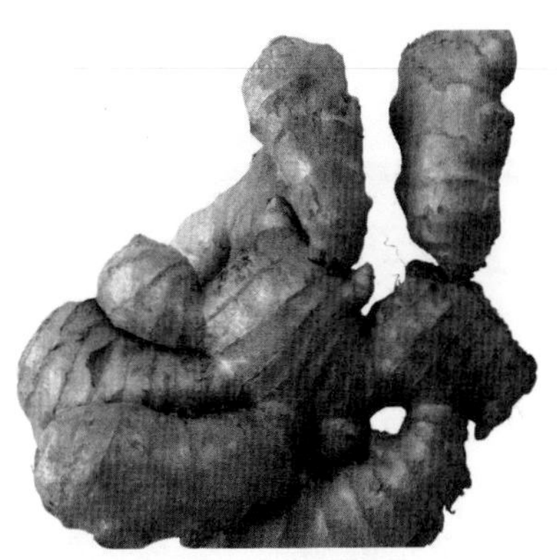

▲生薑

膽結石是以膽固醇為主的「毒素」淤積而結成的「石頭」，生薑所含的生薑酚不僅能減少膽固醇的生成，還能促使其排出體外，有效防止因膽固醇過多形成的結石。另外，毒素之中包括各種病原微生物，而現代醫學證明，生薑中含有的辛辣薑油和薑烯酮，對傷寒、沙門氏菌等病菌有強大的殺滅作用。

本草小百科

涼拌子薑

材料：子薑30～60克。

做法：將子薑切成細絲，加醋、鹽適量拌食；亦可再加適量白糖、芝麻油。

點評：有很好的開胃和中，止嘔作用；味微辛辣而酸，但不甚溫熱。用於胃氣不和而偏寒的嘔逆少食。

黃瓜為你做好體內環保

本草語錄

釋名：黃瓜。

氣味：甘、寒，有小毒。

主治：清熱解渴，利水道。

黃瓜就像是人身體內的「清道夫」，認認真真地打掃著人的體內環境，保持它的清潔和健康。《本草綱目》中說黃瓜有清熱、解渴、利水、消腫的功效，也就是說，黃瓜對肺、胃、心、肝及排泄系統都非常有益，能使人各器官保持通暢，避免體內堆積過多的垃圾，生吃能有排毒清腸的作用，還能化解口渴、煩躁等症。

黃瓜是難得的排毒養顏食品，黃瓜能美白肌膚，保持肌膚彈性，抑制黑色素的形成，經常食用它或貼在皮膚上，可有效對抗皮膚老化，減少皺紋的產生。而且黃瓜所含的黃瓜酸能促進人體的新陳代謝，排出體內毒素。

不過，需要注意的是，黃瓜性涼，患有慢性支氣管炎、結腸炎、胃潰瘍的人少食為宜。如果要食用，也應先炒熟，避免生食。

本草小百科

醃黃瓜

材料：鮮嫩黃瓜兩至三根，鹽一勺、白醋五勺、冰糖少許、蜂蜜一勺、味精小半勺，乾紅辣椒四個。

做法：將黃瓜洗淨，切成大約8公分長段，放在乾淨容器內用鹽攪拌均勻，待用。

將調味料一起放進碗裡攪拌均勻，並放置到冰糖完全溶解。

黃瓜用鹽醃20分鐘左右會滲出很多水分，把這些水分倒掉，並將剛才調好的調味料倒入黃瓜中攪拌均勻。再放置冰箱中冷藏一天，即可。

點評：酸中帶甜，辣味適中，冰爽可口，開胃消食。

赤小豆，排毒的又一大高手

本草語錄

釋名：赤豆、紅豆、（葉）藿。

氣味：甘、酸、平、無毒。

主治：能辟瘟疫，治難產，下胞衣，通乳汁，和鯉魚、鯽魚、黃母雞煮食，都可利水消腫。

赤小豆俗稱紅豆，但與王維詩中代表相思的「紅豆」並不同。李時珍說它具有「利小便、消脹、除腫、止吐」的功效。因為它富含澱粉，所以又被人們稱為「飯豆」，是人們生活中不可缺少的高營養雜糧。李時珍稱紅豆為「心之穀」，可見其食療功效。

多吃紅豆可預防及治療腳腫，有減肥的功效。紅豆還可增加腸胃蠕動，減少便秘，促進排尿，消除心臟病或者腎病所引起的水腫。

紅豆雖好，卻不宜多食。因為紅豆含有較多的澱粉，吃得過多會導致腹脹、腸胃不適，一次吃50克左右為宜。另外，《本草綱目》中說：「赤小豆，其性下行，久服則降令太過，津液滲泄，所以令肌瘦身重也」，所以尿多的人忌食。

此外，儘管古籍中記載紅豆與鯉魚爛煮食用，可改善孕婦懷孕後期產生的水腫。但是鯉魚與紅豆兩者均能利水消腫，正是因為利水功能太強，所以正常人應避免同時食用二者。

本草小百科

蓮子百合紅豆沙

材料：紅豆500克，白蓮子30克，百合10克，冰糖500克，陳皮適量。

做法：把紅豆、蓮子、百合先洗乾淨，用清水浸泡2小時。

煮開水，把紅豆、陳皮、蓮子、百合放入鍋中，泡豆子的水也倒入；煮開後用中慢火煲2小時，最後才用大火煲約半小時，煲至紅豆起沙且還有適量水分時，就可以加糖調味。

點評：清心養神、健脾益腎、固精益氣、止血、強健筋骨。

多喝海帶湯，清腸又排毒

本草語錄

氣味：鹹、寒，無毒。

主治：能治癭瘤水腫。能催生，治婦人病，療水腫。

《本草綱目》記載，海帶味鹹，性寒，具有消痰平喘、排毒通便的功效。海帶富含藻膠酸、甘露醇、蛋白質、脂肪、糖類、粗纖維、胡蘿蔔素、維生素B_1、維生素B_2、維生素C、尼克酸、碘、鈣、磷、鐵等多種成分，尤其是含豐富的碘，對人體十分有益，可治療甲狀腺腫大和碘缺乏而引起的病症，而它所含的蛋白質中，包括8種氨基酸。

海帶的碘化物被人體吸收後，能加速病變和炎症滲出物的排出，有降血壓、防止動脈硬化、促進有害物質排泄的作用。同時，海帶中還含有一種叫硫酸多糖的物質，能夠吸收血管中的膽固醇，並把它們排出體外，使血液中的膽固醇保持正常含量。另外，海帶表面上有一層略帶甜味的白色粉末，是極具醫療價值的甘露醇，它具有良好的利尿作用，可以治療藥物中毒、水腫等症。所以，海帶是理想的排毒養顏食物。

但是，患有甲狀腺機能亢進的病人不要多吃海帶，因海帶中碘的含量較豐富，會加重病情；孕婦和哺乳期的婦女應少吃海帶，否則海帶中的碘會隨血液循環進入胎兒和嬰兒體內，引起甲狀腺功能障礙；脾虛腹瀉、痰多者也不宜食用海帶，會加重病情。而且，吃海帶後不要馬上喝茶（茶含鞣酸），也不要立刻吃酸澀的水果（酸澀水果含植物酸），海帶中富含鐵，以上兩種食物都會阻礙鐵的吸收。

本草小百科

海帶燉肉

材料：瘦豬肉300克，水發海帶600克，醬油兩匙，料酒、精鹽、白糖、蔥、薑、香油、味精各少許，大料2粒。

做法：將肉洗淨，切成1.5公分見方、0.5公分厚塊狀；蔥擇洗乾淨，切成段；薑切片；海帶擇洗乾淨，用開水煮10分鐘，切成小塊待用。

將香油放入鍋內，下入白糖炒成糖色，投入肉塊、大料、蔥段、薑片煸炒，等肉上色，再加入醬油、精鹽、料酒略炒一下，加入水（以漫過肉為度）。用大火燒開後，轉微火燉至八成熟，投入海帶，再燉10分鐘左右，放入味精，海帶入味即成。

點評：此湯菜肉爛脫骨，海帶滑爛，味美湯鮮。清熱消痰，軟堅散結。

竹筍，排毒養身好上加好

本草語錄

釋名：竹萌、竹芽、竹胎、竹子。

氣味：甘、微寒，無毒。

主治：治消渴，利膈下氣，化熱消痰爽胃。

竹筍又名竹肉、玉蘭片，是竹的幼苗。鮮筍有冬筍和春筍之分，冬筍是在冬天筍尚未出土時挖掘的，品質最好；春筍則是在春天筍已出土時挖掘的，品質較次。

國人以筍入菜，歷史悠久，《詩經》與《楚辭》中均有記載。北宋時期，京城的居民不興食用鮮竹筍，認為它「刮腸飽」。但大文學家蘇東坡特別喜歡食筍，他稱竹筍為「玉板和尚」，讚美燒筍是「禪悅味」，將竹筍奉為「素中仙」。

《本草綱目》中記載竹筍：「性寒，味甘；滋陰涼血、開胃健脾、清熱化痰、解渴除煩、利尿通便、養肝明目。」中醫認為，竹筍具有清熱化痰、益氣和胃、治消渴、利膈爽胃等功效。現代醫學證實：竹筍甘寒通利，其所含有的植物纖維可以增加腸道水分的滯留量，促進胃腸蠕動，降低腸內壓力，使糞便變軟利排出，可用於治療便秘、預防腸癌。竹筍具有低糖、低脂的特點，富含植物纖維，可減少體內多餘脂肪，消痰化淤滯，治療高血壓、高血脂、高血糖症，且對消化道癌腫及乳腺癌有一定的預防作用。

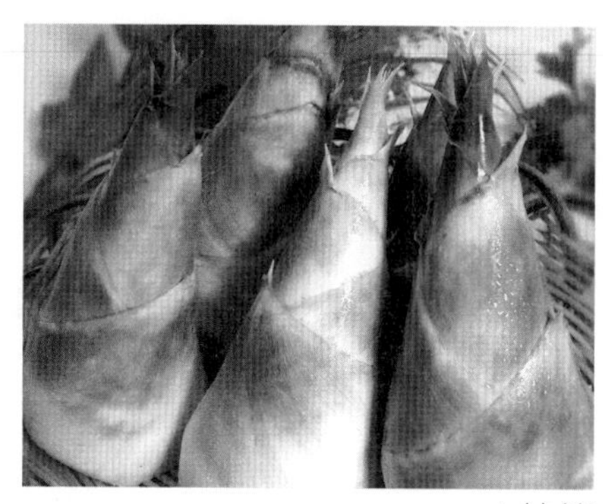
▲竹筍

竹筍雖好，但並不適合所有人吃，患有胃潰瘍、胃出血、腎炎、肝硬化、腸炎、尿路結石等病的人不宜多吃。

本草小百科

竹筍炒肉絲

材料：豬肉300克，竹筍150克，蔥10克，鹽6克，味精3克。

做法：竹筍洗淨切成片，豬肉洗淨切成片，蔥洗淨切成段。

鍋中放油，再加入筍片、蔥段，然後下入豬肉，炒勻後，調入鹽、味精炒香，炒入味即可出鍋。

點評：豬肉能滋陰、潤燥；竹筍有袪熱化痰、解渴益氣、爽胃等功效。

豬血，人體廢料的「清道夫」

本草語錄

氣味：鹹、平，無毒。

主治：清油炒食，治嘈雜有蟲。卒下血不止，清酒和炒食之。心血，調朱砂末服，治驚癇癲疾。

豬血，又稱液體肉、血豆腐和血花等，性平、味鹹，是最理想的補血佳品。豬血以色正新鮮、無夾雜豬毛和雜質、質地柔軟、非病豬之血為優。

中醫認為，豬血價廉物美，堪稱「養血之玉」。《本草綱目》記載豬血可「補鐵、止血、解毒」。豬血中的血漿蛋白被人體內的胃酸分解後，可產生一種解毒、清腸的分解物，能夠與侵入人體內的粉塵、有害金屬微粒發生化合反應，易於毒素排出體外。

豬血的功效有以下幾種：

1.豬血含鐵量高，而且以血紅素鐵的形式存在，容易被人體吸收利用，處於生長發育階段的兒童和孕婦或哺乳期婦女多吃有動物血的菜肴，可以防治缺鐵性貧血，並能有效預防中老年人患冠心病、動脈硬化等症。

2.豬血中含有的鈷是防止人體內惡性腫瘤生長的重要微量元素，這在其他食品中是難以獲得的。

3.豬血含有維生素K，能促使血液凝固，因此有止血作用。

4.豬血還能為人體提供多種微量元素，對營養不良、腎臟疾患、心血管疾病病後的調養都有益處，可用於治療頭暈目眩、吐血衄血、崩漏血暈、損傷出血以及驚癇癲疾等症。

另外，高膽固醇血症、肝病、高血壓、冠心病患者應少食豬血；患病期間忌食。豬血也不宜與黃豆同吃，否則會引起消化不良；忌與海帶同食，否則易導致便秘。

本草小百科

菠菜豬血湯

材料：新鮮菠菜500克，豬血250克。

做法：菠菜洗淨，切成段。豬血切成小方丁，豬血先入鍋加水煮開，然後加入菠菜稍煮，放入鹽、味精調味即可。

點評：養血排毒，滑腸通便。菠菜性味甘涼而滑利，功能有止渴潤燥，通便利腸，養血止血；豬血鹹平，以血補血。

木耳做菜，好吃又排毒

本草語錄

釋名：木軟、木菌、木樅、樹雞、木蛾。

氣味：甘、平，有小毒。

主治：益氣不饑，輕身強志。

《本草綱目》記載，木耳味甘，性平，有排毒解毒、清胃滌腸、和血止血等功效。木耳富含碳水化合物、膠質、纖維素、葡萄糖、木糖、卵磷脂、胡蘿蔔素、維生素B_1、維生素B_2、維生素C、蛋白質、鐵、鈣、磷等多種營養成分，被譽為「素中之葷」。木耳中所含的一種植物膠質，有較強的吸附力，可將殘留在人體消化系統的灰塵、雜質集中吸附，再排出體外，從而起到排毒清胃的作用。

本草小百科

黑木耳豆腐湯

材料：黑木耳25克，豆腐200克，鹽少許，雞湯1碗。

做法：先將水發黑木耳洗淨，豆腐切成片。將豆腐與黑木耳加入雞湯、鹽，同燉10分鐘，即可食用。

點評：清毒降脂防血栓。

冬菇排毒，效果頂呱呱

本草語錄

氣味：甘、平，無毒。

主治：益氣不饑，治風破血。

《本草綱目》記載，冬菇味甘，性涼，有益氣健脾、解毒潤燥等功效。冬菇含有谷氨酸等18種氨基酸，在人體必需的8種氨基酸中，冬菇就含有7種。同時，它還含有30多種酶以及葡萄糖、維生素A、維生素

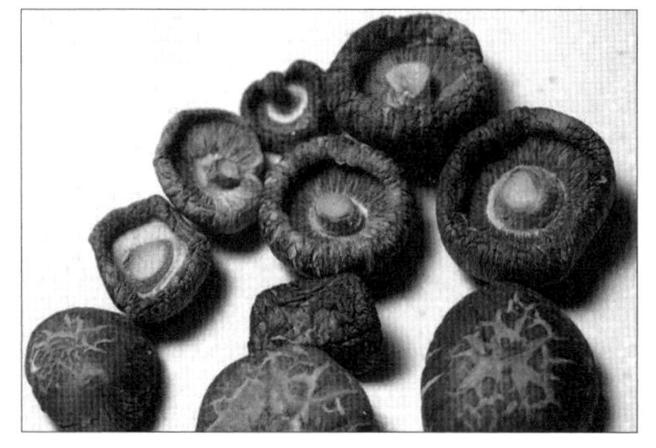

▲冬菇

B_1、維生素B_2、尼克酸、鐵、磷、鈣等成分。現代醫學研究認為，冬菇含有多糖類物質，可以提高人體的免疫力和排毒能力，抑制癌細胞生長，增強機體的抗癌能力。此外，冬菇還可降低血壓、膽固醇，預防動脈硬化，有強心保肺、寧神定志、促進新陳代謝及加速體內廢物排出等作用，是排毒壯身的最佳食品。

本草小百科

冬菇煨雞

材料：鮮冬菇50克、土雞200克、生薑10克、蒜苗10克，花生油30克、鹽6克、味精6克、白糖2克、蠔油10克、老抽王5克、濕生粉適量、麻油2克。

做法：鮮冬菇去蒂、洗淨切片，土雞切成塊，生薑去皮切片，蒜苗洗淨切小段。

切好的土雞加少許鹽、味精、用濕生粉醃製，燒熱鍋下油，放入雞塊、薑片，炒至八成熟時待用。然後注入清湯、冬菇，及剩下的鹽、味精、白糖、蠔油、老抽王，用小火煨至雞肉入味，加入蒜苗，用濕生粉勾芡，淋上麻油，出鍋入碟即成。

要注意，冬菇要多洗幾遍，以防有沙。煨時火不宜大，在收汁時火要大點，以增加菜式的香味。

點評：益氣健脾、解毒潤燥。

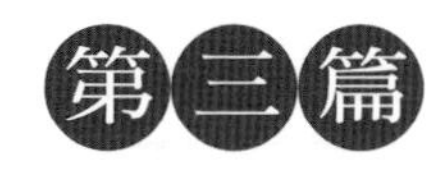

第三篇

臟腑之言，本草來辨

臟腑出了問題，身體哪有健康可言？五臟六腑是人體內的主要器官，它若受到疾病的困擾，人體的運轉就或多或少地出現故障，苦痛在所難免。俗話說「三分治，七分養」，破解「臟」地養生密碼，就需要人們充分利用本草的智慧，或藥療，或食療，儘快袪除臟腑疾病，贏回健康的身體。

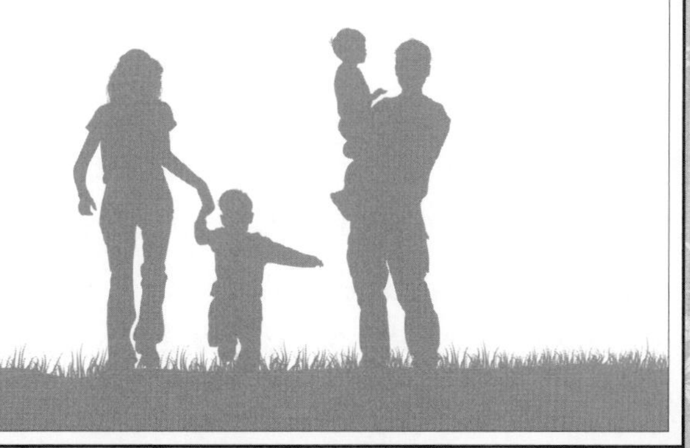

第一章 養心方：精心選本草，敬獻「君主」

益心智，防健忘，別忘了有菖蒲

本草語錄

釋名：昌陽、堯韭、水劍草。

氣味：（根）辛、溫，無毒。

主治：風寒濕痹，咳逆上氣，開心孔，補五臟，明耳目，出音聲。主耳聾癰瘡，溫腸胃，止小便利。

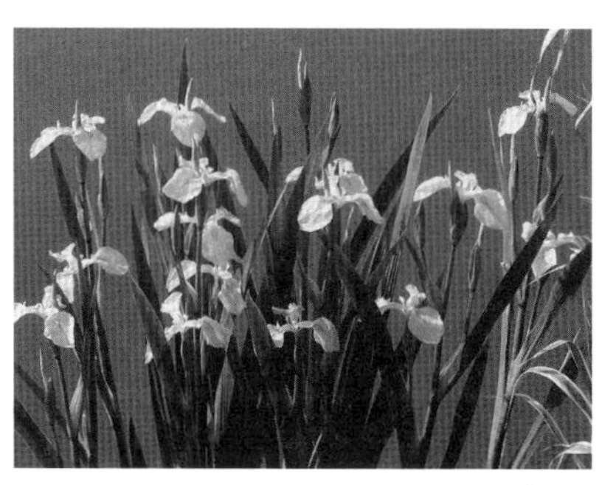

▲菖蒲

菖蒲為多年生草本植物。多為野生，但也適於宅旁綠地中種植。《本草綱目》說菖蒲「乃蒲之昌盛者」，認為它「常吃能使人年輕，不健忘，不迷惑，延年益心智，讓人高志不老。」

民間百姓則認為：「菖蒲其花主貴，其味使人延年益壽。」《道藏經．菖蒲經》云：「菖蒲者，水草之精英，神仙之靈藥也。」「其藥以五德配五行，葉青，花赤，節白，心黃、根黑。能治一切諸風，手足頑痹……堅骨髓，長精神，潤五臟，裨六腑，開胃口，和血脈，益口齒，明耳目，澤皮膚，去寒熱……」由此可見菖蒲在養生方面有很大作用。

但要注意的是，在吃菖蒲根的時候，不要吃飴糖和羊肉，否則不利藥性。

本草小百科

石菖蒲陳皮燉豬心

材料：豬心350克，石菖蒲10克，陳皮5克，鹽5克。

做法：將石菖蒲、陳皮洗淨、豬心切開洗淨。

把全部用料一齊放入燉盅內，加開水適量，燉盅加蓋，文火隔開水燉2小時，以鹽調味即可。

點評：豬心富含多種營養成分，對加強心肌營養，增強心肌收縮力有很大的作用，適宜心虛多汗、自汗、驚悸恍惚、怔忡、失眠多夢之人、精神分裂症、癲痛、癔症者食用；豬心膽固醇含量偏高，高膽固醇血症者應忌食。

補心養肝，小麥來幫忙

本草語錄

釋名：來。

氣味：甘、微寒，無毒。

主治：養心氣，心病宜食之。

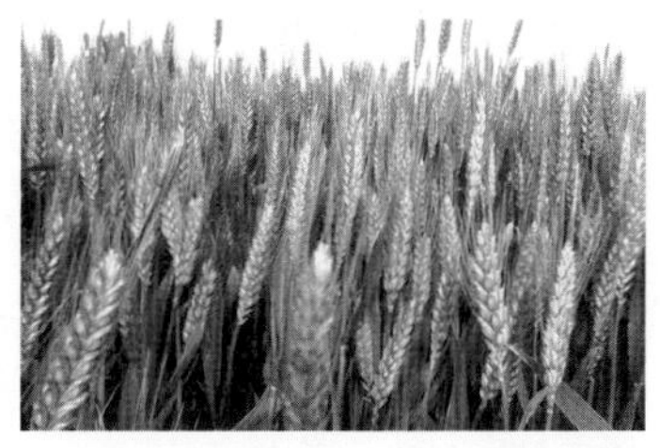

▲小麥

李時珍認為：「小麥氣味甘，微寒，無毒。入少陰、太陽之經。能解外感發熱，止煩渴咽燥，利小便，養肝氣，止漏血唾血，令女人易孕。」同時認為「麥屬火，心之穀也」，能「養心氣，心病宜食之」。說到這裡，我們可以看出，李時珍將小麥視為治療心臟疾病的良好藥材。為此，他還對小麥治療心臟疾病的種類進行了總結：「夷考其功，除煩、止渴、收汗、利溲、止血，皆心之病也。」

小麥的營養價值非常豐富，包含蛋白質、脂肪、澱粉三大主要成分外，一些微量元素的種類和含量也相當可觀，如鈣、磷、鐵、粗纖維、維生素B_1等，同時還含有一種澱粉酶物質，這些營養物質都對心臟病有很積極的作用。

但要注意的是，小麥並非浮小麥（沒有成熟的空癟小麥），二者雖看似相差不大，但藥理效應卻大有差別。《本草綱目》在介紹小麥的藥用時就對小麥、浮小麥的差別進行了詳細的闡述，李時珍認為：「浮小麥益氣，除熱，止自汗盜汗。性涼，味甘鹹，入心、脾、腎經。有益氣養陰的功效。」因此，浮小麥在中醫臨床上常用於治療陽虛自汗、陰虛盜汗等症狀。

本草小百科

養生小麥飯

材料：小麥、糙米、紅豆、蕎麥、綠豆各半杯，香菇2朵，白蘿蔔、紅蘿蔔、芋頭各半顆。

做法：將豆類浸泡5小時，催芽一天，將五穀雜糧分別泡水，洗淨備用。白蘿蔔、紅蘿蔔、芋頭洗淨切丁備用。

將所有材料放入鍋中，加2杯半的水，蒸至電鍋跳起再悶10分鐘即可。

點評：小麥能養心氣，多食對心臟疾病患者多有助益。

苦菜：安心益氣，令人精神飽滿

本草語錄

釋名：荼、苦苣、苦、遊冬、老鸛菜、天香菜、敗醬草。

氣味：苦、寒，無毒。

主治：治五臟邪氣，胃痹不思飲食。久服安心益氣，明目提神，健身延年。調十二經脈，久服強力益人。

苦菜又叫苦苣。春天長幼苗，有紅莖、白莖兩種。莖中間是空的，比較脆，折斷後有白汁流出。《本草綱目》認為苦菜在安心養氣，強身健體方面有較顯著的功效。尤其是對習慣了高蛋白、高營養的現代人來說，苦菜可謂當之無愧的養生佳品。它能安心益氣，長期食用，能讓人精神飽滿，輕身耐老，增強人體抵禦寒冷和饑餓的能力，令人體力好等作用。

此外，苦菜還能袪除五臟邪氣，治療厭食、胃痹。苦菜雖然性冷，但對人很有好處，能治療腹瀉，清熱解渴，治惡瘡。還能調節十二經脈，治療霍亂後胃氣煩脹。搗苦菜汁飲用，能清除面部和舌頭下的濕熱。苦菜有白色的汁，塗抹在癰腫疔瘡上，能拔除病根。把苦菜汁滴在癰上，能使癰潰爛，排除膿汁。點在瘊子上，能使瘊子自然脫落。苦菜還能明目，治療各種痢疾、血淋、痔瘺。

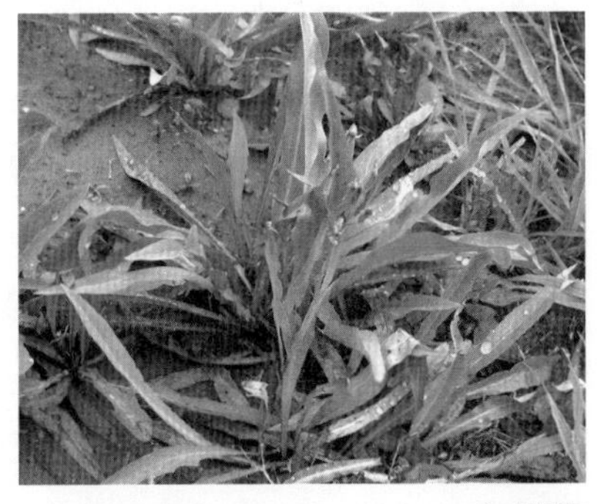
▲苦菜

本草小百科

清炒苦菜

材料：鮮嫩苦菜200克，植物油5克，蔥、薑片、精鹽、味精、玉米粉各少許。

做法：苦菜入開水一焯，去其苦味。

炒鍋注油燒熱，放蔥、薑片炒出香味，倒入苦菜快速翻炒，加入精鹽、清湯翻炒幾下，用玉米粉勾芡，撒上味精拌勻即可。

點評：此菜入口苦，味濃帶惡，但回味甚甘。有清熱解毒功效。

多吃山藥，心氣足

本草語錄

釋名：薯，土薯、山薯、山芋、山藥、玉延。

氣味：（根）甘、溫、平，無毒。

主治：補五勞七傷，去冷風，鎮心神，安魂魄，補心氣不足，開達心孔，除煩熱。

我們知道脾為後天之本，是人體存活下去的根本，只有脾好了，人的身體才能正常運轉。生活中的你如果經常流口水、眼皮耷拉，說明你的脾不好，這個時候一定要好好補脾。那麼，補脾最好的東西是什麼呢？山藥。

《本草綱目》對山藥的記載是：「益腎氣，健脾胃，止瀉痢，化痰涎，潤皮毛。」因為山藥作用溫和、不寒不熱，所以對於補養脾胃非常有好處，適合胃功能不強，脾虛食少、消化不良、腹瀉的人食用。患有糖尿病、高血脂的老年人也可適當吃些山藥。

山藥中以淮山藥為最好，是一種具有高營養價值的健康食品，外國人稱其為「中國人蔘」。山藥口味甘甜，性質滋潤平和，入脾、肺、腎經。它能補益脾胃、生津益肺、補腎固精，對於平素脾胃虛弱、肺脾不足或脾腎兩虛，以及病後脾虛泄瀉、虛勞咳嗽、遺精、帶下者非常適宜。

本草小百科

棗泥山藥糕

材料：新鮮山藥650克，無核紅棗100克，枸杞1湯匙，白糖4湯匙，糯米粉3湯匙。

做法：洗淨無核紅棗和枸杞，分別用清水先浸泡一晚；山藥去皮切成薄片，浸泡在清水中待用。

燒開半鍋水，放入山藥片，灑上1湯匙白糖拌勻，以大火隔水清蒸25分鐘，取出放涼；紅棗切成細絲，放進鍋內，灑上3湯匙白糖拌勻，大火隔水清蒸15分鐘，取出放涼。

將放涼的山藥壓製成泥，加入3湯匙糯米粉，用手不斷揉搓成山藥麵糰，讓其靜置15分鐘。

蒸好的紅棗用勺子搗爛，放入榨汁機中攪打成棗泥，取出待用。

取雞蛋大小的山藥麵糰，壓成餅狀，夾入適量棗泥作餡，用手將其搓成丸狀，一一置入碟中。

燒開鍋內的水，放入做好的棗泥山藥糕，大火隔水蒸10分鐘，取出放入枸杞作點綴，便可食用。

點評：其味道清香甜美，易於消化吸收，紅棗、山藥可以補氣血、健脾胃，對於體弱多病的人而言，是不錯的滋補佳品。

百合，安心定神益志

本草語錄

釋名：藩、強瞿、蒜腦藷。

氣味：（根）甘、平，無毒。

主治：安心定膽益智，養五臟，治顛邪狂叫驚悸，產後血狂運，殺蠱毒氣，脅癰乳癰發背諸瘡腫。

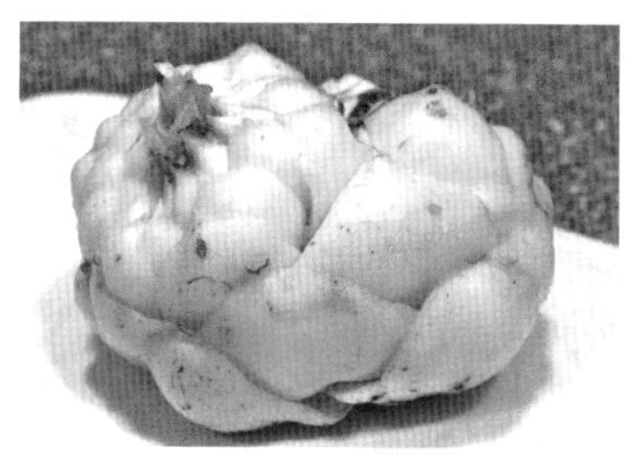

▲百合

百合又名番韭、強瞿、蒜腦藷、摩羅、重箱、中逢花、重邁、中庭，是我們日常生活中常見的食品，同時，它也是一味安神定心、潤肺止咳的良藥。李時珍說：「百合之根以眾瓣合成也；或云專治百合病故名，亦通。」百合味甘，性平、微寒，歸入心、肺經，具潤肺止咳、清心安神的功效，臨床可用於治療肺熱咳嗽、咳血、虛煩驚悸、失眠多夢等症。

當人們出現心神不寧、煩躁不安的症狀時，不妨煮上一碗百合粥來吃，有滋陰液、養心肺、安神止咳功效。百合粥的做法也極其簡單，備上百合30克，粳米100克，將百合洗淨、粳米淘洗乾淨，都放入鋁鍋內，加適量水，燒沸後改為文火煮成粥，調入白糖即成。

本草小百科

怎樣挑選鮮百合和乾百合？

市場上的百合有鮮百合和乾百合之分，它們各自有著不同的特點，因此人們在挑選的時候要注意它們各自的要點。

鮮百合要柔軟、潔白、有光澤、無明顯斑痕，鱗片肥厚飽滿，無爛斑、傷斑、蟲斑、黃鏽斑，聞起來有淡淡的味道，嘗起來有點苦。

挑選乾百合時，並非越白、越大的越好。一般來說，乾百合應該是白色，或者是稍帶淡黃色或淡棕黃，質硬而脆，折斷後的斷面應該有角質樣，比較光滑。顏色過白的乾百合，可能用硫黃漂過，會有副作用。就藥用來說，鱗片小的比大的好。

心臟有疾病，多食「心之果」——杏

本草語錄

釋名：甜梅。

氣味：（實）酸、熱，有小毒。生食過多，傷筋骨。

主治：曬乾做果脯食用，能止渴；祛冷熱毒邪。杏屬心之果，心病宜食用。

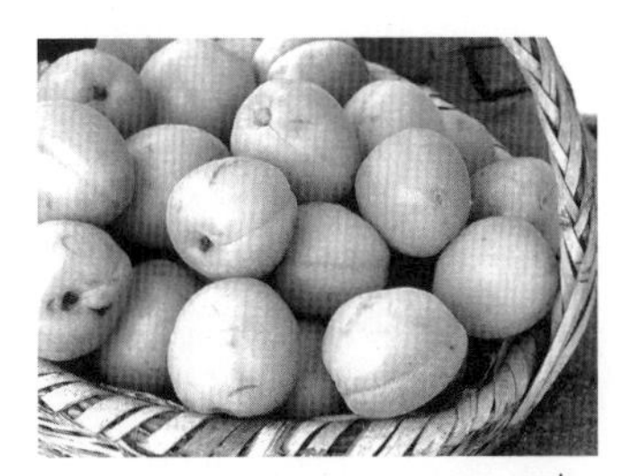
▲杏

杏以果實早熟、色澤鮮豔、果肉多汁、風味甜美、酸甜適口為特色，深受人們的喜愛。而且，杏果實營養豐富，含有多種有機成分和人體所必需的維生素及無機鹽類，是一種營養價值較高的水果。

《本草綱目》認為，杏甘酸、微溫、冷利、有小毒，歸入肝、心、胃經，有止渴生津，清熱去毒，主咳逆上氣、金創、驚癇等功效，主治心病，因此杏被譽為「心之果。」

但要注意的是，不能過多食用生杏，否則會傷筋骨。而且，因為杏性偏熱，多吃容易導致瘡癤，或使舊病復發，甚至使人眼盲，或是鬍子、眉毛脫落。此外，產婦尤其不能吃杏。

本草小百科

杏冷湯

材料：杏200克，白砂糖10克，桂皮5克，玉米粉4克。

做法：將杏去核洗淨，取一半杏放入水中煮，等煮軟後連湯一起搗成泥，再放白糖、桂皮煮沸，下入生杏丁煮之。熟後用玉米粉調濃度，微沸後起鍋晾涼，然後入冰箱冷卻。

點評：口味酸甜，清肺養心，清熱解毒。

治心氣不足，益智仁有譜

本草語錄

釋名：益智仁、益智子。

氣味：辛、溫，無毒。

主治：治冷氣腹痛及心氣不足，夢泄，赤濁，熱傷心系，吐血、血崩。

益智珍果素有「嶺南第一果」之稱。據相關古籍記載：益智本名喚摧芋子、燕串子。《本草綱目》記載：「益智仁，辛溫，無毒。主治遺精虛漏、小便餘瀝、益氣安神、補不足、安三焦……」也就是說，益智仁能夠治療心氣不足，和中益氣安身，補不足，利三焦（心肺為上焦、肝腎為下焦、脾胃為中焦），調氣。

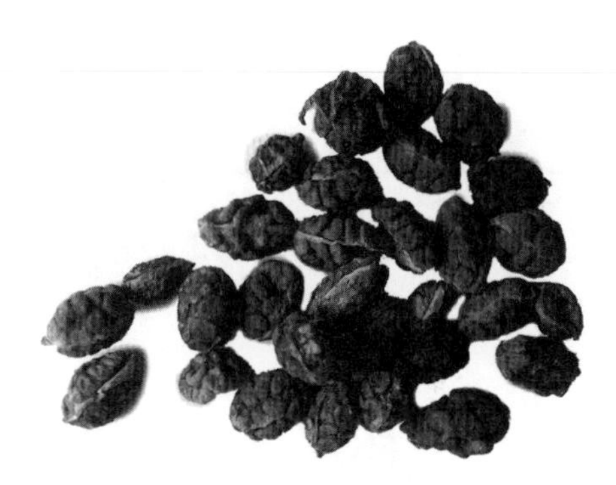

▲益智仁

本草小百科

益智仁蟹肉豆腐

材料：蟹肉125公克、洋蔥丁55公克、豬絞肉125公克、豆腐丁50公克、三角豆腐皮20個、韭菜適量。鹽1/3小匙，益智仁4錢、枸杞2錢、紅花1錢。

做法：益智仁、紅花加2杯水煮沸，濾取藥汁。

洋蔥、蟹肉、豬絞肉及豆腐混合剁碎，加鹽調味，即成內餡；三角豆腐皮翻面，塞入內餡約8分滿，以韭菜綁牢，放入電鍋蒸熟。

枸杞加藥汁煮沸，以太白粉1/2小匙加水1大匙勾芡。加鹽調味，均勻淋在豆腐上面即可。

點評：生男補帖。

第二章 養肝方：本草妙法甩開脂肪，為肝減壓

一杯三七花，保肝救命就屬它

本草語錄

釋名：山漆、金不換。

氣味：（根）甘、微苦、溫，無毒。

主治：止血散血定痛。

在《本草綱目》中，李時珍主要提及三七的根、葉有治療一切血病的作用，而經過現代醫學證實，三七花具有保肝明目，降血壓，降血脂，生津止渴，提神補氣之功效。食用方法簡便，可用開水泡飲，或同茶共同泡飲，每次4～6朵；每天一杯三七花，不僅保肝，而且可治療多種疾病。

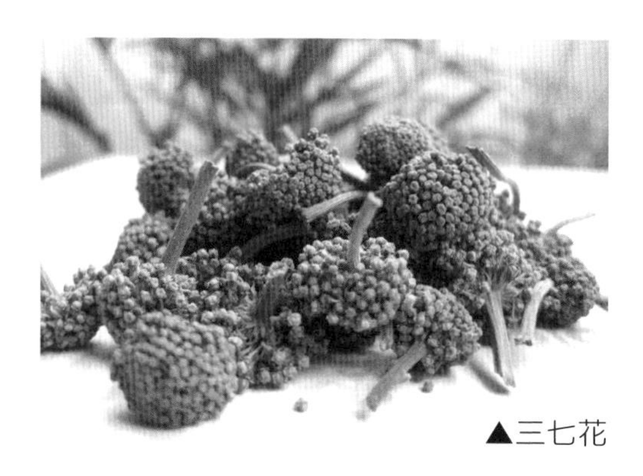

▲三七花

1.高血壓：將三七花、槐花、菊花各10克混勻，分3～5次放入瓷杯中，用沸水沖泡，溫浸片刻，代茶飲用。

2.急性咽喉炎：將三七花3克與青果5克，盛入瓷杯中，沖入沸水泡至微冷時，可代茶飲；每日按此比例泡3次飲用。

3.清熱、平肝、降壓：將三七花10克揉碎，用開水沖泡，代茶飲。

4.眩暈：將三七花10克與雞蛋2個同煮至熟，撈出蛋敲碎殼，再次放入煮至30分鐘，食蛋飲湯，可分兩次食飲。

5.耳鳴：將三七花5～10克與酒50克混勻，入鍋中加水煮沸，待冷食用；連服1周為1個療程。

本草小百科

三七花茄汁香蕉

材料：香蕉500克，乾三七花末5克，番茄汁150克，全蛋澱粉、白糖、油、精鹽、蘇打粉、玉米粉各適量。

做法：香蕉去皮，切成滾刀塊，加全蛋澱粉、蘇打粉、精鹽粘裹均勻；乾三七花末泡軟備用。

淨鍋加油，燒至六成熱時，投入粘裹均勻的香蕉塊，炸至外皮酥脆、色澤呈金黃時撈起，瀝去餘油。

鍋內留底油，下入番茄汁、白糖、泡軟的三七花末翻炒，待白糖熔化後，用玉米粉勾芡，然後投入炸好的香蕉塊，推勻起鍋即可。

點評：清熱平肝，消炎降壓，潤肺止咳，開胃滑腸。

鉤藤平肝息風降血壓

本草語錄

釋名：釣藤、吊藤、鉤藤、鉤子、釣鉤藤、鶯爪風、金鉤藤、掛鉤藤、鉤丁、倒掛金鉤、鉤耳。

氣味：甘、微寒，無毒。

主治：清熱、平肝、止痙。

鉤藤在葉腋處有彎鉤，故名鉤藤，以帶鉤莖枝入藥，是中醫臨床常用的平肝解鬱類中藥。中醫學認為，鉤藤性味甘、微寒，入肝、心二經，有清熱、平肝、止痙的功效。《本草綱目》記載：「鉤藤，手足厥陰藥也，足厥陰主風，手厥陰主火，驚癇眩暈，皆肝風相火之病。鉤藤通心包於肝木，風靜火息，則諸證自除。」

鉤藤入藥最初的文字記載見於南北朝陶弘景的《名醫別錄》。但古代醫家認為其氣輕清，故多視為小兒的專用藥，正如陶弘景指出：「療小兒，不入余方。」後世中醫學家不斷拓寬它的應用範圍，現已成為內、兒、婦科的常用藥。

除此之外，現代醫學研究還指出，鉤藤還具有降壓、鎮靜、抗癲癇和抑制腓腸肌痙攣的作用。鉤藤煎劑或鉤藤鹼等給動物灌服，能抑制血管運動中樞，阻滯交感神經和神經節，擴張外周血管，使血壓下

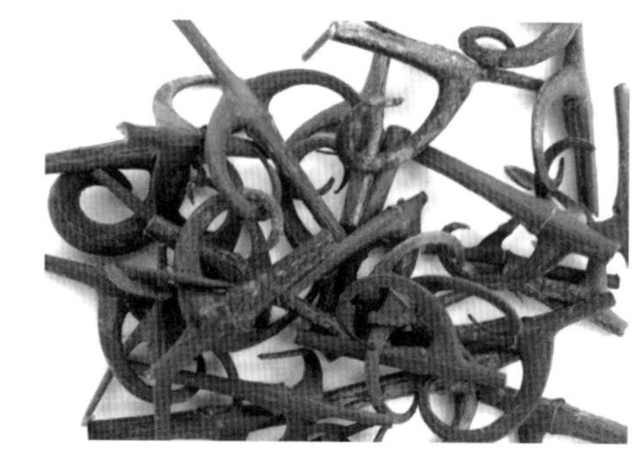

▲鉤藤

降，心率減慢。由於外周阻力降低，從而血壓下降，隨著血壓的下降，頭暈、頭痛、心慌、氣促、失眠等症狀亦相應減輕或消失。

中醫認為，鉤藤不宜久煎，否則影響藥效，因此在煎劑時，必須「後下」，即在其他藥物煎煮15～20分鐘之後再下鍋，複煎10分鐘即可。若煎煮時間超過20分鐘，那麼降壓的有效成分便被破壞。

本草小百科

在《紅樓夢》中有這樣一段關於鉤藤的故事。薛蟠之妻夏金桂不聽薛寶釵好言相勸，借酒發瘋，大吵大嚷，氣得薛姨媽怒髮衝冠，肝氣上逆，「左肋疼痛得很」，寶釵「等不及醫生來看，先叫人去買了幾錢鉤藤來，濃濃的煎了一碗，給母親吃了」，「停了一會兒，略覺安頓」。薛姨媽「不知不覺地睡了一覺，肝氣也漸漸平復了」。近代醫家也多用鉤藤治療肝炎患者的心煩意亂、性情暴躁、左脅疼痛，同樣取得良好療效。

大蒜是保護肝臟的最佳選擇

本草語錄

釋名：大蒜、葷菜。

氣味：辛、溫，有毒。

主治：歸五臟，散癰腫毒瘡，除風邪，殺毒氣。

對於大蒜的保健功效，有一句俗語足以證明人們對它的喜愛：「四季不離蒜，不用去醫院。」李時珍則這樣評價大蒜：「其氣熏烈，能通五臟，達諸竅，去寒濕，辟邪惡，消癰腫，化症積肉食，此其功也。」充分肯定了大蒜祛除五臟毒邪淤積的功效。經現代醫學證明，大蒜對肝臟有很好的保護作用。這是因為大蒜能誘導肝細胞脫毒酶的活性，可以阻斷亞硝胺致癌物質的合成，從而預防癌症的發生。同時大蒜中的鍺和硒等元素還有良好的抑制癌瘤或抗癌作用；此外，大蒜具有明顯降血脂及預防冠心病和動脈硬化的作用，並可防止血栓的形成。

▲大蒜

另外，紫皮大蒜揮發油中所含的大蒜辣素等具有明顯的抗炎滅菌作用，尤其對上呼吸道和消化道感染、黴菌性角膜炎、隱孢子菌感染有顯著的功效。另外，大蒜中含有一種叫硫化丙烯的辣素，其殺菌能力可達到青黴素的十分之一，對病原菌和寄生蟲都有良好的殺滅作用，可以起到預防流感、防止傷口感染、治療感染性疾病和驅蟲的功效。

但要注意大蒜不能多吃，李時珍就曾告誡：大蒜味辛性溫，「辛能散氣，熱能助火，傷肺、損目、昏神、伐性」。《本草經疏》告誡人們：「凡脾胃有熱，肝腎有火，氣虛血虛之人，切勿沾唇。」

總之，大蒜對人體健康的利遠遠大於害。春天吃蒜祛風寒，夏季食蒜解暑氣，秋天吃蒜避時疫，冬天食蒜可以暖胃腸，長期堅持食蒜就會增強人體免疫力，減少生病機會，自然就可以少去醫院了。

本草小百科

中醫研究發現，用大蒜3－5瓣搗爛以開水送服，或取獨頭蒜以炭火燒熟，每次服3克，可治痢疾、急性腸炎；每日服數瓣醋浸蒜治心腹冷痛，3日可癒。口服大蒜汁加奶油可治高脂血症。大蒜4瓣切片煎水趁熱熏洗外陰可治陰部瘙癢；生吃大蒜配合溫鹽水漱口，是預防流行性乙型腦炎的好方法。

補肝益腎，不妨吃點覆盆子

本草語錄

釋名：奎、西國草、畢楞伽、大麥莓、插田包、烏包子。

氣味：甘、平，無毒。

主治：調和五臟，溫暖脾胃，增加氣力，治療勞損風虛，補肝明目，補益腎臟。

覆盆子又叫大麥莓，外形像荔枝，大小像櫻桃，口味酸甜。除了可作孩童的零食外，覆盆子還是一味益氣補虛、補養肝腎的良藥，李時珍在《本草綱目》寫道：覆盆子具有「調和五臟，溫暖脾胃，增加氣力，治療勞損風虛，補肝明目，補益腎臟」的功效，而且長期吃覆盆子還能讓頭髮烏黑、皮膚光澤。

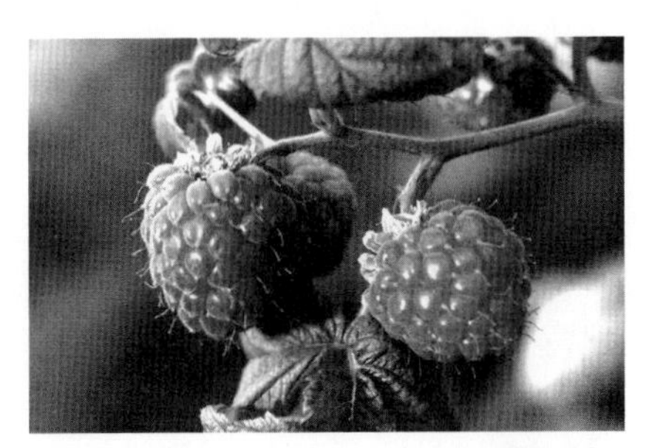

▲覆盆子

本草小百科

覆盆子中含有天然阿司匹林（即水楊酸），因此被稱為「水果中的阿司匹林」。它可鎮痛解熱、抗血凝，防治感冒，亦可減少心腦血管栓塞的發生率。根據美國最新研究顯示，長期吃覆盆子果實，還能有效保護心臟，防止心血管疾病。經常食用覆盆子，是預防流行性感冒的一劑良方。覆盆子中的濃縮單寧酸、生育三烯醇可避免低密度脂蛋白膽固醇升高，有防治高血壓、高血脂和心臟病的作用。

一根大蔥，祛除肝臟邪氣

本草語錄

釋名：芤、菜伯、和事草、鹿胎。

氣味：（莖白）辛、平，無毒；（葉）溫；（根）平，無毒。

主治：益目睛，除肝中邪氣，安中利五臟，殺百藥毒。

在人們的飲食中，蔥是常見的調味品和食品，它的主要特點就是發散，能有效驅除五臟的邪氣，對人體十分有益。

《本草綱目》認為，蔥能除肝臟邪氣，明目，通中焦（主要指脾胃），調五臟，通大小腸，解各種藥物的毒，還能解一切魚和肉的毒，所以人們在一些涼拌菜中喜歡放入蔥，是很合理的。不過要注意：生蔥不可與蜂蜜一起吃，吃多了會對人體有害。

蔥的種子味辛，性大溫，無毒，也有使眼睛明亮、補中氣不足、溫中益精、養肺等功效。此外，蔥還能散淤止血止疼痛，比如喝蔥汁就能治療便血，蔥白和蔥葉煨熟搗爛塗在流血的傷口處，有利於止血止痛。

本草小百科

吃蔥要抓住時機

蔥是人們日常生活中極為常見的食品，也是一種發汗解毒明目的補品，但要注意的是，並不是所有人都適合天天吃蔥。對於貧血、低血壓、怕冷的人來說，他們只能在農曆的正月才能吃蔥，只有那個時節的蔥可以幫助他們充分補充熱量，有利於身體機能的恢復。對於眼睛容易疲勞、出血、失眠和神經衰弱不安定的人，也只有正月可以吃蔥，過了正月的蔥因為刺激性強，會將體內的營養素消除。

小小薺菜大功效，利肝和中益五臟

本草語錄

釋名：護生草。

氣味：甘、溫，無毒。

主治：利肝和中，明目益胃。根葉燒灰，治赤白痢，極效。

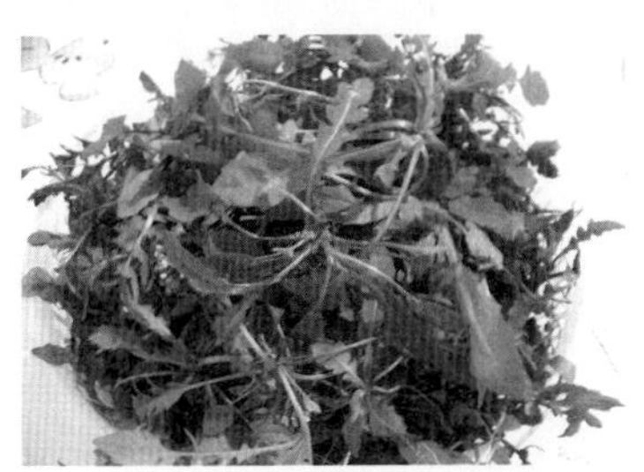

▲薺菜

薺菜為十字花科一年生或越年生草本植物，薺菜的藥用價值很高，可全株入藥，有明目、清涼、解熱、利尿、治痢等藥效。李時珍在《本草綱目》說：「薺菜粥明目利肝。」如果人們體質衰弱，經常感到頭昏目暗，便可以經常服食薺菜粥，能有清肝明目的作用。

此外，薺菜還有止血的功效，《論治解說》上就曾說過：「薺菜甘淡性涼，善於止血。」正如《現代實用中藥》一書中說：「止血、治肺出血、子宮出血、流產出血、月經過多、或視網膜出血。」臨床可用於各種出血症。經現代醫學研究，薺菜粥含有大量的蛋白質、脂肪、糖、粗纖維、胡蘿蔔素、硫胺素、核黃素、抗壞血酸和多種礦物質，可縮短出凝血時間。

本草小百科

薺菜豆腐羹

材料：嫩豆腐200克，薺菜100克，胡蘿蔔25克，水發香菇25克，熟竹筍25克，麵筋50克，精鹽、味精、薑末、玉米粉、鮮湯、麻油、生油適量。

做法：將嫩豆腐、熟筍、麵筋分別切成小丁，水發香菇洗淨切小丁，胡蘿蔔洗淨入沸水中焯熟，撈出晾涼切小丁；薺菜去雜洗淨切成細末。

炒鍋加油，燒至七成熱，加鮮湯、豆腐丁、香菇丁、胡蘿蔔丁、筍丁、麵筋丁、薺菜末、精鹽、薑末，燒沸後加入味精，用玉米粉勾稀芡，淋上麻油，出鍋裝入大湯碗即成。

點評：清肝明目，清熱止血。豆腐為植物蛋白食品，含有豐富的氨基酸，具有清熱、利水、補中益氣的作用。配以清熱、止血、涼血、降壓的薺菜及其食品，其清熱利水降壓的功效提高。

肝臟有毛病，那就吃點李子

本草語錄

釋名：嘉慶子。

氣味：（實）苦、酸、微溫，無毒。

主治：曬乾後食用，能去積熱調理中焦。肝病患者宜食用。

李時珍認為，李子味甘、酸，性涼，能清肝熱、生津液、清肝利水。《素問》亦稱李子味屬肝，有補養肝臟之功效。《醫林纂要》也認為李子可「養肝、瀉肝、祛淤」。《泉州本草》也稱李子有「清濕熱，解邪毒，利小便，止消渴」作用。因此，古代多將李用於治療肝臟疾患，肝硬化腹水患者食鮮李子有輔助治療作用。

經現代醫學證實，新鮮李肉中含有多種氨基酸，如穀醯胺、絲氨酸、氨基酸、脯氨酸等，生食之對於治療肝硬化腹水大有裨益。

但要注意的是，李子不宜多吃，《日華諸家本草》說：過食使人腹脹，發虛熱。也不可與蜂蜜同吃，易損傷五臟。

本草小百科

醃李子

材料：李子600克，甘草1克，鹽20克，赤砂糖300克。

做法：將李子洗淨瀝乾水分；李子加入海鹽搓揉均勻，再將多餘的鹽除去；加入甘草粉（磨碎）、赤砂糖與薑汁泥拌勻；醃漬一天就可以吃了。

點評：清肝健脾開胃，滋陰清熱去火。

清肝熱，吃點蚌肉很有效

本草語錄

氣味：（肉）甘、鹹、冷，無毒。

主治：能解熱毒、酒毒、藥毒，除煩止渴，明目祛濕。

蚌肉性味甘鹹，冷，無毒，歸入肝、腎二經，在養肝涼血、清肝熱明目、止消渴、除煩解熱毒等方面有較好的功效。《本草綱目》中記載：「（蚌肉）加入黃蓮末取汁點眼，治療目赤腫痛、視物不清。」說的就正是蚌肉清肝明目的功效。

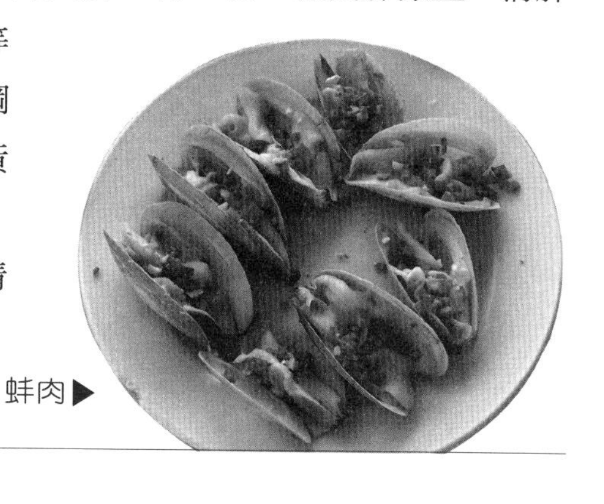

蚌肉▶

本草小百科

蚌肉明目湯

材料：蚌肉60克，夏枯草15克，決明子15克。

做法：蚌肉洗淨；中藥洗淨，裝入紗布袋中，紮緊袋口，一併放人砂鍋裡，加水適量，用大火煮沸後，改用文火煎煮30分鐘，待肉熟後，去紗布袋，食肉喝湯。

點評：主治肝陰不足、目眩、淚多眵結等症。

理氣化痰、舒肝健脾說佛手

本草語錄

釋名：香櫞、佛手柑。

氣味：（皮瓤）辛、酸，無毒。

主治：下氣，除心頭痰水。煮酒飲，治痰氣咳嗽；煎湯，治心下氣痛。

佛手，又名九爪木、五指橘、佛手柑，為芸香科植物佛手的果實。主產於閩粵、川、江浙等省，其中浙江金華佛手最為著名，被稱為「果中之仙品，世上之奇卉」，雅稱「金佛手」。

佛手不僅有較高的觀賞價值，而且具有珍貴的藥用價值、經濟價值。佛手全身都是寶，其根、莖、葉、花、果均可入藥。中醫認為，佛手味辛、苦、甘，性溫，無毒，入肝、脾、胃三經，有理氣化痰、止咳消脹、舒肝健脾和胃之功效，適用於肝鬱氣滯所致的肋痛、胸悶、脾胃氣滯所致的脘腹脹滿、納呆胃痛、噯氣嘔惡、咳嗽痰多、胸悶胸痛等症。據史料記載，佛手的根可治男人下消、四肢酸軟；花、果可泡茶，有消氣作用；果可治胃病、嘔吐、噎嗝、高血壓、氣管炎、哮喘等病症。據《本草歸經》記載，佛手並具治鼓脹發腫病、婦女白帶病及醒酒作用，是配製佛手中成藥的主要原料。

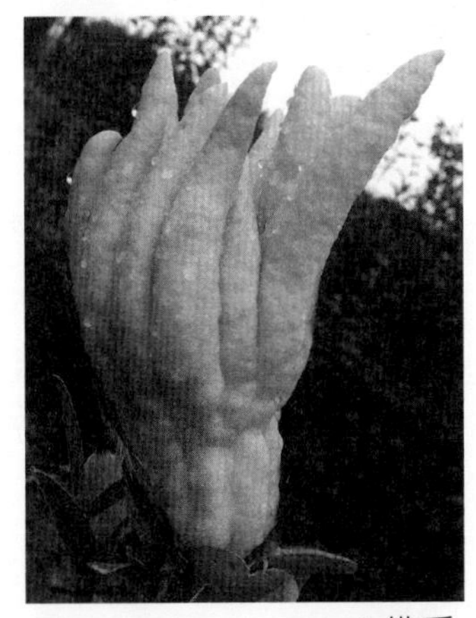

▲佛手

本草小百科

佛手的妙用

佛手與其他藥物相配伍，可治以下諸病：

1.肝氣鬱結、胃腹疼痛：佛手10克，青皮9克，川楝子6克，水煎服。

2.噁心嘔吐：佛手15克，陳皮9克，生薑3克，水煎服。

3.哮喘：佛手15克，藿香9克，薑皮3克，水煎服。

4.白帶過多：佛手20克，豬小腸適量，共燉，食肉飲湯。

5.慢性胃炎、胃腹寒痛：佛手30克，洗淨，清水潤透，切成丁，放瓶中，加低度優質白酒500cc。密閉，泡10日後飲用，每次15cc。

6.老年胃弱、消化不良：佛手30克，粳米100克，共煮粥，早晚分食。

第三章 養肺方：細選本草，安養「宰相」

芭蕉好吃潤肺，也可解酒精中毒

本草語錄

釋名：芭蕉、天苴、芭苴。

氣味：甘、大寒，無毒。

主治：生食可以止渴潤肺，通血脈，填骨髓，合金瘡，解酒毒，蕉根主治癰腫結熱，搗爛敷腫。搗葉服，治產後血脹悶，風蟲牙痛，天行狂熱，葉主治腫毒初發。

芭蕉和香蕉同屬一科，外形相似，但二者的藥用價值不同。中醫認為，芭蕉性味甘、大寒、無毒，歸入肺、心、腎經，有「治心火作燒，肝熱生風，除煩解暑」的功效。《現代實用中藥》認為芭蕉能「利尿，治腳氣，外用消癰腫」。

《食療本草》記載芭蕉「（生食）止渴潤肺，（蒸熟取仁）通血脈，填骨髓」。經現代醫學證實，生吃芭蕉可以止咳潤肺，解酒精中毒；而將芭蕉蒸熟後曬裂，可以通血脈，長骨髓。

本草小百科

芭蕉花燉豬肺

材料：芭蕉花100克，豬肺250克，薑片、精鹽、味精、麻油各適量。

做法：將芭蕉花洗淨瀝乾；豬肺挑血絲氣泡，洗淨切塊。

將上述材料同放鍋中，加水500cc，大火燒開後，撇去浮沫，加入薑片，轉用小火燉至軟爛，下精鹽、味精，淋入麻油即成。分1～2次趁熱服用，連服10～15日為1療程。

點評：清肺止咳，適用於肺結核患者。

溫肺止咳，當選款冬花

本草語錄

釋名：款凍、顆凍、氐冬、鑽凍、菟奚、虎須。

氣味：辛、溫，無毒。

主治：咳逆上氣善喘，喉痹，諸驚癇寒熱邪氣。

李時珍認為，款冬花性味溫、辛，歸入肺經，有潤肺下氣，化痰止嗽的功效，適用於咳逆喘息、喉痹等症。《藥性論》認為款冬花「主療肺氣心促，急熱乏勞，咳連連不絕，涕唾稠粘，治肺痿肺癰吐膿」。《日華子本草》也記載款冬花有「潤心肺，益五臟，除煩，補勞劣，消痰止嗽，肺痿吐血，

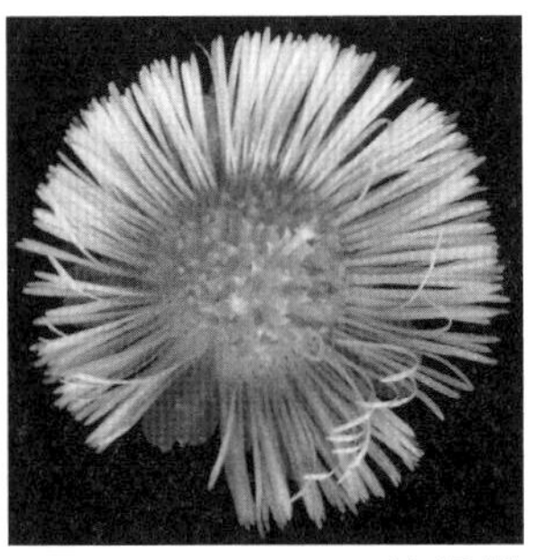

▲款冬花

心虛驚悸，洗肝明目及中風」的功效。由此可知，中醫普遍認為，款冬花是一味溫肺止嗽的良藥。

據現代醫學證實，款冬花中富含款冬二醇等甾醇類、芸香苷、金絲桃苷、三萜皂苷、鞣質、蠟、揮發油和蒲公英黃質，臨床應用於氣管炎、咽炎及支氣管哮喘等呼吸系統疾病，具止咳，祛痰並略有平喘作用。

本草小百科

款冬百合飲

材料：百合30～60克、款冬花10～15克、冰糖適量。

做法：將上料同置砂鍋中煮成糖水。飲水食百合，宜晚飯後睡前食用。

點評：百合潤肺止咳，款冬花辛溫，有潤肺下氣，止咳化痰作用。兩藥合用有潤肺止咳、下氣化痰之功效。

肺病食茼蒿，潤肺消痰避濁穢

本草語錄

釋名：蓬蒿、蓬蒿菜、蒿菜。

氣味：辛、甘、平，無毒。

主治：安心氣，養脾胃，消痰飲。

茼蒿營養價值很高，含有碳水化合物、蛋白質，尤其是每100克嫩葉含有維生素C25毫克、鈣65毫克，在綠葉菜中均居前列。中醫認為，茼蒿性溫，味甘、澀，入肝、腎經，能夠平補肝腎，寬中理氣。主治痰多咳嗽、心悸、失眠多夢、心煩不安、腹瀉、脘脹、夜尿頻繁、腹痛寒疝等病症。

現代醫學也證明了茼蒿的各種醫療作用：

1.促進消化：茼蒿中含有特殊香味的揮發油，有助於寬中理氣、消食開胃、增加食欲，並且其所含粗纖維有助腸道蠕動，促進排便，達到通腑利腸的目的。

2.潤肺化痰：茼蒿內含豐富的維生素、胡蘿蔔素及多種氨基酸，性平、味甘，可以養心安神、潤肺補肝、穩定情緒，防止記憶力減退；氣味芬芳，可以消痰開鬱，避穢化濁。

3.降血壓：茼蒿含有一種揮發性的精油，以及膽鹼等物質，具有降血壓、補腦的作用。

需要注意的是，茼蒿辛香滑利，胃虛泄瀉者不宜多食。

本草小百科

話說「杜甫菜」

湖北有一道「杜甫菜」，用茼蒿、菠菜、臘肉、糯米粉等製成。為什麼要叫做杜甫菜呢？這其中還有這樣一個傳說：

詩聖杜甫一生顛沛流離，疾病相襲，他在四川夔州時，肺病嚴重，生活無著。年邁的杜甫抱病離開夔州，到湖北公安，當地人做了一種菜給心力交瘁的杜甫食用。杜甫食後讚不絕口，肺病也減輕了很多。後人便稱此菜為「杜甫菜」，以此紀念這位偉大的詩人。杜甫菜能有這種食療效果，正是因為其中含有茼蒿。

肺最喜歡的水果，非桃子莫屬

本草語錄

氣味：（實）辛、酸、甘、熱，微毒。

主治：桃為肺之果，肺病患者應食桃。

在李時珍眼裡，桃是肺之果，肺部有疾病的人應多吃桃，能有效緩解肺病症狀。此外，當人們因勞累、勞損導致發熱症狀時，吃冬桃就可化解。桃仁提取物有抗凝血作用，並能抑制咳嗽中樞而止咳，同時能使血壓下降，可用於高血壓病人的輔助治療。

但要注意的是，桃子雖然營養豐富，但也不能當飯吃，容易導致上火，出現口乾、口渴、咽喉疼痛等症狀，易生瘡癤的人多吃了，嚴重的還會身上起瘡。

此外，桃子好吃，但桃毛很難清洗，這裡介紹一種巧去桃毛的方法：在清水中放入少許食用鹼，將鮮桃放入浸泡3分鐘，攪動幾下，如此桃毛便會自動上浮，清洗幾下毛就沒了。

本草小百科

怎樣挑選桃子？

挑選桃子時用手摸，表面毛茸茸、有刺痛感的是沒有被澆過水的，以稍用力按壓時硬度適中不出水的為宜，太軟則容易爛。此外，顏色紅的桃子不一定甜，桃核與果肉分離的不要買，核與肉粘在一起的，果肉才比較甜。

梨，護肺涼心的好選擇

本草語錄

釋名：快果、果宗、玉乳、蜜父。

氣味：（實）甘、微酸、寒，無毒。

主治：梨可潤肺清心，消痰降火，解除瘡毒、酒毒。

梨子，性甘寒、微酸，無毒，有潤肺、清心、止熱咳、消痰水等功效，其肉脆多汁、甘甜清香、風味獨特、營養豐富，故有「百果之宗」的美譽。《本草綱目》稱梨具有「潤肺涼心，消痰降火，解瘡毒、酒毒」的功效，藥用可治風熱、潤肺、涼心、消痰、降火、解毒。中醫認為梨性寒涼，含水量多、糖分高，食後滿口清涼，既有營養，又解熱症，可止咳生津、清心潤喉、降火解暑，實為秋季養生之清涼果品；又可潤肺、止咳、化痰，對感冒、咳嗽、急慢性氣管炎患者有療效。

梨的果實、果皮以及根、皮、枝、葉均可入藥。現代醫學研究證明，梨性味甘涼，確有潤肺清燥、止咳化痰、養血生肌的作用，因此對急性氣管炎和上呼吸道感染患者出現的咽喉乾、癢、痛，音啞、痰稠、便秘、尿赤均有良好療效。患者吃梨，可以生津解渴、潤肺去燥、清熱降火、止咳化痰，作為輔助治療，對恢復健康大有裨益。但是因為梨性質寒涼，不宜一次食用過多，否則反傷脾胃，特別是脾胃虛寒的人更應少吃。

梨還有降低血壓、養陰清熱、鎮靜的作用。高血壓、心肺病、肝炎、肝硬化病人出現頭昏目眩、心悸耳鳴時，吃梨大有好處。肝炎病人吃梨能有保肝、助消化、增食欲的作用。但《本草綱目》認為梨的果實「多吃令人寒中萎困，患金瘡、乳婦、血虛者，尤其不可食」。

本草小百科

梨子川貝

材料：梨子1個，川貝粉8克，冰糖適量。

做法：梨子去皮，用刀從上端削蓋狀，再去核，將梨子中間掏空。然後加入川貝粉、冰糖，將梨蓋蓋上，放入碗中，加入適量的水。把碗放入鍋中隔水煨煮即可。

點評：化痰止咳，對呼吸道感染有很好的防治作用。

淡淡桂花香，滋陰清肺良方

本草語錄

釋名：月桂、木樨。

氣味：辛，溫，無毒。（肉桂）甘、辛、大熱，無毒；（牡桂）辛、溫，無毒。

主治：（肉桂）能通利肝、肺氣；（牡桂）能治咳嗽，嘔逆、咽喉阻塞。

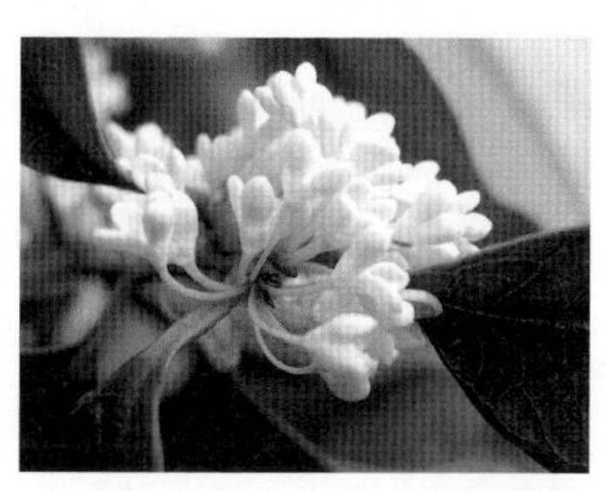

▲桂花

桂花為木樨科木本植物木樨及其變種的花，也稱木樨花。秋季開花時採收，陰乾，揀去雜質，密閉貯藏備用；亦可鮮用。《本草綱目》介紹：「今人所栽岩桂……有鋸齒如枇杷葉而粗澀者，有無鋸齒如梔子葉而光潔者。叢生岩嶺間，謂之岩桂，俗呼木樨。其花有白者，名銀桂，黃者名金桂，紅者名丹桂。……唯花可收茗、浸酒、鹽漬，及作香擦發澤之類。」《陸川本草》也說桂花能「治痰飲喘嗽」。桂花含多種芳香物質，常用為糖漬蜜餞加工食品，亦多以泡茶或浸酒飲用。

中醫認為，桂花性溫味辛，具有散寒破結，化痰止咳的功效，煎湯、泡茶或浸酒內服，可以化痰散淤，對食欲不振、痰飲咳喘、腸風血痢、經閉腹痛有一定療效。但要注意的是，桂花香味濃烈，應少許食用，不宜多服。

本草小百科

桂花百合粥

材料：鮮百合200克、粳米100克、桂花2克，白糖適量。

做法：鮮百合用水洗淨，再用淡鹽水沖洗；粳米洗淨，鍋下水、粳米，煮成粥；再下洗淨的鮮百合、桂花同煮10分鐘，放上白糖溶解即可。

點評：清肺活血，補虛養顏。

潤肺開胃，橘子全身都是寶

本草語錄

氣味：（實）甘、酸、溫，無毒；（黃橘皮）苦、辛、溫，無毒。

主治：（實）甘者潤肺，酸者聚痰；（黃橘皮）可清痰涎，治上氣咳嗽。

《本草綱目》記載，甜的橘子有潤肺的功效，而酸的橘子不僅沒有潤肺的功效，反而加重痰涎的症狀，使肺氣凝滯，不通暢。因此，人們在選擇橘子的時候一定要選擇甘甜的橘子。

不只橘子的果肉能潤肺化痰，橘子的果皮（主要指黃橘皮）也有清痰涎、止上氣咳嗽的功效。此外，青橘皮也能入藥，有順氣、消積食、破淤積、去肝腎等部位各種濕氣的功效。橘子瓣上的筋膜也有治療口渴、吐酒的功效。甚至橘子的核也被用來治療腰痛、膀胱氣痛、腎冷的功效。橘子的葉也能治療胸膈逆氣，使肝氣暢行，消腫散毒。《本草綱目》中就曾記載一個治療肺部炎症、咳膿血的方子：把綠橘子的葉洗淨後，搗絞出一碗汁，服下，吐出膿血就會痊癒。

但要注意的是，橘子含熱量較多，如果一次食用過多就會上火，促發口腔炎、牙周炎等症；過多食用柑橘類水果會引起「橘子病」，出現皮膚變黃等症狀；腸胃功能欠佳者吃太多橘子，容易發生胃糞石的困擾。

本草小百科

橘皮粥：熬大米粥時，在粥燒滾前，放入幾小塊乾淨的橘子皮，等粥煮熟後，不僅芳香可口而且開胃，對胸腹脹滿或咳嗽痰多的人，能有飲食治療的作用。

橘皮湯：在做肉湯或排骨湯時，放幾塊橘子皮，不僅湯味鮮美，而且有一股淡淡的橘子味，並能解油膩的感覺。

橘皮茶：把清洗乾淨的橘子皮切成絲、丁或塊，用時可以單獨用開水沖泡，也可以和茶葉一起飲，不僅味道清香，而且有開胃、通氣、提神的功效。

橘皮酒：把洗淨曬乾的橘子皮適量浸泡在白酒中，大約20天之後就可以飲用。橘子酒有清肺化痰的功效。如果浸泡時間稍長，酒味更佳。

橘皮菜：吃過橘子後，把新鮮的橘皮收集起來，清洗乾淨，在清水中泡2天，然後切成細絲，再用白糖醃20天，就成了非常可口的下酒菜。不僅吃起來甜香爽口，還有解酒的作用。

橘皮果醬：橘皮做果醬，乾鮮均可。先將橘皮用水洗淨，放入鍋中加水煮沸後數分鐘，將水倒出，另加新水再煮沸數分鐘，如此進行3～4次，直到橘皮水苦味不太重時為止。然後用手或布將橘皮擠乾，用刀將橘皮剁成碎末，越碎越好，若能用果汁機細絞一下更好。把剁碎的橘皮重新放入鍋中，根據橘皮的多少加入適量的紅糖、白糖，並加水少許，煮沸後用文火煎熬成稠糊狀，橘皮果醬就做好了。

清肺潤腸，就找甜瓜

本草語錄

釋名：甘瓜、果瓜。

氣味：（仁）甘、寒，無毒。

主治：清肺潤腸，和中止渴。

早在《神農本草經》中，甜瓜蒂就被列為上品之藥。中醫學認為，甜瓜不僅果肉有清熱利尿止渴的作用，甜瓜的種子還具有散結消淤、清肺化淤、潤腸、排膿的功效，在臨床則用於治腹內結聚、咳嗽痰沫、大便不暢等症。

此外，據近代研究發現甜瓜蒂含苦毒素，具有催吐作用，因能刺激胃黏膜引起嘔吐，適量內服可急救食物中毒，而不會被胃腸吸收，故無虛脫及中毒等害處。中醫原為催吐藥，能催吐胸膈痰症、宿食停聚和食物致毒等症。

但甜瓜性寒，因此不宜多吃，以免損耗陽氣。再者，甜瓜水分很多，吃太多在胃裡會沖淡胃液，引起消化不良或腹痛腹瀉。

本草小百科

甜瓜蒂治療黃疸及肝病

《食物中藥與便方》記載：甜瓜蒂可治黃疸及無黃疸型傳染性肝炎、肝硬化病。方法如下：

用甜瓜蒂烘乾或焙乾，研細末，取0.1克，分六份，先用兩份，從兩鼻深深吸入，約40分鐘後，清潔鼻腔後再吸兩份，再隔40分鐘再吸兩份，分三次將0.1克藥量吸完。每隔七日後用同法再做一次，吸完0.4克為一療程。普通一般性肝炎，兩個療程便見效果，肝硬化則需3～5個療程。

需要注意的是，吸藥後常使鼻腔流出大量黃水，吸藥時患者頭須向前傾，讓黃水順利流出，切勿吞嚥，以免引起腹瀉。有時出現頭痛、畏寒發熱等類似感冒症狀，肝脾疼痛加劇，不過大多一天左右症狀可自然消失。如治慢性肥厚性鼻炎可用瓜蒂末，吹噴鼻中患處，一日2～3次。

第四章 養腎方：本草養身，天天「腎」氣淩人

助腎強腰膝，肉蓯蓉來幫你

本草語錄

釋名：肉鬆容、黑司令。

氣味：甘、微溫，無毒。

主治：有滋五臟、生肌肉、暖腰膝之效，用於男子陽衰不育、遺精遺尿；女子陰衰不育，帶下陰痛。

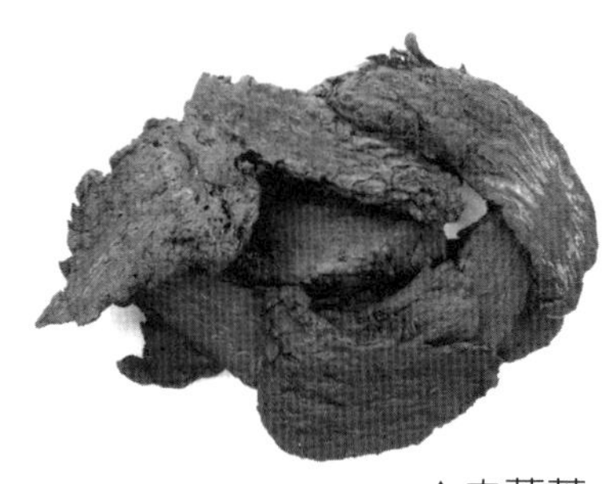

▲肉蓯蓉

肉蓯蓉素有「沙漠人參」之美譽，具有極高的藥用價值，是傳統的名貴中藥材，也是歷代補腎壯陽類處方中使用頻度最高的補益藥物之一。

中醫認為，肉蓯蓉性味甘、鹹，溫，歸入腎、大腸經，有補腎陽、益精血、潤腸通便的功效，臨床用於治療陽痿、不孕、腰膝酸軟、筋骨無力、腸燥便秘等病症。《本草綱目》也認為肉蓯蓉是一味補益腎陽的上品。《日華子本草》也記載肉蓯蓉「治男絕陽不興，女絕陰不產，潤五臟，長肌肉，暖腰膝，男子泄精，尿血，遺瀝，帶下陰痛。」《本草經疏》則稱讚「肉蓯蓉，滋腎補精血之要藥」。

本草小百科

肉蓯蓉的妙用

肉蓯蓉泡酒飲用，具有良好的補腎壯陽功效，下面介紹三種肉蓯蓉為主的藥酒：

肉蓯蓉酒：肉蓯蓉200克，放入3公升白酒內浸泡7－15日後，每日飲用10－30cc。

肉蓯蓉枸杞酒：肉蓯蓉200克、鎖陽100克、天麻30克、枸杞子50克，放入3公升白酒內浸泡7－15日後，每日飲用10－30cc。

肉蓯蓉菟絲酒：肉蓯蓉30克、菟絲子20克，放入500cc白酒內浸泡後飲用。藥酒飲用完，可繼續加入白酒浸泡。

益腎防白髮，一天一杯牛膝泡酒

本草語錄

釋名：牛莖、百倍、山莧菜、對節菜。

氣味：（根）苦、酸、平，無毒。

主治：治療陽痿，補腎，助運十二經脈。

中醫認為，牛膝性味苦甘酸平，具有活血通經，補肝腎，強筋骨，利尿通淋，引血（火）下行之功效，常用於治療淤血阻滯的經閉、痛經、月經不調、產後腹痛等婦科病；跌打損傷，腎虛之腰膝酸痛、下肢無力，尿

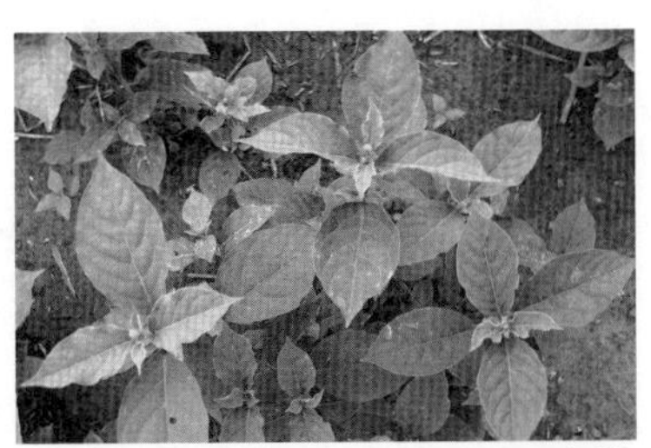

▲牛膝

血，小便不利，尿道澀痛以及火熱上炎引起的頭痛、眩暈、吐血、衄血等證。

在牛膝的眾多功效中，較為突出的是牛膝益腎壯陽的功效。《本草備要》認為牛膝「酒蒸則益肝腎，強筋骨，治腰膝骨痛，足痿筋攣，陰痿失溺」。《本草綱目》也說：「牛膝所主之病，大抵得酒則能補肝腎，生用則能去惡血，二者而已。其治腰膝骨痛、足痿、陰消、失溺、久瘧、傷中少氣諸病，非取其補肝腎之功歟。其治症瘕、心腹諸痛、癰腫惡瘡、金瘡折傷、喉齒淋痛、尿血、經候胎產諸病，非取其去惡血之功歟。」

本草小百科

牛膝絲瓜湯

材料：絲瓜300克，牛膝20克，瘦豬肉50克，玉米粉25克，雞蛋100克，雞蛋清30克，料酒10克，醬油6克，薑5克，蔥10克，鹽2克，植物油25克。

做法：將牛膝去雜質，潤透後切成3公分長段。絲瓜洗淨後去皮，切成3公分見方片，薑切成絲，蔥切成段。豬肉洗淨，切成3公分見方片；然後打入雞蛋清，放入玉米粉、醬油、料酒抓勻。

將炒鍋置大火上燒熱，加入素油，待油燒至六成熱時，下入薑絲、蔥段爆香；加入1800cc清水，置大火上燒沸，然後放入絲瓜、肉片、牛膝煮熟，加入鹽、雞精調味即成。

點評：具有補肝腎、清熱化痰、降低血壓之功效，適於熱病煩渴、高血壓等症患者食用。

補腎暖腸，還是白豆棒

本草語錄

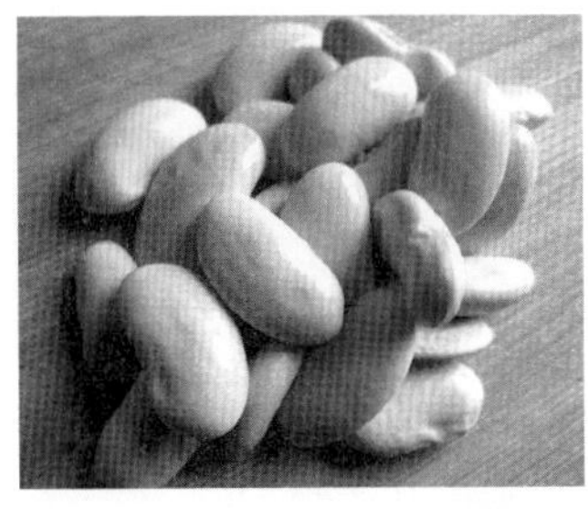
▲白豆

釋名：飯豆、眉豆、白目豆。

氣味：甘、平，無毒。

主治：補五臟，調中，助十二經脈。暖腸胃，殺鬼氣，腎之穀，腎病宜食之。

白豆又叫飯豆，有大白豆和小白豆之分，它的嫩苗可以當菜吃。明代《食物本草》說「白豆即飯豆也，粥飯皆可拌食」，但亦可煎湯或煮食。《本草綱目》認為，白豆味甘，性平，無毒，入脾胃二經，也就是說，白豆具有較好的補腎功效，患腎病者應多吃。

本草小百科

白豆燉豬蹄

材料：白豆100克，豬蹄一隻（500克左右），花椒數顆。

做法：將白豆在溫水裡泡一下，燉的時候才容易軟。將豬蹄切成塊，洗淨，備用。

在高壓鍋裡加清水放入豬蹄，煮開後去浮泡，然後再放入泡了一會兒熱水的大白豆，加幾顆花椒蓋上高壓鍋蓋子上閥。冒氣後，開小火燜30分鐘即可。

點評：白豆補腎，豬蹄填腎精，健腰腿，二者同食增強了補腎功效。

豇豆，補益腎陽的良藥

本草語錄

釋名：羊角、豆角、角豆、飯豆、腰豆、長豆、裙帶豆、漿豆、江豆。

氣味：甘、鹹、平，無毒。

主治：理中益氣，補腎健胃，和五臟。

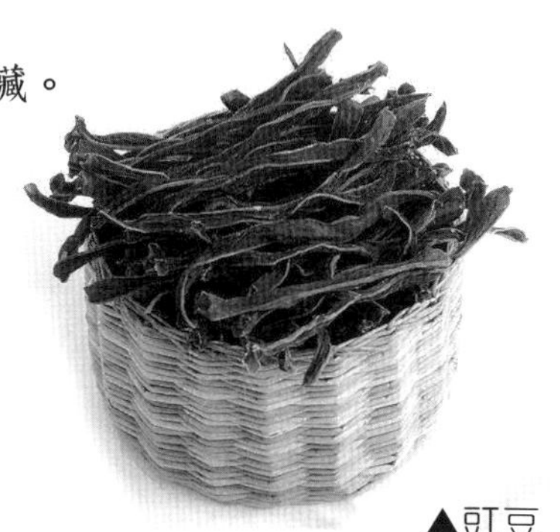
▲豇豆

豇豆性甘，味平，無毒，歸入脾、腎經。《本草綱目》認為豇豆有「理中益氣，補腎健胃，和五臟，調營衛，生精髓」的功效，還在書中收錄了一個補充腎氣的方法：每天空腹吃煮熟的豇豆，吃的時候加上少量的食鹽。《醫林纂要》也認為豇豆「補心瀉腎，滲水，利小便，降濁升清。」《四川中藥志》也記載豇豆的功效為：「滋陰補腎，健脾胃，消食。治食積腹脹，白帶，白濁及腎虛遺精。」由此可知，在中醫學看來，豇豆是一味補益腎陽的良藥。

本草小百科

蝦皮拌豇豆

材料：嫩豇豆200克，蝦皮50克，紅辣椒1個、黃辣椒1個、香蔥1棵、生薑1小塊，香油2小匙、香醋1小匙、精鹽1小匙、味精1/2小匙。

做法：把豇豆洗淨切段，用沸水焯透，瀝乾水分裝盤；蔥、薑洗淨切末；紅、黃辣椒切絲；蝦皮洗淨，瀝乾水分，放在豇豆上，再放上蔥、薑、調料拌勻，淋香油即成。

點評：豇豆與蝦都有補益腎陽的功效。

腎臟虛熱，吃點豬腎

本草語錄

釋名：豬腰子。

氣味：甘、鹹、平，無毒。

主治：豬腎性寒，不能補命門精氣，方藥所用，借其引導而已。

中醫認為，豬腎具有補腎氣、利水的作用。李時珍在《本草綱目》中記載「豬腎性寒，不能補命門精氣，方藥所用，借其引導而已。」也就是說，豬腎可作為食療輔助品來治療腎虛。比如，《本草綱目》中記載：「腰腳無力。取風乾的生栗，每晨吃十多粒，再吃豬腎煮粥，必漸轉健。」

此外，《本草權度》也記載：將豬腎以椒、鹽醃去腥水，入杜仲末10克，用荷葉包煨食之，可治腎虛腰痛。《瀕湖集簡方》認為將豬腎摻入骨碎補末，煨熟食，可治腎虛久瀉。

本草小百科

豬腎粳米粥

材料：豬腎100克，粳米100克。

做法：將粳米淘洗乾淨備用。將豬腎剖開，挖去白色筋膜和臊腺，清洗乾淨，放入鍋內，加入清水，煮沸成湯。

將粳米倒入豬腎湯內，先用大火煮沸，再用文火煎熬20～30分鐘，以米熟爛為度。也可酌加少量食鹽、味精、生薑等調味品。供早晚餐食用。

點評：補腎益氣，澀精止遺。用於治療腎氣虛弱、陽痿、早洩、遺精、腰膝酸軟等症。

滋陰養腎，選擇鴨肉這個「好醫生」

本草語錄

氣味：甘、鹹、寒，無毒。

主治：填骨髓、長肌肉、生津血、補五臟。

在中醫看來，鴨子吃的食物多為水生物，故其肉性味甘、寒，入肺胃腎經，有滋補、養胃、補腎、除癆熱骨蒸、消水腫、止熱痢、止咳化痰等作用。《本草綱目》記載：鴨肉「主大補虛勞，最消毒熱，利小便，除水腫，消脹滿，利臟腑，退瘡腫，定驚癇。」

當人們出現肝腎陰虛、頭暈目眩、耳鳴健忘、腰膝酸軟、五心煩熱、盜汗遺精、小便赤熱等症狀時，不妨食用鴨肉。

本草小百科

鴨肉海參湯

材料：鴨肉200克，海參50克，食鹽、味精各適量。

做法：將鴨以清水漂洗兩次，取鴨肉切片；海參泡發脹透，切片。鴨肉和海參一併放在砂鍋內，加適量清水，先用武火煮沸，再用文火燉煮2小時左右，注意加水，防止燒乾。待鴨肉熟爛後停火，加食鹽和味精調味，當點心或佐餐食用。

點評：鴨肉性涼，脾胃陰虛、經常腹瀉者忌用。此外，鴨肉不能與龜、鱉同食。

最常見的豬肉也能補益腎氣

本草語錄

釋名：豚肉。

氣味：（皮甗）辛、酸、無毒。

主治：潤腸胃，生精液，豐肌體，澤皮膚。

豬肉，也稱豚肉，味甘、鹹，微寒，無毒，歸入脾、腎經，具有滋養臟腑，滑潤肌膚，補中益氣的功效。李時珍認為，豬肉「其味雋永，食之潤腸胃，生精液，豐肌體，澤皮膚，固其所也。」《隨息居飲食譜》指出，豬肉「補腎液，充胃汁，滋肝陰，潤肌膚，利二便，止消渴」，明確指出了豬肉可補益腎陽的作用。

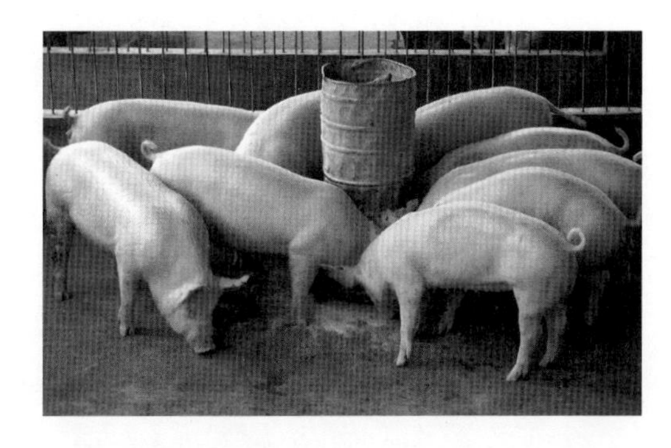

現代醫學證實，豬肉含有豐富的蛋白質及脂肪、碳水化合物、鈣、磷、鐵等成分，凡病後體弱、產後血虛、面黃羸瘦者，皆可用之

作營養滋補之品。

但要注意，入藥的豬肉多為瘦豬肉，而且豬肉不宜多食，肥肉尤其如此。多食則助熱，使人體脂肪蓄積，身體肥胖，或血脂升高，以致動脈粥樣硬化，產生冠心病、高血壓等。正如李時珍所說：「唯多食，則助熱生痰、動風作濕，傷風寒及病初癒人為大忌耳。」

本草小百科

豬肉烹飪得宜可成「長壽之藥」

據報導，日本琉球大學教授調查發現，豬肉如果調煮得宜，它亦可成為「長壽之藥」。某地八十歲以上的長壽老人幾乎每天都吃豬肉，主要由於烹調方法不同，豬肉煮的時間都很長，先將豬肉煮兩三個小時後，再加入海帶或蘿蔔又煮一小時，做成一種湯菜食用。經過化驗分析，豬肉經長時間燉煮後，脂肪會減少30～50%，不飽和脂肪酸增加，而膽固醇含量大大降低。

第五章 養脾方：本草妙養護，脾胃不失常

利水健脾薏苡仁，藥食兼可用

本草語錄

釋名：解蠡、芑實、䕡米、回回米、薏珠子。

氣味：（仁、根）甘、微寒，無毒。

主治：健脾益胃，補肺清熱、祛風勝濕，養顏駐容、輕身延年。

薏苡仁又名薏仁，《本草綱目》記載，薏苡仁具有利水滲濕、健脾止瀉、除痹排膿等功效，常用於久病體虛及病後恢復期，是老人兒童很好的藥用食物。而薏苡仁的其他功效如下：

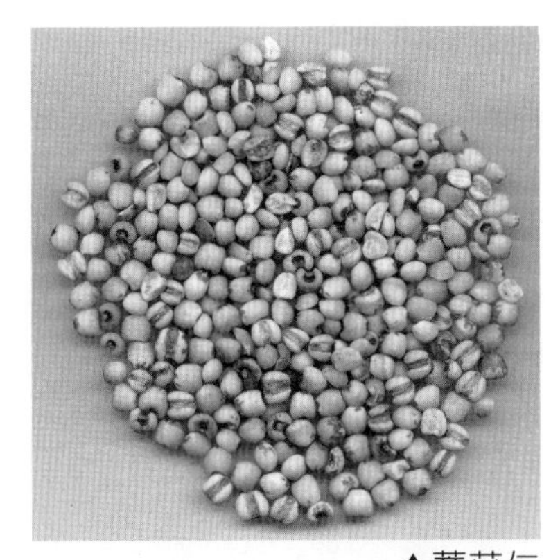

▲薏苡仁

1.減肥：薏仁是五穀類中纖維質最高的，低脂、低熱量，是減肥的最佳主食。它還含有豐富的蛋白質、油脂、維生素、礦物質和糖類。有美白、除斑功能，對下半身水腫的人尤具療效。

2.美白肌膚：薏仁因富含蛋白

質，可以協助消除斑點，使肌膚較白皙，若長期飲用，還可以達到滋潤肌膚的功效。

3.降血脂：因為薏仁含有豐富的水溶性纖維，可以吸附膽鹽（負責消化脂肪），使腸道對脂肪的吸收率變差，進而降低血脂肪、降血糖。

4.預防心血管疾病：若每天食用50～100克薏仁，可以降低血中膽固醇以及三酸甘油酯，並可預防高脂血症、高血壓、中風、心血管疾病以及心臟病。

5.促進新陳代謝：薏仁可以促進體內血液和水分的新陳代謝，有利尿、消水腫等作用，並可幫助排便，所以可以幫助減輕體重。

6.預防癌症：現代科學證實，薏仁內含的薏苡脂有阻止癌細胞生長及傷害作用。

本草小百科

百合薏米粥

材料：薏苡仁50克，百合15克，蜂蜜適量。

做法：將薏苡仁、百合洗淨，放入鍋中，加水適量，煮至薏米熱爛，加入蜂蜜調勻，出鍋即成。

點評：此粥甜香熱糯，略有清香味，常吃可健脾益胃，澤膚祛斑，可用於治療婦女面部雀斑、痤瘡、濕疹等症，對青春少女美容有益。

苜蓿不好吃，卻能安中調脾胃

本草語錄

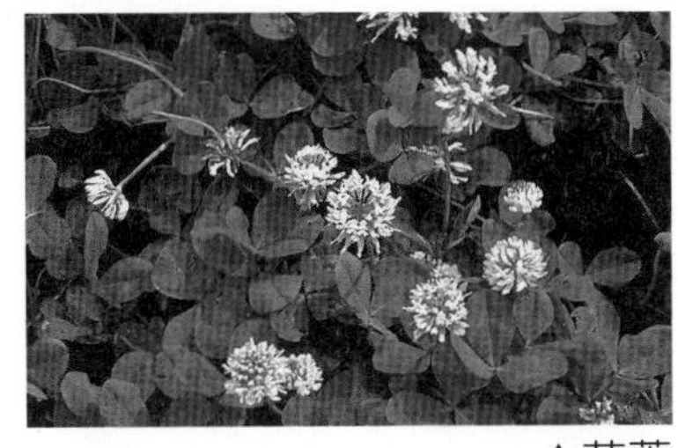
▲苜蓿

釋名：木粟、光風草。

氣味：苦澀、平，無毒。

主治：利五臟，輕身健人，可洗去脾胃間邪熱氣。

苜蓿是苜蓿屬植物的通稱，俗稱「三葉草」，分為南苜蓿和紫苜蓿兩類，南苜蓿又叫牧宿、光風草、連枝草；紫苜蓿又叫紫花苜蓿、金花菜、黃花菜、母齊頭等。紫苜蓿分佈很廣，中國大部分地區均有栽培；南苜蓿則分佈於中國中、南部，長江下游等地。夏、秋季採收，洗淨鮮用，或曬乾用。

中醫認為，苜蓿性平，味苦澀，歸入脾、胃、腎經，有清脾胃、清濕熱、利尿、消腫的功效。《本草綱目》上也記載苜蓿能「利五臟，輕身健人，可洗去脾胃間邪熱氣。」《中華本草》也認為苜蓿「利大小腸，安中，和胃，舒筋活絡」。

本草小百科

鮮苜蓿汁

材料：鮮南苜蓿90～150克，蜂蜜適量。

做法：將鮮南苜蓿搗爛，絞取汁液服。可加適量蜂蜜調味。

點評：鮮苜蓿有較好的清熱利尿功效。用於濕熱小便不利，或石淋、尿澀、小便淋瀝作痛。現用於尿路結石。

助脾氣、利大腸，當選「脾之果」——甘蔗

本草語錄

釋名：竿蔗、遮。

氣味：（蔗）甘、平，無毒。

主治：蔗，脾之果也，其漿甘寒，能瀉火熱。

中醫認為，甘蔗性平，入肺、胃二經，有清熱下氣、助脾健胃、利大小腸、止渴消痰、除煩解酒之功效，甘蔗可治療因熱病引起的傷津，心煩口渴，反胃嘔吐，肺燥引發的咳嗽氣喘。引外，甘蔗還可以通便解結，飲其汁還可緩解酒精中毒。《本草綱目》列舉了以下幾個方子：

1.發熱口乾、小便赤澀。取甘蔗去皮，嚼汁嚥下。飲漿亦可。

2.反胃吐食。用甘蔗汁七升、生薑汁一升，和勻，每日細細飲服。

3.乾嘔不息。用甘蔗汁溫服半升，每日三次。加薑汁更好。

4.虛熱咳嗽，口乾涕唾。用甘蔗汁和青粱米一起煮粥吃。每日二次。極潤心肺。

但要注意的是，甘蔗不宜多吃，《本草匯言》記載，甘蔗「多食久食，善發濕火，為痰、脹、嘔、嗽之疾」，也就是說，患有胃寒、嘔吐、便泄、咳嗽、痰多等症的病人，應暫時不吃或少吃甘蔗，以免加重病情。

本草小百科

甘蔗生薑汁

材料：甘蔗500克，生薑30克。

做法：甘蔗和生薑分別切碎，略搗絞汁，和勻服用，或煎熱服。可分3～4次服。

點評：源於《梅師集驗方》。本方用蔗汁益胃和中，生薑下氣止嘔。蔗汁雖寒，薑汁雖溫，但合用則性較平和。用於陰液不足，胃氣上逆，反胃嘔吐，或噎膈飲食不下。

丁香溫脾胃，氣血旺者不能服

本草語錄

釋名：丁子香、雞舌香。

氣味：辛、溫，無毒。

主治：能溫脾胃，止霍亂腹脹、風毒癰腫、牙齒朽爛，能發諸香。

《本草綱目拾遺》中記載丁香「味甘辛，性大熱」，入胃、腎二經，有暖胃，溫腎功效，主治胃寒痛脹、呃逆、吐瀉、痹痛、疝痛、口臭、牙痛等症。可內服：以少許滴入湯劑中或和酒飲；也可外用：塗擦患處。

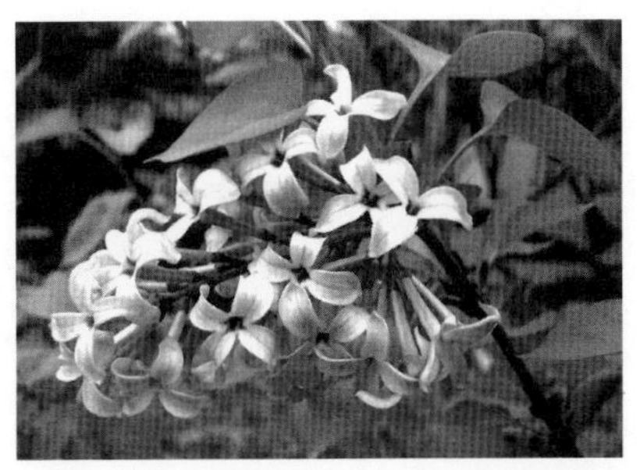

▲丁香

現代醫學證實，丁香為芳香健胃劑，可緩解腹部氣脹、增強消化能力、減輕噁心嘔吐。5%丁香油酚乳劑可使胃黏液分泌顯著增加，而酸度則不增強；丁香水浸液灌胃，可使胃酸排出量和胃蛋白酶活力顯著增加。

還有，熱病及陰虛內熱者忌服丁香。《本草經疏》就曾記載：「一切有火熱症者忌之，非屬虛寒，概勿施用。」

本草小百科

丁香酸梅湯

材料：烏梅100克，山楂20克，陳皮10克，桂皮30克，丁香5克，白砂糖500克。

做法：將烏梅、山楂擇洗淨後，逐個拍破，同陳皮、桂皮、丁香一道裝入紗布袋中紮口。

鍋置火上，加水5500cc，把藥包放入水中，用武火燒沸，再轉小火熬約30分鐘，取出藥包、靜置15分鐘，濾出湯汁，加白砂糖溶化即成。可作飲料隨服。

點評：本方用烏梅、山楂生津消食，用陳皮、肉桂、丁香行氣溫中，白糖調味。使斂中有散，酸中有甜，用於暑熱傷津之口渴、心煩、暑夾寒濕之口渴、食少、脘痞、吐瀉傷津等症。可作腸炎、痢疾患者之飲料。

脾臟虛空，金櫻子來支援

本草語錄

釋名：刺梨子、山石榴、山雞頭子。

氣味：酸、澀、平，無毒。

主治：脾瀉下痢、止小便利、澀精氣久服，令人耐寒輕身，補血益精有奇效。

金櫻子，又叫刺榆子、刺梨子、金罌子、山石榴、山雞頭子、糖鶯子、糖罐、糖果、蜂糖罐、檳榔果等。其果實酸甜可食，並可以熬糖或釀酒；根、葉、花、果均供藥用。果實入藥，有利尿、補腎作用；葉有解毒消腫作用；根藥用，能活血散淤、拔毒收斂、祛風驅濕。

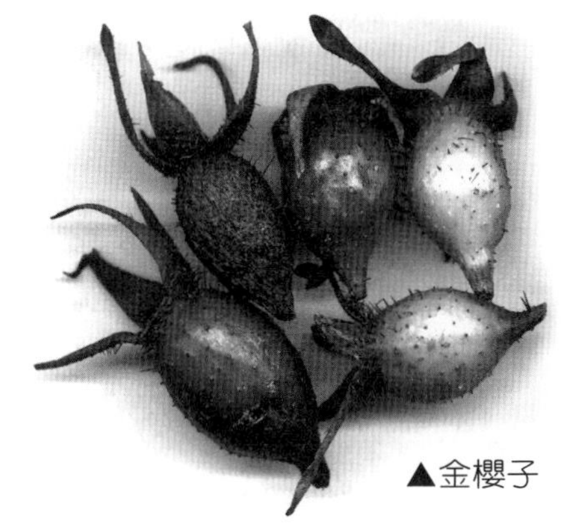
▲金櫻子

中醫認為，金櫻子味酸、甘、澀，性平，歸入腎、膀胱、大腸經，有固精縮尿，澀腸止瀉的功效，用於遺精滑精、遺尿尿頻、崩漏帶下、久瀉久痢等症。

本草小百科

水陸二仙丹

材料：金櫻子120克，芡實100克。

做法：將金櫻子加水適量，以小火煎熬成膏；再用芡實研末，和金櫻子膏作為丸劑。每次6克，以酒或溫開水送下。

點評：源於《洪氏集驗方》。本方以金櫻子固腎澀精，芡實補脾止帶，用於腎虛或脾腎兩虛，遺精，白濁，婦女帶下。

安中益氣、補脾胃，牛肉立大功

本草語錄

氣味：甘、溫，無毒。

主治：安中益氣、養脾胃，補虛壯健、強筋骨，消水腫、除濕氣。

牛肉是僅次於豬肉的第二大肉類食品，其營養豐富，所含蛋白質比豬肉高一倍，且含脂肪、膽固醇低，維生素含量高，並含有人體所需的12種氨基酸，因此，牛肉很適宜肥胖者、高血壓、冠心病、血管硬化和糖尿病人食用，是滋養強壯的補品，享有「肉中驕子」的美稱。

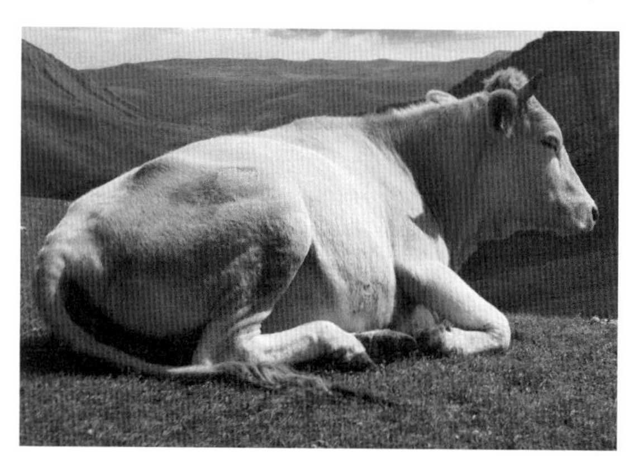

《本草綱目》中記載，牛肉性溫，味甘，具有益筋骨、增體力，暖中補氣，補腎壯陽，健脾補胃，滋養禦寒之功效，主治筋骨不健、脾胃虛弱、水腫脹滿、腰膝乏力等症。寒冬食

牛肉有溫中暖胃的作用，實為冬季補益食療佳品。

本草小百科

馬鈴薯燒牛肉

材料：牛肉300克，馬鈴薯150克，洋蔥25克，蔥花、紹酒、精鹽、白糖、醬油、味精、植物油各適量。

做法：牛肉洗淨切塊，汆水；馬鈴薯去皮切塊，焯水；洋蔥剝皮洗淨，切絲。

鍋上火放油燒熱，倒入洋蔥絲煸香，放入牛肉塊煸炒，烹入紹酒、醬油、清水大火燒沸，轉小火燜至七成熟，倒入馬鈴薯繼續燜至牛肉酥爛，加精鹽、白糖、味精燒入味，撒上蔥花即可。

點評：調養脾胃。

第六章 養腸胃方：本草護腸胃，七分養三分治

紅薯，排毒養胃「土人蔘」

本草語錄

釋名：番薯、甘薯、山芋、地瓜、紅苕、線苕、白薯、金薯、甜薯、朱薯、枕薯。

氣味：甘、平，無毒。

主治：補虛乏、益氣力、健脾胃、強腎陰。功同薯蕷。

紅薯，通常我們叫地瓜，它味道甜美、營養豐富，又易於消化，可供給大量的熱量，有的地區還將它作為主食。此外，它還有著「土人蔘」的美譽。

《本草綱目》中說紅薯「性平，味甘，補虛益氣、健脾強腎、補胃養心」，因此，紅薯適宜脾胃氣虛、營養不良、習慣性便秘、慢性肝病和腎病及癌症等患者食用，但胃腸疾病及糖尿病等患者忌食紅薯。另外，紅薯含有氣化酶，吃後有時會有燒心、吐酸水、肚脹排氣等症狀出現，但只要一次別吃得過多，而且和米、麵搭配著吃，並配以鹹菜或喝點菜湯即可避免。食用涼的紅薯也可致上腹部不適。

紅薯中含有大量膠原和黏多糖物質，不但有保持人體動脈血管彈

性和關節腔潤滑的作用，且可預防血管系統的脂肪沉積，防止動脈粥樣硬化，減少皮下脂肪。此外，紅薯含大量膳食纖維，能刺激腸道，增強腸道蠕動，通便排毒，有利減肥。

本草小百科

黃油煎紅薯

材料：紅薯500克，黃油50克，蜂蜜50克，熟芝麻15克。

做法：將紅薯洗淨去皮，入開水中煮軟撈出，瀝去水分，切成圓片待用。

在平底鍋內放上適量黃油，熔化後，下入切好的紅薯片，煎至兩面發黃為止。盛出後放入盤中，澆上蜂蜜，撒上熟芝麻即成。

點評：補虛益氣、通便。

利腸胃排泄，吃點蠶豆

本草語錄

釋名：胡豆。

氣味：甘、微辛、平，無毒。

主治：利胃，和臟腑。

蠶豆，又稱胡豆、佛豆、胡豆、川豆、倭豆、羅漢豆，相傳為西漢張騫自西域引入。蠶豆既是糧食，又是小菜；既是零食，又是補品。蠶豆的花、果莢、種殼、種子及葉均可入藥，有止血、利尿、解毒、消腫的功用。李時珍在《本草綱目》中提到蠶豆「利胃，和臟腑」，由此可知，蠶豆也是一味開胃順腸的良藥。

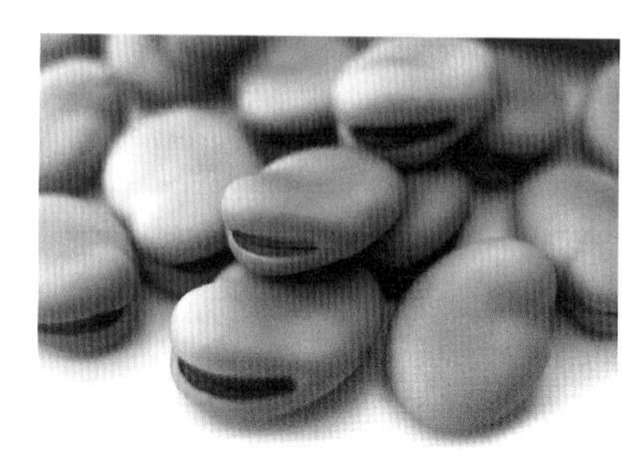
▲蠶豆

現代醫學證實，蠶豆中含有調節大腦和神經組織的重要成分鈣、鋅、錳、磷脂等，並含有豐富的膽石鹼，有增強記憶力的健腦作用。蠶豆中的鈣，有利於骨骼對鈣的吸收與鈣化，能促進人體骨骼的生長發育。蠶豆中的蛋白質含量豐富，且不含膽固醇，可以提高食品營養價值，預防心血管疾病。

本草小百科

蠶豆鯽魚粥

材料：蠶豆90克，鯽魚150克，茯苓30克，大米30克，白皮大蒜30克，薑3克，鹽3克，植物油20克。

做法：將鯽魚去鱗、鰓及內臟，洗淨。起油鍋，放下鯽魚，煎香鏟起。

蠶豆、茯苓、生薑、大米洗淨。把全部用料一齊放入瓦鍋內，武火煮沸後，文火煮一小時，再放入大蒜，煮十分鐘，調味即可。

點評：健脾和胃、利水消腫。

增強腸道功能，多吃涼拌馬齒莧

本草語錄

釋名：馬莧、五行草、五方草、長命菜、九頭獅子草。

氣味：（菜）酸、寒，無毒。

主治：散血消腫，利腸滑胎，解毒通淋。

馬齒莧，也叫馬莧，五行草，長命菜，五方草，瓜子菜，麻繩菜，馬齒菜，酸菜等。全草可供入藥，中醫認為，馬齒莧性寒，味甘酸；入心、肝、脾、大腸經，有清熱利濕、解毒消腫、消炎、止渴、利尿作用，其種子可明目。《滇南本草》認為馬齒莧「益氣，清暑熱，寬中下氣。滑腸，消積滯，殺蟲，疔瘡紅腫疼痛」，肯定了馬齒莧作為腸胃補藥的功效。

現代醫學證實，馬齒莧含有豐富的SL3脂肪酸及維生素A樣物質。SL3脂肪酸是形成細胞膜，尤其是腦細胞膜與眼細胞膜所必需的物質；維生素A樣物質能維持上皮組織，如皮膚、角膜及結合膜的正常機能，參與視紫質的合成，增強視網膜感光性能，也參與體內許多氧化過程。

但要注意的是，馬齒莧為寒涼之品，脾胃虛弱、大便泄瀉及孕婦忌食；並忌與胡椒、蕨粉、鱉甲同食。

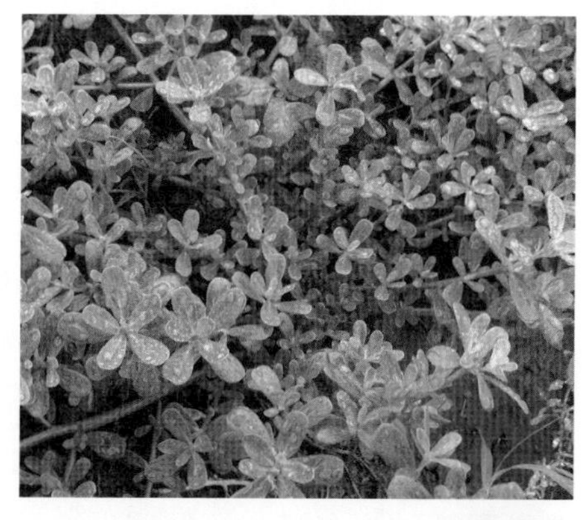

▲馬齒莧

本草小百科

馬齒莧炒雞蛋

材料：馬齒莧60克，雞蛋4個，精鹽、料酒、花生油、醬油、味精各適量。

做法：將馬齒莧用溫水泡10分鐘，摘去根、老黃葉片，清水洗淨，切成段備用。把雞蛋打散，加入馬齒莧調勻，加精鹽、料酒、醬油、味精調味。炒鍋加花生油燒熱，將馬齒莧和雞蛋倒入鍋內炒熟，趁熱佐餐食用。

點評：該品有清熱解毒、止瀉痢、除腸垢、益氣補虛功效，適用於治療久痢。

茴香，去胃部冷氣、順腸氣

本草語錄

釋名：茴香、八角珠。

氣味：（子）辛、平，無毒。

主治：治膀胱、胃間寒氣及育腸氣，調中，止痛、嘔吐。

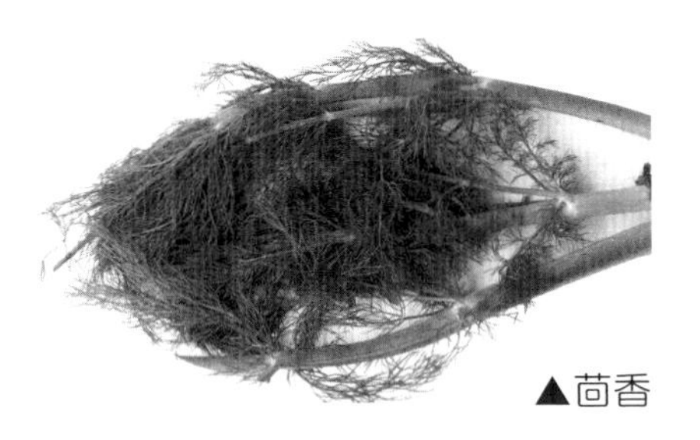

▲茴香

中醫認為，茴香性溫，味辛，歸入肝、腎、脾、胃經，具有溫肝腎，暖胃氣、散塞結，散寒止痛，理氣和胃的作用，是常用的健胃、散寒、行氣、止痛藥。《本草綱目》也肯定了茴香健胃的功效。

茴香之所以能健胃，是因為茴香所含的主要成分是茴香油，能刺激胃腸神經血管，促進消化液分泌，增加胃腸蠕動，排除積存的氣體，所以有健胃、行氣的功效；有時胃腸蠕動在興奮後又會降低，因而有助於緩解痙攣、減輕疼痛。

本草小百科

茴香蠶豆

材料：蠶豆500克，鹽7克，茴香6克，桂皮6克。

做法：將蠶豆放清水盆中泡4小時以上（最好泡一夜），見豆漲發，取出瀝水。

鍋架火上，加入清水1000cc，下入蠶豆，旺火燒開，不斷攪動，沸煮15分鐘，一次放入茴香、桂皮和鹽，攪勻，燒開改用中小火燜煮1～1.5小時，煮至豆酥入味為止。

如發現水乾，部分蠶豆未酥時，可以加適量水續煮，至全部酥透，撈出食用。

點評：酥軟清鮮，香味濃厚，健胃消食。

腸胃有惡氣，吃點柚子

本草語錄

釋名：條、壺柑、臭橙、朱欒。

氣味：酸、寒，無毒。

主治：消食，解酒毒，治飲酒之人口氣，去腸胃中惡氣。

柚子，又稱文旦、象皮果、泡果，屬芸香科植物，果大皮厚肉多，肉可生食，屬南方地區的水果。它味道酸甜，略帶苦味，含有豐富的維生素C及其他多種營養素，是醫學界公認具食療效益的水果。

《本草綱目》中記載，柚子味甘酸、性寒，具有理氣化痰、潤肺清腸、補血健脾的功效，能治食少、口淡、消化不良等症，也能幫助消化、除痰止渴、理氣散結。柚子還可促進傷口癒合，對敗血病等有良好的輔助療效。

本草小百科

柚梨汁

材料：柚子2個、梨子1個。

做法：將柚子去皮和膜，取出果肉備用。梨子洗淨後削皮去心，然後切成塊。將梨子和柚子果肉一起放入果汁機，加入適量的水榨汁即可。

點評：去火涼血，健胃消食。

滌腸胃、除惡氣，就找楊梅果

本草語錄

釋名：樹梅、珠紅。

氣味：（實）酸、甘、溫，無毒。

主治：生津、止渴、調五臟、滌腸胃、除煩憒惡氣。

楊梅果酸、甘，平，有生津止渴的功效，適用於口乾、食欲不振等症。唐代著名醫學家孟詵認為楊梅有「和五藏，能滌腸胃，除煩憒惡氣，亦能治痢」的作用，《開寶本草》記載了楊梅「主去痰，止嘔

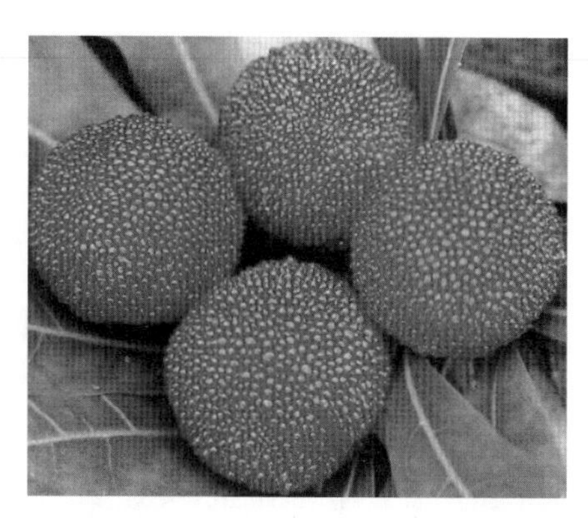
▲楊梅

噦，消食下酒」的功效。這些在《本草綱目》中都有記載。

現代醫學證實，楊梅營養價值高，是天然的綠色保健食品。據測定：優質楊梅果肉的含糖量為12～13%，含酸量為0.5～1.1%，富含纖維素、礦質元素、維生素和一定量的蛋白質、脂肪、果膠及8種對人體有益的氨基酸，其果實中鈣、磷、鐵含量要高出其他水果10多倍。因此，腸胃不暢的人可吃點楊梅，既順腸胃又補充身體所需營養。

本草小百科

楊梅酒

材料：鮮楊梅500克，白糖80克。

做法：將楊梅洗淨，加白糖共裝入瓷罐中搗爛，加蓋（不密封，稍留空隙），約7～10天，自然發酵成酒。再用紗布絞汁，即成約12度的楊梅露酒，然後倒入鍋內煮沸，待冷裝瓶，密封保存，時間越久越佳。

點評：預防中暑，普通以及病毒性腹瀉。

開胃止瀉，求助無花果

本草語錄

釋名：映日果、優曇鉢、阿馹。

氣味：（實）甘、平、無毒。

主治：開胃，止瀉痢，治五痔、咽喉痛。

其實，無花果並不是沒有花，而是它花太小，以至於人們常常看不到，因此稱其為「無花果」。入藥的無花果是在夏秋季摘取未成熟青色聚花果，放於沸水內燙過，立即撈起，曬乾或烘乾。

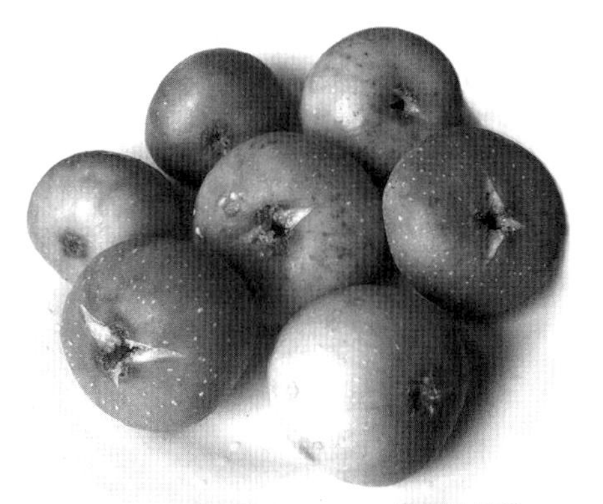

▲無花果

中醫認為，無花果性平，味甘，果實有潤肺止咳、清熱潤腸的功效，用於咳喘、咽喉腫痛、便秘、痔瘡等症。根、葉也有治療腸炎、腹瀉的作用；外用還能治癰腫。

現代醫學證實，無花果之所以具有開胃止瀉的功效，原因在於無花果富含食物纖維，其中的果膠和半纖維素吸水膨脹後能吸附多種化學物質，使腸道內各種有害物質被吸附排出，淨化腸道，促進有益菌類在腸道的繁殖，有抑制血糖上升，維持正常膽固醇含量，排除致癌物質的作用。

本草小百科

無花果茶

材料：無花果30克，白糖適量。

做法：無花果切碎，炒至半焦。每次10克，加白糖適量，用沸水沖泡，代茶飲。

點評：能健脾胃、助消化。用於脾胃虛弱，消化不良，飲食減少，便溏腹瀉等。

吃點黃花魚，開胃又益氣

本草語錄

釋名：石頭魚、江魚、黃花魚。乾者名想魚、白鯗。

氣味：（肉）甘、平，無毒。

主治：開胃益氣。

黃花魚又名黃魚，生於東海中，魚頭中有兩顆堅硬的石頭，叫魚腦石，故又名石首魚。黃花魚分為大黃魚和小黃魚，大黃魚也叫大先、金龍、黃瓜魚、紅瓜、黃金龍、桂花黃魚、大王魚、大黃鯗，肉肥厚但略嫌粗老；小黃魚也叫梅子、梅魚、小王魚、小先、小春魚、小黃瓜魚、厚鱗仔、花魚，肉嫩味鮮但刺稍多。

黃花魚含有豐富的蛋白質、微量元素和維生素，對人體有很好的補益作用，對體質虛弱的人和中老年人來說，食用黃花魚有很好的食療效果。黃花魚含有豐富的微量元素硒，有助清除人體代謝產生的自由基，能延緩衰老，並對各種癌症有防治功效。

中醫認為，黃花魚味甘，性平，有健脾升胃、安神止痢、益氣填精之功效，對貧血、失眠、頭暈、食欲不振及婦女產後體虛有良好療效。《本草綱目》記載黃花魚「甘平無毒，合蓴菜作羹，開胃益氣。晾乾稱為白鯗，炙食能治暴下痢，及卒腹脹不消，鮮者不及」，就是說黃花魚有開胃益氣的功效。此外，魚腹中的白色魚鰾可作魚膠，有止血之效，能防止出血性紫癜。

本草小百科

蓴菜黃魚羹

材料：蓴菜15克，黃花魚500克（或黃魚鯗250克），料酒、精鹽、醬油、白糖、蔥段、薑片、蒜茸、玉米粉、麻油、豬油適量。

做法：將黃魚洗淨，蓴菜去雜洗淨切小段。鍋內放適量清水及蔥、薑、料酒、黃魚，用武火燒沸，改文火燒至魚肉熟透，撈出拆下魚肉。

另一鍋內放豬油燒熱，投入蔥、薑、蒜煸香，放魚肉、蓴菜，加入醬油、白糖、精鹽和魚湯至入味，用玉米粉勾芡，起鍋裝碗，淋入麻油即成。

點評：源於《開寶本草》。蓴菜能利濕和胃，黃魚與之同煮服，健脾開胃、益氣之功尤強。用於脾胃虛弱，少食不饑，倦怠乏力等。

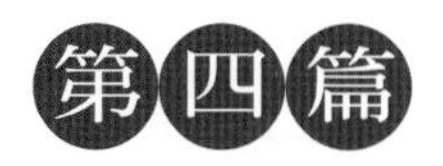

第四篇

水是最好的醫藥

長期以來，很多人一旦生病就得花上一大筆醫藥費，或是為了讓生命延續，維持健康而努力吃些「健康食品、無農藥蔬菜水果、無添加劑的食品」等東西，但其效果卻甚微。藥補不如食補，食補不如水補。人體七大營養素中，水占第一位，人們若是能認識水的作用及重要性，並有效地利用它，就能維持和促進健康。

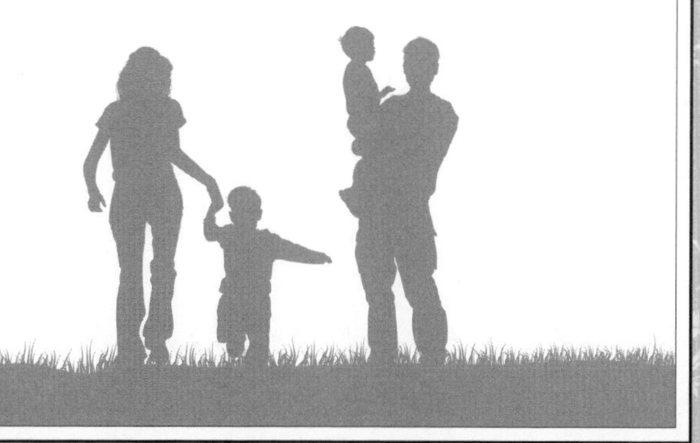

第一章 水養方：水是最好的藥，喝對可療疾

身體一缺水，健康就告急

李時珍說：「水為萬化之源，水去則營竭。水是生命的本源，一個人可以一年不食，但不可三日無水。」

「人是一只行走的水袋」，人體內食物的消化、吸收、血液循環以及廢物排泄等，每一個生命過程都離不開水，免疫力也不例外。

首先，人的各種生理活動都需要水，如水可溶解各種營養物質，脂肪和蛋白質等要成為懸浮於水中的膠體狀態才能被吸收；水在血管、細胞之間川流不息，把氧氣和營養物質運送到組織細胞，再把代謝廢物排出體外，總之，人體的各種代謝和生理活動都離不開水。

其次，水在體溫調節上有一定的作用。當人呼吸和出汗時都會排出一些水分，比如炎熱季節，環境溫度往往高於體溫，人就靠出汗，使水分蒸發帶走一部分熱量來降低體溫，使人免於中暑。而在天冷時，由於水儲備熱量的潛力很大，人體不致因外界溫度低而使體溫發生明顯的波動。

最後，水還是體內的潤滑劑，它能滋潤皮膚。皮膚缺水，就會變得乾燥失去彈性，顯得面容蒼老。體內一些關節囊液、漿膜液可使器官之間免於摩擦受損，且能轉動靈活。眼淚、唾液也都是相應器官的

潤滑劑。

更重要的是：水是醫療三大法寶之一。因為病人為了排出人體病源代謝物和多餘的廢物，需要大量飲水以便產生大量尿液、汗液，透過這些生理現象，將病源排出體外，同時，促進藥物的代謝、減少藥物的毒副作用。

另外，水能打通經絡，水是良好的導電體，如果身體缺水，經絡就會產生導電不良的現象，而使氣血滯塞，無法將身體所需的能量送達各器官組織，從而使代謝物無法正常排出，導致氣血不暢，生理紊亂，以致體弱、生病。

水療，治癒百病最低廉的藥

大多數人判斷體內缺水的信號是「口乾」，其實很多慢性疼痛，比如腰部疼痛、偏頭痛、腸炎疼痛等，都是身體因缺水而發出的危機信號。換句話說就是，疼痛是體內缺水的緣故，可以用水來治療。以腸炎性疼痛為例，左腹下方出現的腸炎性疼痛是身體缺水的信號，這種疼痛往往與便秘有關，是持續缺水造成的。

大腸的主要功能之一是吸收大便中的水分，以免在消化食物的過程中失去太多水，必須有一定量的水才能排便順暢。在脫水狀態下，食物殘渣的含水量自然小於正常含水量，由於食物殘渣蠕動的速度減緩，大腸就得加強吸收擠壓作用，使得大腸中固體殘渣的最後一點水分也被吸走。因此，便秘不暢是脫水的併發症。如果攝入較多食物，輸送到大腸的固體廢物就會增加，加重排便的負擔，這一過程就會引起疼痛。如果我們能攝入足量的水，左腹下方由便秘不暢引發的疼痛就會消失。

再有就是一些冠心病病人，由於出汗、活動、夜尿增多、進水量過少等原因，導致血液濃縮、循環阻力增高、心肌供血不足，導致心絞痛。早晨由於生理性血壓升高、動脈內的斑塊易鬆動脫落、血小板活性增高等原因，容易誘發急性心肌梗死。若能於每晚睡前及晨間各飲一杯250cc的溫開水，可使血黏度大大降低，流速加快，有效預防和減少心絞痛及心肌梗死的發生。

缺血性腦梗死所致的中風占急性腦血管病的半數以上，尤以老年人為多，且常發生於夜間。由於動脈粥樣硬化，管腔狹窄，夜間迷走神經功能亢進，血流減慢，血液變稠，極易發生缺血性腦梗死，不常飲水及夜尿增多的老人若能在睡前及半夜各飲一杯開水，可降低血黏度，預防或減少缺血性中風。

另外，水還可以預防癌症。國外專家研究認為，每日飲水2500cc可減少致癌物與膀胱內壁接觸的數量及時間，使膀胱癌的發病率減少一半。此外，每日清晨飲一杯開水可清潔胃腸道，清除殘留於消化道黏膜皺襞之間的食糜，促進腸蠕動，軟化糞便，加速排泄，減少食糜及糞便中有害物質及致癌物對胃腸道黏膜的刺激，既可通便，防止習慣性便秘的產生，又可預防和減少消化道的癌症。

水是世界上最廉價、最有治療力量的奇藥，我們一定要及時、科學地飲水，這樣才能緩解病痛，促進健康長壽。

正確飲用健康之水，方能鑄就堅固健康

喝水是最簡單的養生方式，但如果喝的水不健康，不僅沒有養生

保健的作用，還會對身體造成危害。所以，我們一定要瞭解哪些水對身體有利，哪些水有害。

水溫30℃以下最好，30℃以下的溫開水比較符合腸胃道的生理機能，不會過於刺激腸胃道，造成血管收縮或刺激蠕動。

早上鹽水好，晚上蜜水好；古語有「朝朝鹽水、暮暮蜜糖」的說法。按照中醫理論，鹹屬水歸腎經，如果早上喝一杯淡鹽水，可以保養一天的精神。到了傍晚，再用溫開水（不超過60℃）沖一杯蜂蜜喝，這樣可以濡養脾胃，促進健康。

接下來說說對人體有害的水：

生水：生水中含有各種各樣對人體有害的細菌、病毒和人畜共患的寄生蟲。

老化水：即死水，也就是長時間儲存不動的水。

千滾水：即在爐上沸騰了一夜或很長時間的水，及電熱水器中反復煮沸的水。

蒸鍋水：即蒸饅頭等的蒸鍋水，特別是經過多次反復使用的蒸鍋水，亞硝酸鹽濃度很高。

不開的水：比如自來水。

重新煮開的水：這種水燒了又燒，水分再次蒸發，亞硝酸鹽會升高，常喝這種水，亞硝酸鹽會在體內積聚，引起中毒。

由上我們知道了怎樣區分健康水和有害水，下面我們再看看喝水的方式，只有正確的喝水方式，才能提高免疫細胞的功能：

少量多飲：喝水過多、過少都不利健康。一下子飲水過多，即使沒有水中毒，但大量的水積聚在胃腸中，使人胸腹感到脹滿，還會沖淡胃液，導致胃腸的吸收能力減弱，且飲水過少，不能令身體真正吸收、利用。正確有效的飲水方法是：一口氣將一整杯水（約200～250cc）喝完，而不是隨便喝兩口便算。

未渴先飲：有些人沒有養成定時喝水的習慣，只有口渴了才想起來要喝水。口渴，實際上是體內已嚴重缺水，人體很多器官可能已經受到脫水的傷害，因此不要等到身體告訴你它「缺水」了才喝。

不要喝得太快太急：喝水太快太急，無形中會把帶著的空氣一起吞嚥，容易引起打嗝或是腹部脹氣。腸胃虛弱的人，喝水更要慢。劇烈運動後的喝水方法是，先用水漱漱口，潤濕口腔和咽喉，然後喝少量水，停一會兒，再喝一些，讓肌體慢慢吸收。

喝哪些水對身體有益，怎麼喝我們都知道，但還有一條規則不能忽視，就是喝的量。一般說來，健康的人體每天消耗2～3公升水，這些水必須及時補充，否則就會影響腸道消化和血液組成。因此建議每天至少喝2公升，相當於8杯水。天熱的時候適量增加，喝4公升水也不為過。而那些愛運動、服用維生素或正在接受治療的人，更應該多喝。

本草小百科

一天八杯水怎樣喝？

每天起床後，空腹先喝一杯，過十幾分鐘後再去吃早飯，這是第一杯水；早上九、十點的時候再喝一杯，中飯前半小時再喝一杯，有助於潤腸，這是早上三杯水的喝法。

下午時間段較長，可以在下午一、二點喝一杯，下午三、四點喝一杯，然後在飯前半小時再喝一杯，這樣是六杯水。

晚上在七到八點之間喝一杯水，然後在睡前半小時再喝一杯，這樣一天八杯水就喝完了。

但要注意的是，有的人在睡前喝水第二天眼睛有水腫現象，這樣的人可減去睡前的這杯水。

多飲水可防前列腺炎

前列腺炎是男人的多發病，患病後尿頻、尿痛，種種不適症狀讓人痛苦不堪。其實，如果女性在生活中能夠瞭解一些防治的小竅門，通過日常點點滴滴的小事，無形中就會讓丈夫遠離前列腺炎。

許多男性平時忙於工作，常常忘記飲水，有時甚至整天不飲水。飲水量減少必然使尿液濃縮，排尿次數減少，尿液內的有害物質殘留在體內，「尿液反流」進入前列腺，即引發炎症。如果每天飲水達到2公升以上，就能充分清洗尿道，對前列腺產生保護作用；而且多排尿對腎臟也十分有益，可防止泌尿系統形成結石。

睡前一杯水，預防腦血栓

腦血栓是老年人的一種常見疾病，它的發生不僅和高血壓、動脈硬化程度有關，也與老年人的血液黏度增高密切相關。研究顯示，睡前喝杯水可有效防止腦血栓。

腦血栓的發病時間多在清晨至上午期間，而人的血液黏度也在早晨四點至八點達到最高，這說明血黏度增高和腦血栓的發生有一定關係。所以，老年人在夜晚入睡前喝下約200cc水，第二天早晨人體的血黏度就會有所下降，從而維持血流通暢，防止血栓形成。

當然，腦血栓發生的原因是多方面的，血黏度增高只是眾多因素之一，但至少可以肯定，養成睡前飲水的習慣，對預防腦血栓的發生會有幫助。

喝茶抗病，紅茶好還是綠茶好？

茶是很常見的飲品，《本草綱目》記載，茶葉中的兒茶素能增強微血管彈性、降低血脂和溶解脂肪、防止血液及肝臟中膽固醇和中性脂肪的積聚、預防血管硬化、收縮微血管和消除體內自由基的作用。

茶葉一般分為：綠茶、紅茶和烏龍茶。綠茶中含有多種多酚成分，以兒茶酚為主。兒茶酚是一種抗氧化劑，比任何一種抗氧化劑都具有更高的活性。研究證實綠茶有下列作用：抗紫外線傷害、保護表皮內抗氧化劑、防禦酶系統免於衰竭、抗癌、抗病毒等。但是綠茶的性質寒涼，胃有寒疾者不宜。

紅茶是全發酵茶，茶中的多酚物質主要是兒茶素經多酚氧化酶與過氧化物酶的作用，氧化並聚合生成茶色素。經實驗證實，口服或皮膚外塗紅茶提取物均可抑制化學劑誘導的皮膚癌，還可減輕化學劑或紫外線誘發的皮膚炎症，對射線誘導的人體細胞DNA損傷具有保護作用，同時，紅茶還具有抗突變、抗細胞增生和促進癌細胞凋亡的作用。但是，發燒的人不適合高濃度的紅茶。

烏龍茶屬於兩者之間，作用相似，寒溫適中，對大多數人來說都合適。

並不是喝茶就對人體有益，要挑選適合自己體質狀況的茶葉，才能達到養生的效果。綠茶偏涼，體質發胖和患有心血管病的人喝綠茶好，但喝得過量，會引起神經失調，睡前喝濃綠茶會導致失眠。紅茶偏溫，刺激性小，並有提神益智、解除疲勞和溫胃消食等功能，因此，喝紅茶後胃有舒適感，老年人和有胃病者飲之比較好，但紅茶是經過發酵的，維生素C大都被破壞，有效成分損失大。

花茶是以綠茶窨製成的，其吸附鮮花香氣的性能好，特別是茉莉花茶最受人們喜愛。由於花茶所含營養成分與綠茶基本相同，所以和綠茶有相似的功能和療效。所以，到底喝哪種茶好，還是要根據自己的身體情況及嗜好加以合理選擇。

天然果汁巧搭配，提高免疫力

《本草綱目》記載，天然果汁含有很多天然營養素，能增強免疫力、減少生病、延緩衰老，特別是鮮榨果汁，具有該水果的絕大部分營養、功效。服用果汁可使消化系統、泌尿系統和呼吸道患癌症的危險降低一半，同時還能有效防止動脈硬化、高血脂和冠心病等心血管疾患。

以下是為提高免疫力專門研製的果汁搭配：

1.橙汁100cc＋葡萄汁50cc＋檸檬汁5cc

功效：可幫助增強免疫功能，協助補養氣血，幫助防治感冒或肺炎。一般吃水果最好取單樣，這樣比較不會有脹氣或不消化的感覺，消化系統良好者可隨意。

2.甘藍菜汁80～100cc＋深色萵苣葉汁50cc

功效：可幫助防治病毒感染，一般服後效果良好，不少人可立即感到明顯改善。易腹瀉或者處於生理期的女性不宜喝。

除了上述兩個混搭飲品外，下面的天然飲料經過驗證也是對人體有益處的：

1.可幫助防治病毒和細菌感染的精力湯：苜蓿芽＋綠豌豆苗（嫩葉）＋深色萵苣葉＋番茄＋西瓜＋蘋果＋回春水（或清水），一起打成細泥狀。

2.防中老年人胃癌：葉酸＋硒＋鮮橘汁。

葉酸與硒有防止胃癌前期病變的作用，胃炎病人臨床試驗已證實這一點。多種綠葉蔬菜與菌菇以及動物肝、腎等食物都是葉酸與硒的「富礦」，可在一日三餐中食用。此外，每天飲1杯鮮橘汁，也有同樣的作用。

鮮奶——無法替代的健康飲品

人們都知道喝一杯牛奶可有效舒緩緊張，解除腹痛，增強抵抗力。此外，牛奶也是失眠者的良藥，睡前喝一杯加糖的牛奶能有良好的鎮靜作用，原因是牛奶可以誘生腦中的多巴胺和去甲腎上腺素，這些化學物質對緩解失眠有益。

奶品是鈣的良好來源，幾乎所有的缺鈣性病症都適用。如果你能早早地定時喝牛奶，則可以有效防止骨質疏鬆症。研究顯示，在兒童或青春期開始喝牛奶的女性，當到了絕經期時（此時是骨質疏鬆發展最快的階段）比不喝或很少喝牛奶的女性出現的骨質疏鬆症明顯要少。

喝牛奶需掌握下面幾項原則：

1.身體寒濕較重，手指甲上小太陽比較小的，而且脾胃虛寒，容易腹脹，大便稀不成形，以及經常腰酸背痛、舌苔經常發白的人，不管是大人還是孩子，都要少喝牛奶，特別是稀稀的鮮奶。

2.手指甲小太陽較多，平時吃魚、蝦等葷食較多的人，或者抽菸、喝酒以及平時吃蔬菜水果不多的人，都可以經常喝牛奶，能有滋陰、潤燥、止渴的作用。

3.家長在給孩子喝奶的時候要注意孩子舌苔的變化。如果其他飲食沒變，孩子喝奶後舌苔變白，就該試著換其他牌子，再注意觀察；或者在飲食中多增加一些溫熱性質的食物，以中和牛奶的屬性。

豆漿增強免疫力，是最天然的激素

《本草綱目》記載，「豆漿性平味甘，利水下氣，制諸風熱，解諸毒」，經常為家裡的老人準備豆漿，每天一杯就能讓他們遠離骨質疏鬆，也不會便秘。女性常喝豆漿可以調節體內雌激素與孕激素水準，使分泌週期的變化保持正常，能有效預防乳腺癌和子宮癌、卵巢癌的發生，提高人體的免疫能力。

豆漿適宜四季飲用：春秋飲豆漿，滋陰潤燥，調和陰陽；夏飲豆漿，消熱防暑，生津止渴；冬飲豆漿，祛寒暖胃，滋養進補。現代醫學也證明，豆漿內含豐富的氧化劑、礦物質和維生素，還含有一種牛奶所沒有的植物雌激素「黃豆苷原」，具有調節女性內分泌系統的功能。每天喝一杯鮮豆漿，可明顯改善女性心態和身體素質，延緩皮膚衰老，使皮膚細白光潔。

豆漿是女性的養顏聖品，但在飲用時一定要有所注意，否則很容易誘發疾病。

不要空腹喝。空腹喝豆漿，豆漿裡的蛋白質大都會在人體內轉化為熱量而被消耗掉，不能充分發揮補益作用。喝豆漿的同時吃些麵包、糕點、饅頭等澱粉類食品，可使豆漿內的蛋白質等在澱粉的作用下，與胃液較充分地發生酶解，使營養物質被充分吸收。

不能沖入雞蛋。很多人以為豆漿加雞蛋會更有營養，殊不知，雞蛋中的蛋清會與豆漿裡的胰蛋白酶結合，產生不易被人體吸收的物質。

不能與藥物同飲。有些藥物會破壞豆漿裡的營養成分，如四環素、紅黴素等抗生素類藥物。

忌飲未煮熟的豆漿。生豆漿裡含有皂素、胰蛋白酶抑制物等有害物質，未煮熟就飲用，會發生噁心、嘔吐、腹瀉等中毒症狀。

現在市面上的豆漿機種類很多，可以選一款自己喜歡的，喝自己親手打出來的更衛生，需要注意的是，不要把各種豆子放在一起磨，因為不同的豆子有不同效果，混在一起，會互相影響功效。

喝豆漿時最好不要加糖或蜂蜜，如果純豆漿不適合你的口味，你可以用豆漿煮粥。

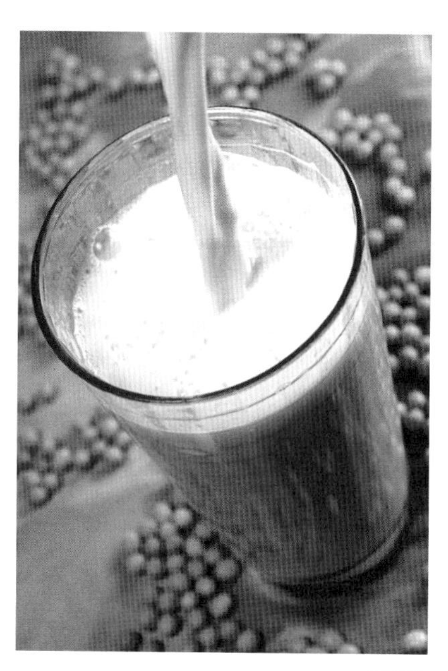

▲豆漿

做法：把洗淨的大米和豆漿一起放入鍋裡，如果豆漿過少，可以加清水，以達到平時煮粥所需要的水量。先用大火燒開，再轉為小火，一直到粥熟爛，成品滑膩香甜。

讓身體快速變暖的最佳飲料——薑糖水

生活中難免遭遇寒涼，那麼，這時候有沒有快速讓身體變暖的方法呢？有，答案就是薑糖水！

民間有「冬天一碗薑糖湯，祛風祛寒賽仙方」、「冬有生薑，不怕風霜」的說法。《本草綱目》中記載，生薑性溫，其所含的薑辣素，能刺激胃腸黏膜，使胃腸道充血，消化能力增強，能有效治療因吃寒涼食物過多而引起的腹脹、腹痛、腹瀉、嘔吐等。

在五味中，生薑味辛，辛主散，故能發汗、祛風散寒。一般人吃過生薑後，會有發熱的感覺，這是因為生薑能使血管擴張、血液流動加速，促使身上的毛孔張開，從毛孔滲出的汗液不但能把多餘的熱帶走，同時還能把病菌放出的毒素、人體內的寒氣一同排出體外，所以身體受了寒涼，吃些生薑就能及時散寒。

講到這裡，你也許會問，那直接吃薑就好了，還用糖幹什麼？生薑有辛辣之味，一般人不愛吃，但多數人對甜的東西「情有獨鍾」，而紅糖性溫味甘，有暖胃、祛寒的作用，且紅糖中含有大量的礦物質，能加快新陳代謝、促進血液循環，所以與生薑一起熬成紅糖水，不僅好喝，還能祛寒防病，一舉兩得。

第二章 粥養方：粥是第一補人之物

每天食粥一大碗，壯脾胃補氣血

李時珍一生辛勞，為了編著《本草綱目》耗費了大量心血，他75歲去世，在當時這已經是高壽了。從事如此繁重的工作，他還能健康盡天年，他的粥養功不可沒。李時珍特別推崇以粥養生，他在《本草綱目》中說：「每日起食粥一大碗，空腹虛，穀氣便作，所補不細，又極柔膩，與腸胃相得，最為飲食之妙也。

現在看來，李時珍的粥養是非常科學合理的。我們日常所吃的食物大都是複雜的大分子有機物，食入後必須先在消化道內分解成結構簡單的小分子物質後，才能通過消化道內的黏膜進入血液，送到身體各處供組織細胞利用，使各個臟器發揮正常的功能，保證身體的生長。西醫的營養學裡有一種叫「要素飲食」的方法，就是將各種營養食物打成粉狀，進入消化道後，易於直接吸收。由此看來，消化、吸收的關鍵與食物的形態有很大關係，液體的、糊狀的食物因分子結構小，可以直接通過消化道的黏膜上皮細胞，進入血液循環來滋養人體。所以，在餵養嬰兒或者大病初癒、久病體弱的成年人或老年人需要補養腸胃時，都應該給予細碎的食物，這樣才能加快氣血的生成，促進身體的健康。

而粥恰好符合這些特點，它對老年人、兒童、脾胃功能虛弱者都是適宜的。不僅如此，健康的人經常喝粥，更可以滋養脾胃，從而保護元氣。所以，李時珍甚至提出了「粥是第一補人之物」的論斷。

粥能健脾胃、補虛損，最宜養人益壽，以下介紹幾款養生粥：

1. 山藥枸杞粥

材料：山藥300克，枸杞10克，大米100克。

做法：首先將大米和枸杞洗淨、瀝乾，山藥去皮洗淨並切成小塊。鍋置於火上，將500克水倒入鍋內煮開，然後放入大米、山藥以及枸杞續煮至滾時稍攪拌，再改中小火熬煮30分鐘，即可。

點評：山藥有「益腎氣，健脾胃，止瀉痢，化痰涎，潤皮毛」之效，與枸杞、大米一起熬製的粥營養豐富，非常適合體弱、容易疲勞的人食用。

2. 蜜棗桂圓粥

材料：桂圓、米各180克，紅棗10顆，薑20克，蜂蜜1大匙。

做法：首先將紅棗、桂圓洗淨；薑去皮，磨成薑汁備用。米洗淨，放入鍋中，加入4杯水煮開，加入所有材料和薑汁煮至軟爛，再加入蜂蜜攪勻即可。

點評：棗味甘、性溫，能補中益氣、養血生津，可用於治療「脾虛弱、食少便溏、氣血虧虛」，而蜂蜜能清熱、補中、解毒、止痛。二者一起熬成的粥具有補氣健脾、養血安神的作用，能使臉色紅潤、體力增強，並可預防貧血及失眠。

3. 百合粥

材料：百合40克，粳米100克，冰糖適量。

做法：將粳米洗淨加水以大火熬製，水開以文火熬1小時後加入百合，快熟時再放少許冰糖，稍煮片刻即可。

點評：百合具有「潤肺止咳、補中益氣、清心安神」的功效。百合粥非常適於心陰不足、虛煩不眠、口乾、乾咳者食用。

4. 銀耳蓮子粥

材料：銀耳、蓮子、冰糖各適量，粳米100克。

做法：將銀耳、粳米洗淨，放入鍋內，加適量水和蓮子同煮，待熬至黏稠狀加入冰糖，稍煮片刻即可。

點評：《本草綱目》中說銀耳可以益氣強腎、輕身強志，而銀耳蓮子粥能治高血壓、失眠等。

五穀雜糧粥是最養人的

很多本草都可以用來做粥，但其中最養人的還是五穀雜糧粥。每天早晚喝一碗這樣的粥，最養元氣。尤其是老年人和大病初癒的人，脾胃比較虛弱，用這些粥養生極為適宜。

1. 大米粥

材料：大米、白砂糖各適量。

做法：將大米淘淨，放入鍋中，加清水適量，煮為稀粥服食，每日1～2劑。喜歡甜食的人，可加白糖適量同煮服食。不過切忌過甜，否則傷腎。

點評：大米性味甘、平，入脾、胃經，有補中益氣之功。以大米煮粥服食，當米爛時取其上面的濃米湯飲之，對脾胃虧虛、消化功能薄弱者尤為適宜。

2. 粟米粥

材料：粟米、大米。

做法：將粟米、大米淘淨，放入鍋中，加清水適量，煮為稀粥服食。

點評：《本草綱目》說粟米性味甘、鹹、涼，入脾、胃、腎經，有健脾和胃、補益虛損之功，尤其是病人和產婦，此粥能補虛療損。

3. 糯米粥

材料：糯米。

做法：將糯米淘淨，放入鍋中，加清水適量，煮為稀粥服食。

點評：糯米性味甘、溫，入脾、胃、肺經，有補中益氣、固表止汗之功，此粥很適用於食欲不振、便溏久泄的人，不過糯性「黏滯難化，小兒、病人最忌之」，所以脾胃虛弱者不宜多食。

4.紅薯粥

材料：新鮮紅薯，大米。

做法：將紅薯洗淨，連皮切為薄片，加水與大米同煮為稀粥，待熟時，調入白糖，再煮一二沸即成，每日1劑。

點評：紅薯性味甘、平，入脾、胃、大腸經，有補益脾胃、生津止渴、通利大便之功，煮粥服食，有健脾胃、益中氣的效果，但此粥含糖分較多，糖尿病人不宜。

補中益氣的藥粥你不可不知

《本草綱目》中的很多本草都有補中益氣的功效，拿來做粥，效果就更為明顯。這裡挑出一些最能益氣升陽的藥粥給大家，粥方裡的本草藥材，一般的中藥店都可以買到。

1. 黃芪粥

材料：黃芪10克，大米100克，白糖少許。

做法：將黃芪擇淨，切為薄片，用冷水浸半小時，水煎取汁，共煎兩次。二液合併，分為兩份，每取1份同大米煮粥，待熟時調入白糖，再煮一二沸即成，每日1劑。

點評：黃芪性味甘、微溫，入脾、肺經，有補氣升陽、固表止汗、利水消腫、托毒生肌之功。黃芪是除了人蔘以外，最著名的補氣佳品。這款粥對肺脾氣虛、汗出異常及常感冒的人都有補養的功效。需要注意的是，有瘡瘍者不宜選用。

2. 黑芝麻粥

材料：黑芝麻25克、粳米50克。

做法：黑芝麻炒熟研末備用，粳米洗淨與黑芝麻入鍋同煮，旺火煮沸後，改用文火煮成粥。

點評：補益肝腎，滋養五臟。本方更適於中老年體質虛弱者選用，並有預防早衰之功效。

3. 阿膠山藥粥

材料：阿膠10克，山藥50克，大米適量，食鹽或白糖適量。

做法：阿膠搗碎，山藥去皮切丁，同大米放鍋中加水煮熟，依自己口味加食鹽或白糖調味服食。

點評：阿膠性平，味甘，入肝、腎、肺經；山藥味甘，入脾、腎經。阿膠、山藥與大米煮粥，有補脾肺、滋陰潤肺作用，適用於脾肺虛弱者食用。

4. 黃芪冬瓜粥

材料：黃芪40克、冬瓜子10克、新鮮帶皮冬瓜300克、枸杞子10克、米1杯、冰糖適量。

做法：將冬瓜洗淨，去皮、取子，冬瓜切成小丁，待用，米洗淨泡於清水中。

米、黃芪及冬瓜子、冬瓜丁加水4杯，放入電鍋內鍋，於外鍋加水半杯，煮至開關跳起，成粥後再加入枸杞及適量冰糖調勻。放入燜燒鍋中，可當正餐亦可當點心。

點評：黃芪補氣，冬瓜及子利水滲濕，配合米之補中益氣。

止咳平喘的藥粥是你擺脫病痛的救星

咳嗽是我們在日常生活中經常會遇到的小毛病，中醫認為這是外邪入侵，使得臟腑受傷，影響到肺導致的有聲有痰之症，所以要祛邪宣肺，還要調理臟腑、氣血。本草裡能夠清肺止咳的種類很多，以下藥粥皆有潤肺止咳的功效。

1. 枇杷葉粥

材料：鮮枇杷葉30克，大米100克，冰糖適量。

做法：將鮮枇杷葉背面的絨毛刷去，洗淨，切細，水煎取汁，加大米煮粥，待熟時調入冰糖，再煮一二沸即成，每日1劑。

點評：枇杷葉性味苦、平，入肺、胃經，有化痰止咳、和胃降逆之功。本品性平而偏涼，故能下氣止咳、清肺化痰，又能清胃熱而止嘔逆，故對咳嗽痰稠、胃熱嘔吐、呃逆等甚效。配冰糖煮粥服食，可增強枇杷葉的潤肺化痰、和胃降逆之力，對肺熱咳嗽、胃熱嘔吐等均有療效。不過，引起咳嗽的原因很多，如果是風寒引起的咳嗽，則不宜食用。

2. 麥門冬粥

材料：麥門冬10克，大米100克，白糖適量。

做法：將麥門冬擇淨，放入布包，水煎取汁，加大米煮粥，待熟時調入白糖，再煮一二沸即成，每日1劑。

點評：麥門冬性味甘、微苦、微寒，歸心、肺、胃經，有養陰潤肺、養胃生津、清心除煩、潤腸通便之功。本品甘寒入肺，為潤肺燥、養肺陰常用藥物。煮粥服食，對肺胃陰虛、乾咳痰少、胃脘隱痛、納差食少、心煩不寐、大便秘結等有良好治療效果。

3. 沙參粥

材料：沙參15克，大米100克，白糖適量。

做法：將沙參洗淨，放入鍋中，加清水適量，水煎取汁，加大米煮粥，待熟時調入白糖，再煮一二沸即成，每日1劑。

點評：沙參性味甘而微寒，入肺、胃經，有養陰潤肺、益胃生津之功。本品性寒能清，味甘能補，歸入肺經，既能清肺胃之熱，又能養肺胃之陰，適用於陰虛肺燥或熱傷肺陰所致的乾咳痰少、咽喉乾燥等症，及溫熱病熱傷胃陰或久病陰虛津虧所致的口乾咽燥、舌紅少苦、大便乾結等症。煮粥服食，對肺胃陰虛所致的各種病症有良好的治療作用。但肺寒痰濕咳嗽者不宜選用本品。

4. 芥菜粥

材料：芥菜葉、大米各100克。

做法：將芥菜葉洗淨，切細備用。大米淘淨，放入鍋中，加清水適量煮粥，待煮至粥熟時，調入芥菜葉等，再煮一二沸服食，每日1劑，連續2～3天。

點評：芥菜性味辛、溫，入肺、胃經，有宣肺豁痰、溫中健胃、散寒解表之功。煮粥服食，化痰止咳、散寒解表，對外感風寒、咳嗽氣喘等確有效果。煮製時配點生薑、蔥白同用，其效更佳。

5. 白果粥

材料：白果5枚，大米100克。

做法：將白果擇淨，去殼取仁，與大米同入鍋中，加清水適量煮粥服食，每日1劑。

點評：白果性味甘、苦、澀、平，有小毒，入肺、腎經，有斂肺平喘，收澀止帶之功。本品味甘苦澀，長於斂肺氣、定喘嗽、止帶下，對咳嗽痰多、帶下不止、夜尿頻多等甚效。煮粥服食，脾腎雙補、脾胃健運、痰濕自化、腎氣歸元，故喘嗽可止、白帶可痊、水循常道、小便自利。不過本品不宜服食過量。

6. 梨汁粥

材料：鮮梨2個，大米100克，白糖適量。

做法：將梨洗淨，去皮、核，榨汁備用；將梨皮、梨渣、梨核水煎取汁，加大米煮粥，待熟時調入梨汁、白糖，再煮一二沸服食，每日1劑。

點評：梨性味甘、微酸、涼，歸肺、胃經，有潤肺消痰、清熱生津之功，適用於熱咳或燥咳、熱病津傷，或酒後煩渴、消渴等。

7.荸薺粥

材料：荸薺、大米各100克，白糖適量。

做法：將荸薺擇淨，去皮，切塊備用。大米淘淨，加清水適量煮粥，待熟時調入荸薺、白糖，煮至粥熟即成；或將荸薺洗淨，榨汁，待粥熟時，同白糖調入粥中，再煮一二沸服食，每日1劑，連續3～5天。

點評：荸薺性味甘、寒，入肺、胃經，有清熱養陰、生津止渴、消積化痰之功。本品性味多汁，性寒清熱，對熱病傷陰、津傷口渴、肺燥咳嗽等諸多效用。煮製時加點麥冬、梨汁、鮮藕汁，其效更佳。荸薺生食易感染薑片蟲，故以熟食為宜，若須生食，應充分浸泡後刷洗乾淨，再以沸水燙過，削皮再吃為宜。

強身健體還是要多喝一些肉粥

健康飲食一直強調「少食肥膩」，肉吃得太多容易「引起肥胖」、「增高血脂」、「對心腦血管不利」等等。其實，任何東西吃多了都不好，就算水果也不例外。我們的身體需要肉類食物的滋養，每天吃二兩肉左右是很合適的標準。不過，肉類食物的確比較難消化，所以煮成肉粥，很適合那些脾胃虛弱的人。

1. 豬脊肉粥

材料：豬里脊肉，大米，香油、蔥花、薑末、花椒、食鹽、味精各適量。

做法：將豬里脊肉洗淨，切細，用香油烹炒一下，而後與大米同放鍋中，加清水適量，煮為稀粥，待熟時調入蔥花、薑末、花椒、食鹽、味精，再煮一二沸即成，每日1劑。

點評：豬肉性味甘、鹹、平，入脾、胃、腎經，有滋陰潤燥、健脾益氣之功，適用於熱病傷津、消渴羸瘦、燥咳、便秘等，《本草綱目》言其「補腎氣虛竭」。煮粥服食，再加上適當的調味品，味道鮮美，而且補益人體，對各種虛損性疾病均有治療作用。

2. 豬肚粥

材料：熟豬肚，大米，蔥花、薑末、食鹽、味精各適量。

做法：將豬肚切絲，大米淘淨，與豬肚同放鍋中，加清水適量，煮到粥熟後調入蔥花、薑末、食鹽、味精，再煮一二沸服食，每日1劑。

點評：豬肚性味甘、微溫，入脾、胃經，有補虛損、健脾胃、消食積之功。中醫臟器食療學認為，動物臟器可「以臟補臟，以形治形」。同大米煮粥服食，可增強豬肚補益之力，對脾胃虧虛、中氣下陷所致的胃下垂等療效甚佳。平素脾胃虛弱者，經常喝點豬肚粥，很有益處。

3. 雞肝粥

材料：雞肝，大米，蔥花、薑末、花椒、食鹽、味精各適量。

做法：將雞肝洗淨，切細，與大米同放鍋中，加清水適量，煮為稀粥，待熟時調入蔥花、薑末、花椒、食鹽、味精，再煮一二沸即成，每日1劑。

點評：雞肝性味甘、微溫，入肝、腎經，有補肝明目、養血補血之功，適用於肝血虧虛所致的目暗、夜盲、小兒疳積、胎漏、產後及病後貧血等。

4. 豬肝粥

材料：豬肝、大米，蔥花、薑末、花椒、食鹽、味精各適量。

做法：將豬肝洗淨，切細，與大米同放鍋中，加清水適量，煮為稀粥，待熟時調入蔥花、薑末、花椒、食鹽、味精，再煮一二沸即成，每日1劑。

點評：豬肝性味甘、苦、溫，入肝經，有補肝明目、養血安神之功，適用於肝血不足所致的頭暈目眩、視力下降、眼目乾澀及各種貧血等，《本草綱目》言其「補肝明目，療肝虛浮」。大米能健脾益氣，與豬肝一起煮粥服食，對氣血虧虛所致的各種疾病都有治療作用。

《本草綱目》中的補血粥

中醫認為氣屬陽，血屬陰，因而補血類藥粥有養陰作用，養陰類藥粥也有補血作用。不過，補血類藥粥性質偏於黏膩，故平素多痰、胸悶腹脹的人不能過量服用。

1. 阿膠粥

材料：阿膠10克，大米100克，紅糖適量。

做法：將阿膠搗碎備用。先取大米淘淨，放入鍋中，加清水適量，煮為稀粥，待熟時，調入搗碎的阿膠、紅糖，煮為稀粥服食，每日1～2劑。

點評：阿膠性味甘、平，入肺、肝、腎經，有補血止血、滋陰潤肺之功。本品止血作用較佳，《本草綱目》言其「療吐血，衄血，血淋，尿血，腸風，下痢，女人血痛，血枯，月經不調，無子，崩中，帶下，胎前產後諸疾……虛勞咳嗽，喘急，肺痿唾膿血……和血滋陰，除風潤燥，化痰清肺」。同大米煮粥服食，能增強阿膠補肺之力，是一切血虛、出血及虛勞咳嗽的食療良方。

2. 龍眼肉粥

材料：龍眼肉10克，去核大棗5枚，大米100克，白糖適量。

做法：大米淘淨，與龍眼肉、大棗同放鍋中，加清水適量，煮為稀粥，每日1～2劑。喜好甜食者，可加白糖適量同煮服食。

點評：龍眼肉性味甘、溫，入心、脾經，《本草綱目》言其「開胃益脾，補虛長智」，有補益心脾、養血安神之功，主要用於心脾虛損、氣血不足所致的失眠、健忘、驚悸、怔忡、眩暈等。本品既不滋膩，又不壅氣，為滋補良藥。

心主身之血脈，藏神，汗為心之液，貧血或心血虛者常有心悸失眠、自汗盜汗等症，常食龍眼肉粥有良好的補益作用。

3.桑仁粥

材料：桑仁30克，鮮者加倍，大米100克，白糖適量。

做法：將桑仁擇淨，用清水浸泡片刻，而後同大米放入鍋中，加清水適量，煮為稀粥，待熟時調入白糖，再煮一二沸即成，每日1～2劑。

點評：桑仁性味甘而微寒，有滋陰補血、潤腸通便之功，為中醫常用的滋補強壯藥。《本草綱目》言其「搗汁飲，解酒中毒；釀酒服，利水氣，消腫」。桑仁粥屬補益性藥粥，可隨意經常服用。

第三章 酒養方：醉翁之意不在酒，在乎康樂之間

佳釀適度飲，以酒養生其樂無窮

古人用酒作為養生之物的習慣，早已有之，比如曹雪芹在《紅樓夢》中就記述了大觀園裡的酒經。《紅樓夢》第三十八回中，黛玉吃了螃蟹後覺得心口痛，就想要喝口熱熱的燒酒，也就是我們所說的白酒。寶玉忙令將那「合歡花浸的燒酒」燙一壺來。合歡花有安神、解鬱等功效，能夠祛除寒氣，而且對黛玉的多愁善感、夜間失眠也有獨特的功效。另外大觀園裡的養生酒還有屠蘇酒，它是採用赤木桂、防風、蜀椒、桔梗、大黃、赤小豆等浸泡而成，具有祛風寒、清濕熱及防病作用。

而酒除了能夠直接飲用來養生，也能作為藥引，有增強藥效的作用。《神農本草經》記載：「大寒凝海，惟酒不冰，明其熱性，獨冠群物，藥家多須以行其勢。」這說明，早在古代，中醫就已經認識到了酒對於藥效的增強作用。

酒如何增強藥效呢？它可以使血脈暢通，能夠引藥上行，使人體更易於吸收藥物成分，使藥效充分地發揮出來。中藥都比較苦，人們往往難以下嚥，酒卻是普遍受歡迎的，如果將藥物配入酒中製成藥酒，經常飲用，既強身健體，又享樂其中。

李時珍認為，酒性善走竄，可宣和百脈、舒筋活絡，宜酌情配藥服用之。《本草綱目》記述了很多藥酒，明確標明的藥酒有80種之多，這些藥酒中，有補虛作用的人蔘酒等24種；有治療風濕痹病的薏苡仁酒等16種；有祛風作用的百靈藤酒等16種；有溫中散寒，治療心腹胃痛的蔘汁酒等24種。各種花果露酒在《本草綱目》中有30餘種，如人蔘酒、虎骨酒、五加皮酒、枸杞酒、鹿茸酒、葡萄酒等。

不過喝酒也有適宜的時段，一般而言，秋後和冬季是進補的最佳時期，也最適合服用補酒。補酒性溫，有溫陽散寒、補養氣血、調補肝腎等作用，對陽氣虛衰、氣血雙虧、肝腎不足的人最為適宜。而補酒到春天陽氣上升、氣候轉暖時，一般不宜再服。另外，陰虛陽旺、有低熱表現的人、高血壓患者以及孕婦和兒童不宜服用。然而，酒再好，也必須酌情飲用，過量將會傷身。

五加皮酒——溫補肝腎祛寒濕

本草語錄

釋名：五佳、五花、文章草、白刺、追風使、木骨、金鹽、豺漆、豺節。

氣味：（皮）溫、辛、無毒。

主治：治風濕痿痹，壯筋骨。

五加皮酒是由多種中藥材配製而成，說起五加皮酒，熟悉酒文化的朋友都知道最有名的就是致中和五加皮酒。傳說，東海龍王的女兒下凡到人間，與凡人致中和相愛，不過他們的生活很清貧，於是公主提出要釀造一種既健身又治病的酒。致中和想破了腦袋也想不出酒的配方，於是公主偷偷告訴他神仙的釀造方法：「一味當歸補心血，去淤化濕用妾黃。」《本草綱目》中記載：「甘松醒脾能除惡，散滯和胃廣木香。薄荷性涼清頭目，木瓜舒絡精神爽。獨活山楂鎮濕邪，風寒頑痺屈能張。五加樹皮有奇香，滋補肝腎筋骨壯，調和諸藥添甘草，桂枝玉竹不能忘。湊足地支十二數，增增減減皆妙方。」其中包含了12種中藥，這便是五加皮酒的配方。

不過現在五加皮藥酒的配方有多種，功能各有不同，以下是最常見的配法，定時適量飲用可以聰耳明目、祛虛補脾肺，虛勞衰弱者飲之最宜。

五加皮酒

材料：黨蔘0.6克，陳皮0.7克，木香0.8克，五加皮2克，茯苓1克，川芎0.7克，豆蔻仁0.5克，紅花1克，當歸1克，玉竹2克，白朮1克，梔子22克，紅麴22克，青皮0.7克，焦糖4克，白砂糖500克，肉桂35克，熟地0.5克，白酒5000克。

做法：將黨蔘、陳皮、木香、五加皮、茯苓、川芎、豆蔻仁、紅花、當歸、玉竹、白朮、梔子、紅麴、青皮、肉桂、熟地放入石磨內，用小石臼將其搗碎或碾成粉狀。取乾淨容器，將白砂糖、焦糖放入，加適量沸水，使其充分溶解，然後將黨蔘等物放入，攪拌均勻，浸泡4小時後，再將白酒放入，攪拌至混合均勻，繼續浸泡4小時。將容器蓋蓋緊，放在陰涼處儲存1個月，然後啟封進行過濾，去渣取酒液，即可飲用。

枸杞酒——明目又安神

本草語錄

釋名：枸忌、枸棘、苦杞、甜菜、天精、地骨、地輔、地節、地仙、卻暑、羊乳、仙人杖、西王母杖。

氣味：苦、寒，無毒。

主治：補精氣諸不足，易顏色，變白，明目安神，令人長壽。

枸杞酒是傳統家庭裡常備的養生酒。《本草綱目》記載，枸杞具有滋補虛弱、益精氣、祛冷風、壯陽道、止淚、健腰腳等功效。用枸杞泡酒，常飲可以使筋骨強健、延年益壽。現代科學研究認為枸杞的有效成分為枸杞多糖，這種成分具有提高機體免疫力和抗衰老作用，另外還有明顯的降血脂、降血糖、耐缺氧、耐疲勞等作用。

枸杞酒

材料：枸杞子，白酒。

做法：選取成熟枸杞，挑除發黴變質的劣質果和其他雜物。用清水洗去灰塵等雜質，然後在太陽下曬乾備用。

將曬好的枸杞碾碎，露出種子。將破碎的枸杞放入容器內，再注入白酒，一般比例為每1000克白酒加300克枸杞，攪勻、封口，放在陰涼乾燥的地方，開始時每2～3天攪動1次，7天後，每2天攪動1次，浸泡2周後即可過濾。

將泡製好的酒緩緩地通過絹布或紗布（需用4層）濾入另一個容器內，最後將枸杞用力擠壓至無酒液濾出時將其扔掉。

把過濾好的酒液放置7天後進行2次過濾，絹布需用2層，紗布需用6～8層；如上所述緩緩過濾，這時得到的應為橙色透明的液體，置於陰涼處密閉放置30天即可飲用。

仙靈脾酒——益腎壯陽通經絡

本草語錄

釋名：剛前、仙靈脾、放杖草、棄杖草、千兩金、乾雞筋、黃蓮祖、三枝九葉草。

氣味：（根、葉）辛、寒，無毒。

主治：能補力氣，利小便，主治陽痿、陰莖疼痛。可強筋骨，消瘰鬁、癰腫，外洗殺蟲療陰部潰爛。久服會讓男人無子。

大家可能對「仙靈脾」這個名字有點陌生，它還有個名字叫「淫羊藿」。據記載，南北朝時著名醫學家陶弘景在採藥途中，忽聽一位老羊倌說：有種生長在樹林灌木叢中的怪草，葉青，狀似杏葉，一根數莖，高達一二尺。公羊啃吃以後，與母羊交配次數明顯增多，而且陽具長時間堅挺不痿。

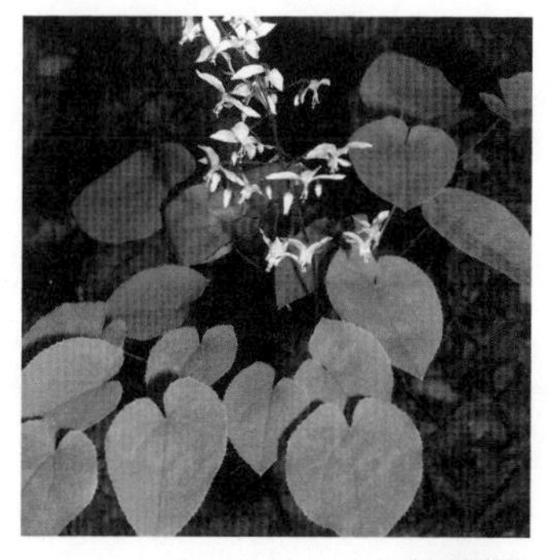

▲仙靈脾

陶弘景找到這種植物，經過反覆驗證，證明它具有很強的補腎壯陽之功。陶弘景曾說：「服此使人好為陰陽。西川北部有淫羊，一日百遍合，蓋食藿所致，故名淫羊藿。」《本草綱目》記載：「豆葉曰藿，此葉似之，故亦名藿。仙靈脾、千兩金、放杖、剛前，皆言其功力也。雞筋、黃蓮祖，皆因其根形也。」

淫羊藿也可以入酒。《本草綱目》載仙靈脾酒：「益丈夫興陽，理腰膝冷。用淫羊藿一斤，酒一斗，浸三日，逐時飲之。」可以補腎壯陽、強筋骨、祛風濕。

仙靈脾酒

材料：仙靈脾60克，白酒500cc。

做法：將仙靈脾洗淨，裝入紗布袋中，然後放入酒中浸泡，3日後取出。每次飲10～30cc，每日1次，睡前服用。

備註：凡陰虛火旺者，不宜飲用此酒。孕婦忌用。

天門冬酒——通利血脈，延緩衰老

本草語錄

釋名：顛勒、顛棘、天棘、虋冬、萬歲藤。

氣味：（根）苦、平，無毒。

主治：潤燥滋陰，清肺降火。陽痿可常服。

▼天門冬

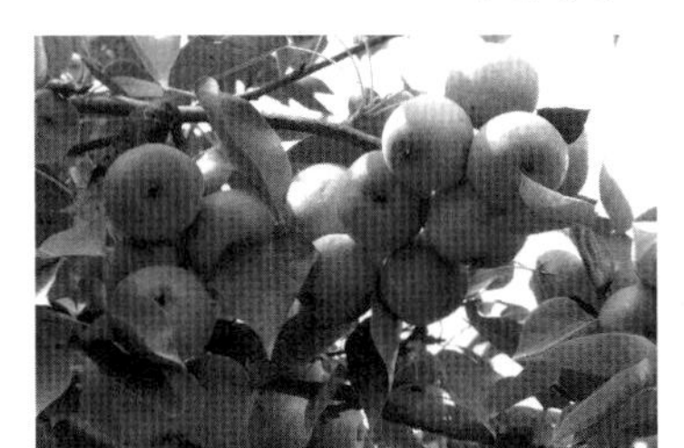

《本草綱目》記載：「天門冬清金降火，益水之上源，故能下通腎氣。」所以天門冬可以補腎益津、通血脈。用天門冬入酒製成天門冬酒，有很好的補益功效。《本草綱目》說天門冬酒「補五臟，調六腑，令人無病」。而且，製成酒，能夠抑制天門冬本身的寒氣。

此外，老年人動脈粥樣硬化、冠心病等可以適當服用天門冬酒，有通利血脈的功效。而健康人服用天門冬酒，則可以延緩衰老，還有美容之功。

天門冬酒

材料：天門冬100克，適量白酒。

做法：將天門冬洗淨，去心切碎，放酒瓶內，加酒至瓶滿，蓋好搖動酒瓶，浸泡半月即可飲用。

菊花酒——滋肝補腎祛頭風

本草語錄

釋名：節華、女節、女華、女莖、日精、傅延年、陰成、周盈、治蘠、金蕊。

氣味：（根、葉、莖、花、實）苦、平，無毒。

主治：能治頭目風熱、眩暈、腦骨疼痛、祛一切風邪，能通利血脈。

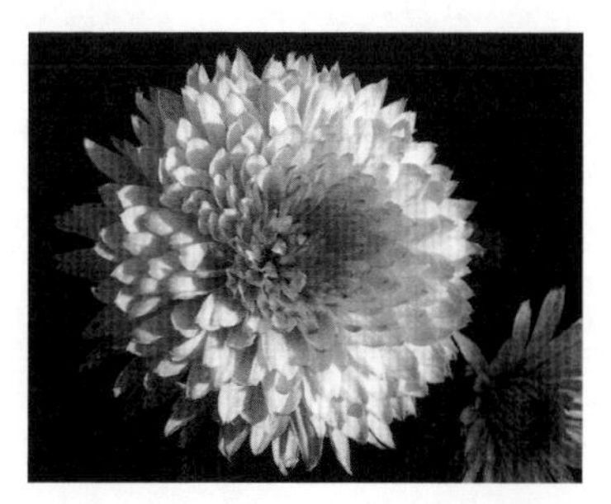

▲菊花

重陽節喝菊花酒是中國古時的傳統習俗。菊花酒在古代被看做是重陽必飲、消災祈福的「吉祥酒」，而且由於菊花酒能疏風除熱、養肝明目、消炎解毒，故具有較高的藥用價值。《本草綱目》中指出，菊花酒具有「治頭風、明耳目、治百病」的功效，「用甘菊花煎汁，同麴、米釀酒，或加地黃、當歸、枸杞諸藥亦佳。」

甘菊花辛、甘，能夠疏散風寒、平肝明目。將菊花製成酒，借酒的走竄之性，能夠治頭風、清頭竅，而加入地黃、當歸、枸杞子，還能有滋補肝腎的作用。

菊花酒

材料：甘菊花500克，生地黃300克，枸杞子、當歸各100克，糯米3000克，酒麴適量。

做法：將前4味水煎2次，取濃汁2500cc，備用；取藥汁500cc，將糯米浸濕，瀝乾，蒸飯，待涼後，與酒麴（壓細）、藥汁拌勻，裝入瓦壇中發酵，如常法釀酒，味甜後去渣即成。

每次服20～30cc，日服2次。本品養肝明目、滋陰清熱，用於肝腎不足之頭痛、頭昏目眩、耳鳴、腰膝酸軟、手足震顫等症。

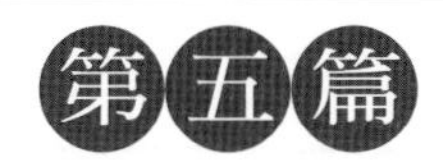

四季常變化，養生需合時

春溫、夏熱、秋涼、冬寒，由春到冬的四季是一個不斷變化的陰陽消長過程，因此人們要想使得體內陰陽平衡，百病莫生，就要順應四時的變化，選擇適宜的本草來調攝人體，以達到陰陽平衡、臟腑協調、氣血充盛、經絡通達、情志舒暢的養生保健目的。

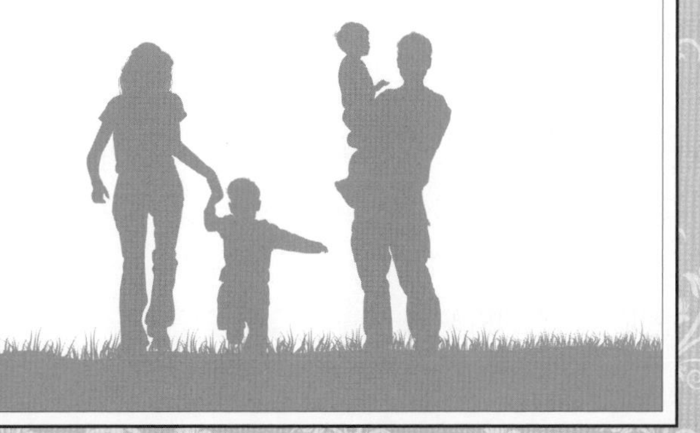

第一章 春季養生方：本草護體，讓陽氣生發

春季，別讓肝氣和萬物一起生發

《紅樓夢》中的林黛玉每至春分時節，就屢發咳嗽、痰血之疾，大家都知道她肺不好，卻不知道她的毛病也與肝有關係。肝臟在五行中對應「木」，而春季為草木繁榮的季節。是生發的季節，在這種生發之際，自幼多愁善感的林妹妹很容易造成肝氣鬱結，而橫逆犯肺，就會引起痰血，所以每到春季林黛玉的病情就加重。因此，春天一定要注意養好肝。那麼該怎麼養呢？

在飲食保養方面，宜多吃一些溫補陽氣的食物。《本草綱目》記載，蔥、蒜、韭菜是益肝養陽的佳品，菠菜舒肝養血，宜常吃。大棗性平味甘，養肝健脾，春天可常吃多吃。春季除保肝外，還要注意補充微量元素硒，多吃富含硒的動物、植物，如海魚、海蝦、牛肉、鵪鶉蛋、芝麻、杏仁、枸杞子、豇豆、黃花菜等，以提高人體的免疫力，利於保健養生。另外，春天多吃一點薺菜也能夠養肝，《本草綱目》記載，薺菜「利肝和中，明目益胃」。飲用薺菜湯可以補心安神，鞏固肝氣，和順脾胃。

除了飲食上的保養，春季養生還應注重精神調攝。肝主升發陽氣，如果你精神上長期抑鬱的話，就會鬱結一股怨氣在體內，不得抒

發。而要想肝氣暢通，首先要重視精神調養，注意心理衛生。如果思慮過度，日夜憂愁不解，就會影響肝臟的疏泄功能，進而影響其他臟腑的生理功能，導致疾病滋生。春季精神病的發病率明顯高於其他季節，肝病及高血壓患者在春季病情會加重或復發，所以，春季尤應重視精神調攝、心情舒暢，切忌憤然惱怒。按照中醫理論，怒傷肝，故春季養生必須戒怒。

其次是注意加強運動鍛煉。春天陽氣生發，風和日麗，樹林、河水邊的空氣中負氧離子較多，對人體很有利，人們應儘量多到這些地方去活動。在睡眠充足的情況下，還要多行體能鍛煉，參加適量的體力勞動，以舒展筋骨、暢通氣血，增強免疫力與抗病能力。

春天裡，人們常會出現「春困」，表現為精神不振、困乏嗜睡，可以通過運動消除，絕不能貪睡，因為中醫認為「久臥傷氣」，久睡會造成新陳代謝遲緩，氣血循環不暢，筋骨僵硬、脂肪積聚，吸收與運載氧的功能下降，毒素不能及時排出體外，遂致體質虛弱，疾病滋生。所以春天時，應該多到戶外活動活動。

本草小百科

薺菜雞蛋湯

材料：新鮮薺菜，雞蛋，精鹽、味精適量。

做法：新鮮薺菜去雜洗淨，切成段，放進盤內，將雞蛋打入碗內攪勻。炒鍋上旺火，放水加蓋燒沸，放入植物油，接著放入薺菜，再煮沸，倒入雞蛋稍煮片刻，加入精鹽、味精調味，即成。

點評：補心安神，鞏固肝氣，和順脾胃。

春養肝，不要「以形補形」

中國民間有很多關於養生的老經驗，比如「以形補形」。所謂「以形補形」也就是用動物的五臟六腑來治療人體相應器官的疾病，或者吃一些跟人體某些器官形狀類似的食物，以達到補養的目的，比如用動物血來補血，以核桃補腦等。這些都是可取的，但是「以肝補肝」就有些不妥了，尤其是春天，千萬不要以肝補肝。

在春天這一肝臟生發的季節，不要以形補形，否則肝火會越吃越旺，也就是《金匱要略》中所說的：「春不食肝，夏不食心，秋不食肺，冬不食腎。」而且進食動物肝臟並不能直接作用於人體肝臟，尤其是肝病患者，如果寄望吃動物肝臟來治病，不僅不能收效，甚至會引起反作用。像脂肪肝，是脂肪代謝異常引起的肝病，病毒性肝炎是病毒引起的臟器性損傷，這些疾病吃動物肝臟是無法治好的。

保肝飲食有如下原則：多吃蔬菜和水果；少吃動物油和肥肉；醃製食品易致微生物污染，會傷肝。可適當補充維生素B和礦物質，如穀類食物。千萬不要酗酒，不要空腹喝酒，空腹喝酒更容易吸收乙醛。《本草綱目》記載了很多護肝的食物，其中有野生薑，性平、味甘，能「補肝明目，常服有延年益壽的作用」，用野生薑配米湯就有很好的補養效果。

此外，肝臟有解毒功能，因此一些對肝臟好的食品也是優秀的排毒食品，如綠豆、小米，各類富含豐富維生素C的水果，像是奇異果、鮮棗等，蛋白、牛奶、魚類平時也可多吃一些。

中醫認為肝主藏血，一部分血是滋養肝臟自身，一部分是調節全身血量。血液分佈全身，肝臟自身功能的發揮也要有充足的血液滋養。如果滋養肝臟的血液不足，人就會感覺頭暈目眩、視力減退。凌晨一點到三點這段時間是肝經當令，也就是肝的氣血最旺的時候，這時人體內部陰氣下降，陽氣繼續上升，我們的一切活動也應該配合這個過程，而不要違逆它。也就是說，這個時候我們最好已經入睡，才能好好養肝血。

雖然睡覺養肝是再簡單不過的事，但是對於很多經常應酬的人來說，凌晨一兩點鐘可能正在興頭上，一筆生意就要談成了，精神正處於興奮狀態，根本不可能睡覺。其實，這是非常傷肝的，現在有很多得B肝、脂肪肝的人，就是不注意養肝造成的。

本草小百科

野生薑配米湯

材料：野生薑（也叫老虎薑）兩斤，蔓菁子一斤。

做法：共同九蒸九曬，研為細末。每服二錢，米湯送下。

點評：補肝明目，益壽延年。

春天補陽氣，首選是韭菜

本草語錄

釋名：草鐘乳、起陽草。

氣味：辛、微酸、微澀，無毒。

主治：煮食歸腎壯陽，止泄精，暖腰膝。

韭菜也叫起陽菜、壯陽菜，是中國傳統蔬菜，它顏色碧綠、味道濃郁，自古就享有「春菜第一美食」的美稱。這是因為春天氣候漸暖，人體內的陽氣開始生發，需要保護陽氣，而韭菜性溫，可祛陰散寒，是養陽的佳蔬良藥，所以春天一定要多吃韭菜。

韭菜的味道以春天時最美，自古以來，讚揚春韭者不計其數。「夜雨剪春韭，新炊間黃粱。」這是唐朝大詩人杜甫的名句。《山家清供》載，六朝的周顒，清貧寡欲，常年食蔬。文惠太子問他蔬食何味最勝？他答曰：「春初早韭，秋末晚菘。」《本草綱目》也記載「正月蔥，二月韭」，就是說，農曆二月生長的韭菜最有利於人體健康。

按照中醫「四季側重」的養生原則，春季補五臟應以養肝為先，而它正是溫補肝腎的首選食物。但是到了夏季就不宜過多食用韭菜，因為這個時期韭菜已老化，纖維多而粗糙，不易被吸收，多食易引起腹脹、腹瀉。

韭菜性溫，味甘、辛，具有補腎壯陽、溫中開胃、活血化淤之功效，可以治療跌打損傷、噎嗝、反胃、腸炎、吐血、鼻出血、胸痛、陽痿、早洩、遺精、多尿等症，及有擴張血管、降低血脂、有效預防心肌梗死的作用。

韭菜中含膳食纖維較多，有預防便秘和腸癌的作用；所含α-胡蘿蔔素、β-胡蘿蔔素可預防上皮細胞癌變；所含維生素C和維生素E均能抗氧化，幫助清除氧自由基，既可提高人體的免疫力，又可增強人體的性功能，並有抗衰老的作用。

此外，春天人體肝氣易偏旺，從而影響脾胃消化吸收功能，此時多吃韭菜可增強人體的脾胃之氣，對肝功能也有益處。《詩經．國風豳風》：「四之日其蚤，獻羔祭韭。」說明在幾千年前，韭菜已是祭品，在菜蔬中地位很高。《禮記》也說，庶人春薦韭，配以「卵」，大概是用雞蛋炒韭黃祭祖宗之意。

需要注意的是，韭菜不要與白酒、蜂蜜、牛肉、菠菜同食。

本草小百科

蝦仁韭菜

材料：蝦仁30克，韭菜250克，雞蛋1個，鹽、玉米粉、植物油、麻油各適量。

做法：韭菜擇洗乾淨，切3公分長段備用；雞蛋攪拌均勻，加入玉米粉、麻油調成蛋糊，把蝦仁倒入拌勻待用。

炒鍋燒熱倒入植物油，待油熱後下蝦仁翻炒，蛋糊凝住蝦仁後放入韭菜同炒，待韭菜炒熟，放鹽、淋麻油，攪拌均勻即可起鍋。

點評：補腎陽、固腎氣、通乳汁。

春季補血看「紅嘴綠鸚哥」

本草語錄

釋名：菠稜、波斯草、赤根菜、鸚鵡菜。

氣味：（菜、根）甘、冷、滑，無毒。

主治：通血脈，開胸膈，下氣調中，止渴潤燥。

「紅嘴綠鸚哥」是指哪種蔬菜呢？有經驗的細心讀者肯定知道，指的就是紅色根綠色葉子的菠菜。菠菜的根是紅色的，所以又叫赤根菜。菠菜是一年四季都有的蔬菜，但是以春季為佳，此時食用菠菜，最具養血之功。

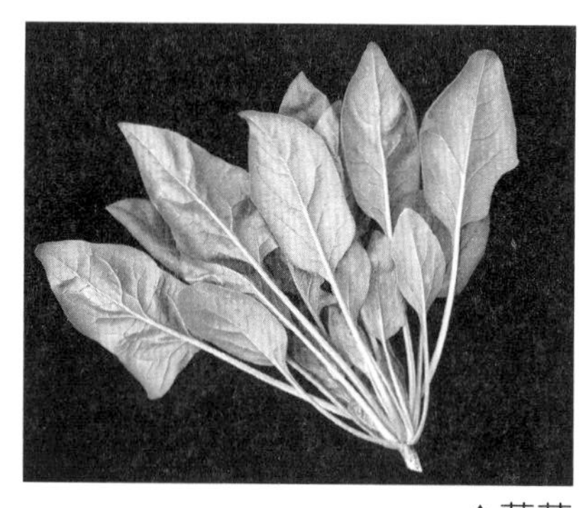
▲菠菜

中醫學認為，菠菜有養血、止血、潤燥之功。《本草綱目》中記載：菠菜通血脈，開胸膈，下氣調中，止渴潤燥。菠菜對解毒、防春燥頗有益處。

春季要養肝，而菠菜可養血滋陰，對春季裡因為肝陰不足引起的高血壓、頭痛目眩、糖尿病和貧血等都有較好的治療作用，並且也有「明目」的作用。

值得注意的是，菠菜雖好，但也不能多食。因為含草酸較多，有礙人體對鈣的吸收，故吃菠菜時宜先用沸水燙軟，撈出再炒。由於嬰幼兒急需補鈣，有的還患有缺鈣、軟骨病、腎結石、腹瀉等，則應少吃或暫戒食菠菜。

本草小百科

菠菜粥

材料：菠菜500克、粳米500克，食鹽、味精各適量。

做法：將菠菜洗淨，在沸水中燙一下，取出切段備用。

粳米洗淨後置於鍋內，加入適量水，熬煮至粳米熟時，將菠菜放入粥中，繼續熬煮至成粥時停火，再放入鹽、味精即可。

點評：養血潤燥。適用於貧血，大便秘結及高血壓等。

香椿，讓你的身心一起飛揚

本草語錄

釋名：香者名椿，臭者名樗。山樗名栲、虎目樹、大眼桐。

氣味：（白皮及根皮）苦、溫，無毒。

主治：具有清熱利濕、利尿解毒之功效。

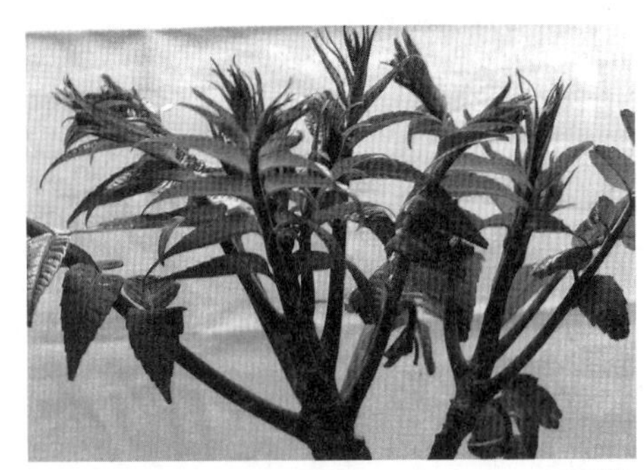
▲香椿

香椿又名香椿芽。椿芽是椿樹在早春枝頭上生長出來的帶紅色的嫩枝芽，因其清香濃郁，故名香椿。《書經》上稱香椿為「杶」，《山海經》上稱「種」，《唐本草》稱「椿」。早在漢朝，就有食用香椿的記載，從唐代起，它就和荔枝一樣成為南北兩大貢品，深受皇上及宮廷貴人們的喜愛。宋蘇頌盛讚其：「椿木實而葉香，可啖。」清代有春天吃椿芽的習俗，謂之「吃春」，寓有迎新之意。民間有「門前一株椿，春菜常不斷」之諺，和「雨前椿芽嫩無絲」之說。

香椿長在椿樹的枝頭，又在早春就開始生長，這表明它自身有很強的生長力，代表著蓬勃向上的一種狀態，春天要養陽，香椿絕對是一個很好的選擇。

關於香椿的藥用功能，據《本草綱目》和《食療本草》記載，香椿具有清熱利濕、利尿解毒之功效，可清熱解毒、澀腸、止血、健脾理氣、殺蟲及固精。現代醫學證實，香椿含有維生素E和性激素物質，有抗衰老和補陽滋陰的作用，故有「助孕素」的美稱；香椿是輔助治療腸炎、痢疾、泌尿系統感染的良藥；香椿含有豐富的維生素C、胡蘿蔔素等，有助於增強機體免疫功能，並有潤滑肌膚的作用，是保健美容的佳品。但是，香椿為發物，多食易誘使痼疾復發，故慢性疾病患者應少食或不食。

本草小百科

香椿拌豆腐

材料：豆腐500克，嫩香椿50克，鹽、味精、麻油各適量。

做法：豆腐切塊，放鍋中加清水煮沸瀝水，切小丁裝盤中。將香椿洗淨，稍焯，切成碎末，放入碗內，加鹽、味精、麻油，拌勻後澆在豆腐上，即可。

點評：潤膚明目，益氣和中，生津潤燥，適用於心煩口渴、胃脘痞滿、目赤、口舌生瘡等病症。

春困不是不可解，解乏能手食中尋

民間有句俗語：「春困秋乏夏打盹。」所謂春困，就是春天來臨時很多人感覺困倦疲乏，沒有精神，一天到晚昏昏欲睡。為什麼春天愛犯睏呢，因為春天陽氣上升，人體生理機能隨氣溫的上升發生變化，臟腑所需供血量增加，而供給大腦的血與氧就相對減少，這樣就影響了大腦的興奮性，人就變得困倦疲乏。

不過，春困也不是不可解。《本草綱目》中主張「以蔥、蒜、韭、蓼、蒿、芥等辛辣之菜，雜和而食」。這些本草都具有辛甘發散性質，春季適當進食一些這樣的辛辣本草，有助春天陽氣生發，而且能夠刺激精神，解春困。

此外，現代醫學也證實，適當調整飲食，對防止春困是很有效的。除了《本草綱目》提到的辛辣本草，我們在春天還可以多吃以下這些食物：

1.富含鉀的食物：人體缺鉀，肌肉就會疲乏無力，也容易導致犯困，而海藻類食品一般含鉀較多，例如紫菜、海帶等，因此春天應多喝點紫菜湯、海帶湯等。此外，菠菜、莧菜、香菜、油菜、甘藍、芹菜、大蔥、青蒜、馬鈴薯、山藥、鮮豌豆、毛豆、大豆及其製品含鉀也較多；水果以香蕉含鉀最豐富。隨著氣溫升高，多喝茶也大有好處，茶葉中含鉀豐富，多喝茶既能解渴，又可補鉀，一舉兩得。

2.鹼性食物：酸性體質的人，經常會無緣無故出現身體疲勞、精神不振，特別在春天比正常人容易犯困，因此，多吃鹼性食物，將體內環境「調到」鹼性，是預防春困的好方法。需要注意的是，人們通常會認為酸的東西就是酸性食物，比如葡萄、草莓、檸檬等，其實這些東西正是典型的鹼性食物。此外，茶葉、海帶，尤其是天然綠藻富含葉綠素，都是很好的鹼性食物，不妨多吃點。

總而言之，調理好飲食，再適當增加一些戶外運動，對防止春困都是很有好處的。

第二章 夏季養生方：尋覓本草中的解毒祛暑方

夏天一碗綠豆湯，解毒去暑賽仙方

本草語錄

釋名：綠豆以色綠而得名。

氣味：甘、寒，無毒。

主治：消腫下氣解熱毒，生綠豆搗爛絞汁服，治丹毒、風疹煩熱，熱氣奔豚，解藥毒。

《本草綱目》記載，綠豆味甘，性涼，有清熱、解毒、去火的功效，是中醫常用來解多種食物或藥物中毒的一味中藥。綠豆富含維生素B、葡萄糖、蛋白質、澱粉酶、氧化酶、鐵、鈣、磷等多種成分，常飲綠豆湯能幫助排出體內毒素，促進人體的正常代謝。許多人在進食油膩、煎炸、熱性的食物之後，很容易出現皮膚癢的症狀，長暗瘡和痱子，這是由於濕毒溢於肌膚所致。綠豆具有強力解毒功效，可以解除多種毒素，現代醫學也證明，綠豆可以降低膽固醇，又有保肝和抗過敏作用。

在酷熱難耐的夏天，人們都知道喝綠豆湯可清熱解毒。民間廣為流傳「夏天一碗綠豆湯，解毒去暑賽仙方」的諺語。其實，早在古代，人們就懂得用綠豆湯清熱解毒。夏季，人體內的陽氣最旺，但這時由於天氣炎熱，人們往往會吃很多寒涼的東西，損傷陽氣，而綠豆雖性寒，可清熱解暑，但它同時有養腸胃，補益元氣的功效，實在是夏天的濟世良穀。

關於綠豆的功效，唐朝孟洗有云：「補益元氣，和調五味，安精神，行十二經脈，去浮風，益氣力，潤皮肉，可長食之。」清朝王士雄在《隨息居飲食譜》稱其「甘涼。煮食清膽養胃，解暑止渴，潤皮膚，消水腫，利小便，止瀉痢，……」。中醫認為，綠豆性味甘寒，入心、胃經，具有清熱解毒、消暑利尿之功效。《本草綱目》記載：綠豆消腫下氣，治寒熱，止瀉痢，利小便，除脹滿，厚實腸胃，補益元氣，調和五臟，安精神，去浮風，潤皮膚，解金石、砒霜、草木等一切毒。現代研究認為綠豆的功效主要有以下幾種：

1.綠豆中所含蛋白質、磷脂均有興奮神經、增進食欲的功能，為人體許多重要臟器所必需的營養。

2.綠豆中的多糖成分能增強血清脂蛋白酶的活性，使脂蛋白中甘油三酯水解，達到降血脂的療效，可防治冠心病、心絞痛。

3.綠豆中含有一種球蛋白和多糖，能促進動物體內膽固醇在肝臟中分解成膽酸，加速膽汁中膽鹽分泌，並降低小腸對膽固醇的吸收。

4.綠豆對葡萄球菌以及某些病毒有抑制作用，能清熱解毒。

5.綠豆含豐富的胰蛋白酶抑制劑，可以保護肝臟，減少蛋白分解，從而保護腎臟。

綠豆雖然有諸多好處，但還是要提醒您，體質虛弱的人，不要多喝綠豆湯，從中醫的角度看，寒症的人也不要多喝。另外，由於綠豆具有解毒的功效，所以正在吃中藥的人也不要多吃。

本草小百科

綠豆薏米粥

材料：綠豆20克，薏仁20克，冰糖適量。

做法：薏仁及綠豆洗淨後，用清水浸泡隔夜。

薏仁加3杯水放入鍋內，用大火煮沸後，改用小火煮半小時，再放入綠豆煮至熟爛，加入冰糖調味即可。

點評：清熱補肺、消暑利水、美白潤膚。

夏季消暑佳蔬當屬「君子菜」——苦瓜

本草語錄

釋名：錦荔枝、癩葡萄。

氣味：苦、寒，無毒。

主治：除邪熱，解勞乏，清心明目。

苦瓜味甘，性平。中醫認為，苦瓜有解毒排毒、養顏美容的功效，《本草綱目》中說苦瓜「除邪熱，解勞乏，清心明目」。現代醫學研究發現，苦瓜中存在一種具有明顯抗癌作用的活性蛋白質，這種蛋白質能夠激發體內免疫系統的防禦功能，增加免疫細胞的活性，清除體內的有害物質。

苦瓜雖然口感略苦，但餘味甘甜，盛夏時節，用苦瓜做菜佐食，能消暑滌熱，讓人胃口大開。苦瓜從不把苦味滲入別的配料，所以又有「君子菜」的美名。

苦瓜營養十分豐富，所含蛋白質、脂肪、碳水化合物等在瓜類蔬菜中較高，特別是維生素C含量，每100克高達84毫克，約為冬瓜的5倍，黃瓜的14倍，南瓜的21倍，居瓜類之冠。苦瓜還含有粗纖維、胡蘿蔔素、苦瓜苷、磷、鐵和多種礦物質、氨基酸等。苦瓜的苦味，含有抗瘧疾的奎寧，奎寧能抑制過度興奮的體溫中樞，因此，苦瓜有清熱解毒的功效。苦瓜還含有較多的脂蛋白，可促使人體免疫系統抵抗癌細胞，經常食用，可以增強人體免疫功能。

歷代醫學都認為它有清暑滌熱，明目解毒的作用。如李時珍說：「苦瓜氣味苦、寒、無毒，具有除邪熱，解勞乏，清心明目，益氣壯陽的功效。」《隨息居飲食譜》載：「苦瓜青則苦寒、滌熱、明目、清心。可醬可醃，鮮時燒肉先瀹去苦味，雖盛夏肉汁能凝，中寒者勿食。熟則色赤，味甘性平，養血滋甘，潤脾補腎。」中醫認為，苦瓜味苦，性寒冷，能清熱瀉火。苦瓜還具有降血糖的作用，這是因為苦瓜中含有類似胰島素的物質，所以它也是糖尿病患者的理想食品。

夏季吃苦瓜可以清熱解暑同時又可補益元氣，可貴的是苦瓜還有補腎壯陽的功效，這對於男人來說是很好的選擇，當然女人同樣也需要補腎。

苦瓜可烹調成多種風味菜肴，苦瓜名菜不少，如青椒炒苦瓜、醬燒苦瓜、乾煸苦瓜、苦瓜燒肉、苦瓜燉牛肉、苦瓜燉黃魚等，都色美味鮮。苦瓜製蜜餞，甜脆可口，有生津醒腦作用，苦瓜泡製的涼茶，飲後消暑怡神，煩渴頓消。

但是，儘管夏天天氣炎熱，人們也不可吃太多苦味食物，並且最好搭配辛味的食物，如辣椒、胡椒、蔥、蒜等，這樣可避免苦味入心，有助於補益肺氣。另外，脾胃虛寒及腹痛、腹瀉者忌食。

本草小百科

苦瓜粥

材料：苦瓜100克，大米50克，冰糖適量。

做法：先把大米淘淨，再將苦瓜洗淨，剖開去子，切成片。

將大米和苦瓜一起放入鍋中加適量水煮粥，粥快好時，放入冰糖攪拌均勻即可。

點評：清熱祛暑、降糖降脂。

夏日吃西瓜，藥物不用抓

本草語錄

釋名：寒瓜。

氣味：苦、寒，無毒。

主治：消煩解渴，解暑熱。

西瓜又叫水瓜、寒瓜、夏瓜，堪稱「瓜中之王」，因是漢代時從西域引入的，故稱「西瓜」，它味道甘甜、多汁、清爽解渴。西瓜生食能解渴生津，解暑熱煩躁。民諺有云：夏日吃西瓜，藥物不用抓。說明暑夏最適宜吃西瓜，不但可解暑熱、發汗多，還可以補充水分。

關於西瓜的功效，《本草綱目》中記載其「性寒，味甘；清熱解暑、除煩止渴、利小便」。西瓜含有的瓜氨酸，不僅具有很強的利尿作用，是治療腎臟病的靈丹妙藥，對因心臟病、高血壓以及妊娠造成的水腫也很有效；西瓜可清熱解暑，除煩止渴。西瓜中含有大量的水分，在急性熱病發燒、口渴汗多、煩躁時，吃上一塊又甜又沙、水分充足的西瓜，症狀會馬上改善；吃西瓜後尿量會明顯增加，由此可以減少膽色素的含量，並可使大便通暢，對治療黃疸有一定作用。

但西瓜性寒，脾胃虛寒及便溏腹瀉者忌食；含糖分也較高，糖尿病患者當少食。

本草小百科

冷藏西瓜不宜多吃

在炎熱的夏天，許多人喜歡吃放入冰箱冷藏的西瓜，以求涼快，但長時間吃冰西瓜會損傷脾胃。這是因為西瓜切開後經較長時間冷藏，瓜瓤表面形成一層膜，冷氣被瓜瓤吸收，瓜瓤裡的水分往往結成冰晶，人咬食「冰」的西瓜時，口腔內的唾液腺、舌部味覺神經和牙周神經都會因冷刺激幾乎處於麻痹狀態，以致難以「品」出西瓜的好滋味，還會刺激咽喉，引起咽炎或牙痛等不良反應。另外，多吃冷藏西瓜會損傷脾胃，影響胃液分泌，使食欲減退，造成消化不良，特別是老年人消化機能減退，吃後易引起厭食、腹脹痛、腹瀉等腸道疾病。

因此，西瓜不宜冷藏後再吃，最好是現買現吃。如果買回的西瓜溫度較高，需要冷處理一下，可將西瓜放入冰箱降溫，適宜溫度為15℃，西瓜在冰箱裡的時間不應超過兩小時，這樣既可防暑降溫，又不傷脾胃，還能吃出西瓜的真滋味。

夏吃茄子，清熱解毒又防痱

本草語錄

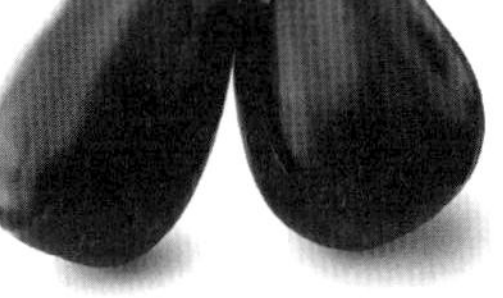
▲茄子

釋名：落蘇、昆化瓜、草鱉甲。

氣味：甘、微寒，無毒。

主治：寒熱，五臟勞；散血止痛，消腫寬腸。

茄子是夏秋季節最大眾化的蔬菜之一，茄子富含蛋白質、脂肪、碳水化合物、維生素及鈣、磷、鐵等多種營養成分，特別是維生素P的含量很高，經常吃些茄子，有助於防治高血壓、冠心病、動脈硬化和出血性紫癜。

《隨息居飲食譜》說茄子有「活血、止血、消癰」的功效，夏天常食茄子尤為適宜，它有助於清熱解毒，容易生痱子、生瘡癤的人，夏季多吃茄子可有預防作用。而且，《本草綱目》中說：「茄子性寒利，多食必腹痛下利。」所以，這種寒性蔬菜最適宜的季節應該是夏季，進入秋冬季節後還是少吃為宜。

茄子可炒、燒、蒸、煮，也可油炸、涼拌、做湯，不論葷素都能烹調出美味的菜肴，且茄子善於吸收肉類的鮮味，因此配上各種肉類，其味道更加鮮美。

本草小百科

清蒸茄子

材料：茄子兩個，油、鹽少許。

做法：把茄子洗淨切開放在碗裡，加油、鹽少許，隔水蒸熟食用。

點評：清熱、消腫、止痛，可用於內痔發炎腫痛、便血，高血壓、便秘等症。

夏季本草滅火方，因臟而異

由於夏季氣候炎熱，因此人們易上火，然而，上火也分不同的種類，針對不同的「火」，就要選擇不同的本草來滅「火」。

1.心火：心火分虛實兩種。虛火表現為低熱、盜汗、心煩、口乾等；實火表現為反復口腔潰瘍、口乾、小便短赤、心煩易怒等。蓮子30克（不去蓮心），梔子15克（用紗布包紮），加冰糖適量，水煎，吃蓮子喝湯。

2.肝火：肝火表現為頭痛、頭暈、耳鳴、眼乾、口苦口臭、兩肋脹痛。川貝母10克搗碎成末，梨2只，削皮切塊，加冰糖適量，清水適量燉服。

3.肺火：肺火通常表現為乾咳無痰或痰少而黏、潮熱盜汗、手足心熱、失眠、舌紅。豬肝一副，菊花30克（用紗布包好），共煮至肝熟，吃肝喝湯。

4.胃火：胃火分虛實兩種。虛火表現為輕微咳嗽、飲食量少、便秘、腹脹、舌紅、少苔；實火表現為上腹不適、口乾口苦、大便乾硬。石膏粉30克，粳米、綠豆各適量，先用水煎煮石膏，過濾去渣，取其清液，再加入粳米、綠豆煮粥食之。

5.腎火：腎火表現為頭暈目眩、耳鳴耳聾、腰脊酸軟、潮濕盜汗、五心煩躁。豬腰子2只，枸杞子、山萸肉各15克，共放入砂鍋煮至豬腰子熟，吃豬腰子喝湯。

跟炎熱叫板，自製藥茶防中暑

夏天喝藥茶可以清熱解暑，防止中暑、腹瀉等夏季常見病。藥茶的製作方法很簡單，每種配方劑量在3克左右，只需開水沖泡。在此推薦幾種藥茶：

1. 清咽明目「去火」藥茶

明目茶：現代人已離不開電腦，而長時間盯著電腦螢幕，眼睛容易疲勞。此時，不妨喝點用枸杞子、白菊花、生曬參等配成的藥茶，可有效緩解眼睛疲勞。

利喉清咽茶：由西青果、射干、麥冬、黃芩組成，具有消炎止痛、利喉清咽的作用，尤其是因工作繁忙而導致上火的上班族，這款茶很值得推薦。

2. 養心安神「老年」藥茶

決明子苦丁茶：用炒決明子和苦丁茶等純正中草藥沖泡，具有清熱降火、平肝明目、降血脂和降血壓的功效，特別適合有高血壓的老年人服用。

養心安神茶：由五味子、旱蓮草、劉寄奴配方，可防治失眠多夢、頭痛頭昏、神經衰弱等。

注意，藥茶雖能防暑，但藥性偏涼，脾胃虛寒的人不宜過多服用，以免胃部不適。即便適合服用，在入睡前和空腹時也不要喝藥茶。

3. 美容養顏「女性」藥茶

養顏茶：由靈芝、玉竹、麥冬等組成，具有養陰生津、安神健胃的功效。

三花清涼茶：該藥茶由三種花組成，分別是杭白菊、野菊花和金銀花，有清熱解毒、平肝明目的功效。

4. 老少皆宜「全能」藥茶

六月神仙茶：以六一散、青蒿、荷葉為主料，該藥茶具有清熱解毒、利濕消暑的作用，老少皆宜。

消暑茶：以金銀花、藿香、生地為配方，具有清熱解毒、消腫祛暑的功效，每天喝一杯，可預防中暑、熱傷風等。

清熱解暑，「香薷飲」功不可沒

本草語錄

釋名：香葇、香茸、香菜、蜜蜂草。

氣味：辛、微溫，無毒。

主治：去熱風；下氣，除煩熱，療嘔逆冷氣。

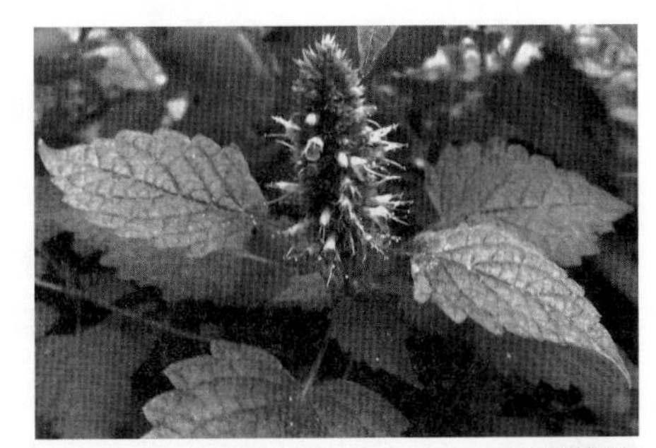
▲香薷飲

香薷飲是中醫有名的方劑，是夏日解暑的良方，由香薷散演變而來，藥味相同，製成散劑叫香薷散，熬成煎劑就是香薷飲。此方源自宋代的《太平惠民和劑局方》，由香薷、厚樸、扁豆三味藥組成。香薷素有「夏月麻黃」之稱，長於疏表散寒，祛暑化濕；扁豆清熱滌暑，化濕健脾；厚樸燥濕和中，理氣開痞，三物合用，共奏外解表寒，內化暑濕之效。按《紅樓夢》所述，林黛玉的「中暑」，不過是她到了清虛觀之後，因天氣炎熱，尋那陰涼所在多待了一會兒，因身子骨虛弱，便受了寒，得了病。所以她的中暑屬於陰暑，但並不嚴重，故服用「香薷飲」，顯為對症之方。

此方的主藥香薷，又名西香薷，是唇形科植物海洲香薷的帶花全草。全身披有白色茸毛，有濃烈香氣。中醫認為，香薷性味辛、微溫，入肺、胃經，有發汗解表，祛暑化濕，利水消腫之功，外能發散風寒而解表，內能祛暑化濕而和中，性溫而為燥烈，發汗而不峻猛，故暑天感邪而致惡寒發熱，頭重頭痛，無汗，胸悶腹痛，吐瀉者尤適用。《本草綱目》上說：「世醫治暑病，以香薷為首藥。」《本草正義》記載：「香薷氣味清冽，質又輕揚，上之能開泄腠理，宣肺氣，達皮毛，以解在表之寒；下之能通達三焦，疏膀胱，利小便，以導在裡之水。」

藥理研究指出，香薷發散風寒，有發汗解熱作用，並可刺激消化腺分泌及胃腸蠕動，對腎血管能產生刺激作用而使腎小管充血，濾過壓增高，呈現利尿作用。因此，夏日常用香薷煮粥服食或泡茶飲用，既可預防中暑，又可增進食欲；但香薷有耗氣傷陰之弊，氣虛、陰虛、表虛多汗者不宜選用。

除此之外，香薷還能祛暑化濕，故在暑天因涼飲所引起的怕冷發熱無汗及嘔吐腹瀉等症，是一味常用的藥品。但其性溫辛散，多適用於陰暑病症，正如前人所說：「夏月之用香薷，猶冬月之用麻黃。」故在臨床用於祛暑解表時必須具備怕冷及無汗的症候。如屬暑濕兼有熱象的，可配黃蓮同用。至於暑熱引起的大汗、大熱、煩渴等症，就不是香薷的適用範圍了。

本草小百科

香薷飲

材料：香薷10克，白扁豆、厚樸各5克。

做法：將三藥擇淨，放入藥罐中，加清水適量，浸泡10分鐘後，水煎取汁。分次飲服，每日1劑。

點評：可解表散寒，化濕中和，適用外感於寒、內傷於濕所致的惡寒發熱、頭重頭痛、無汗胸悶或四肢倦怠、腹痛吐瀉等。

第三章 秋季養生方：妙用本草，從內到外潤燥

遠離燥邪，將滋陰進行到底

很多人一到秋天，精神就開始萎靡，心情的顏色也灰暗了下去，這種狀態也就是常說的「悲秋」。在秋季，陽氣開始收滅，陰氣初升，天氣由暖轉涼，因此，人在秋季養生應順應自然界的變化，著眼於「收斂」。到了秋天，春夏的熱鬧被「落木蕭蕭」的景象所代替，因此人難免傷感，表現出抑鬱、煩躁等不良情緒。這些消極的情緒會潛移默化地影響人的臟腑功能和氣血運行，有損健康。因此，要培養積極、樂觀的正面情緒。

由於在夏季出汗過多，體液損耗較大，身體各組織都會感覺缺水，人在秋季就容易出現口乾舌燥、便秘、皮膚乾燥等病症，也就是人們常說的「秋燥」；而預防秋燥，補水首當其衝。秋季天氣乾燥，要多吃滋陰潤燥的食物，梨、糯米、蜂蜜等都是不錯的選擇；酸性食物具收斂、補肺的功能，要多吃些；不要吃辛辣食物。

《本草綱目》裡說，麥冬可以養陰生津，潤肺清心，用於肺燥乾咳，津傷口渴，心煩失眠，內熱消渴，腸燥便秘等都有效；而百合入肺經，補肺陰，清肺熱，潤肺燥而止，對「肺臟熱，煩悶咳嗽」有效。所以，要防止秋燥，用麥冬和百合最適宜。

具體如何來滋陰潤燥呢？有這些小竅門：

1.少說點話補氣：少說話是為了保護肺氣，當人每天不停說話時會傷氣，其中最易傷害肺氣和心氣。補氣不妨試試西洋參麥冬茶。

西洋參麥冬茶

材料：西洋參10克、麥冬10克。

做法：泡水，代茶飲，每天1次。

2.多食百合，潤膚又潤肺：秋天對應人體的肺臟，而肺臟主管人體皮膚，所以皮膚的好壞與人體肺臟有關。食物以多吃百合為最佳，這是因為百合有潤肺止咳、清心安神、補中益氣的功能。秋天多風少雨，氣候乾燥，皮膚更需要保養，多食百合有滋補、養顏、護膚的作用。但百合因其甘寒質潤，凡風寒咳嗽、大便溏泄、脾胃虛弱者忌用。《本草綱目》中記載了這樣一個潤肺的方子。

蜜蒸百合

材料：百合、蜂蜜。

做法：用新百合四兩，加蜜蒸軟，時時含一片吞津。

除此之外，《本草綱目》中記載梨肉有清熱解毒、潤肺生津、止咳化痰等功效，生食、榨汁、燉煮或熬膏，對肺熱咳嗽、麻疹及老年咳嗽、支氣管炎等症有較好的治療效果，若與荸薺、蜂蜜、甘蔗等榨汁同服，效果更佳；但梨是寒性水果，寒性體質、脾胃虛弱的人應少吃。香蕉有潤腸通便、潤肺止咳、清熱解毒、助消化和健腦的作用，但胃酸過多者不宜吃香蕉，胃痛、消化不良、腹瀉者也應少吃。

總之，秋季人體內的陽氣順應自然界的變化，也開始收斂，因此不宜添加過多的衣服，但深秋時候天氣變冷，應加衣以預防感冒；運動也是一個不錯的方法，適合在秋季進行的運動有打羽毛球、爬山、慢跑、散步、打籃球、登山等。有種簡便的方法是：晨起閉目，採取坐勢，叩齒36次，舌在口中攪拌，口中液滿後，分三次嚥下，在意念的作用下把津液送到丹田，進行腹式呼吸，用鼻吸氣，舌舔上齶，用口呼氣。連續做10次。

防秋燥，應季水果要多吃

入秋以後，空氣乾燥，中醫把這種氣候特點稱為「燥」。秋燥是外感六淫的病因之一，人體極易受燥邪侵襲而傷肺，出現口乾咽燥、咳嗽少痰等各種秋燥病症，而多吃一些水果，有很好的潤燥作用。

這個季節剛好有許多新鮮水果上市，具有滋陰養肺、潤燥生津之功效，是秋季養生保健的最佳輔助食品。《本草綱目》中記載了如下最適合秋季的水果。

1.梨：秋季氣候乾燥，宜多吃潤肺的梨子。

2.柑橘：《本草綱目》說柑橘性涼味甘酸，有生津止咳、潤肺化痰、醒酒利尿等功效，適用於身體虛弱、熱病後津液不足口渴、傷酒煩渴等症，榨汁或蜜煎，治療肺熱咳嗽尤佳。

3.柿子：柿子有潤肺止咳、清熱生津、化痰軟堅之功效。《本草綱目》說鮮柿生食，對肺癆咳嗽、虛熱肺痿、咳嗽痰多、虛勞咳血等症有良效。紅軟熟柿，可治療熱病煩渴、口乾唇爛、心中煩熱、熱痢等症。

4.石榴：《本草綱目》說石榴性溫味甘酸，有生津液、止煩渴作用。凡津液不足、口燥咽乾、煩渴不休者，可作食療佳品。石榴搗汁或煎湯飲，能清熱解毒、潤肺止咳、殺蟲止痢，可治療小兒疳積、久瀉久痢等。

5.葡萄：葡萄營養豐富，酸甜可口，《本草綱目》說葡萄具有補肝腎、益氣血、生津液、利小便等功效。生食能滋陰除煩，搗汁加熟蜜濃煎收膏，開水沖服，治療煩熱口渴尤佳。經常食用，對神經衰弱和過度疲勞均有補益。葡萄製乾後，鐵和糖的含量相對增加，是兒童、婦女和體弱貧血者的滋補佳品。

6.大棗：棗是《本草綱目》中最常提到的一種水果，具有很好的滋補作用。大棗能養胃和脾、益氣生津，有潤心肺、補五臟、療腸澼、治虛損等功效。中醫常用其治療小兒秋痢、婦女臟燥、肺虛咳嗽、煩悶不眠等症，是一味用途廣泛的滋補良藥。

秋令時節，新採嫩藕勝太醫

秋令時節，正是鮮藕應市之時。鮮藕除了含有大量的碳水化合物外，蛋白質和各種維生素及礦物質也很豐富，其味道微甜而脆，十分爽口，是老幼婦孺、體弱多病者的上好食品和滋補佳珍。

蓮藕含有豐富的維生素，尤其是維生素K、維生素C、鐵和鉀的含量高。它常被加工成藕粉、蜜餞、糖片等補品，蓮藕的花、葉、柄，蓮蓬的蓮房、荷花的蓮鬚都有很好的保健作用，可做藥材。

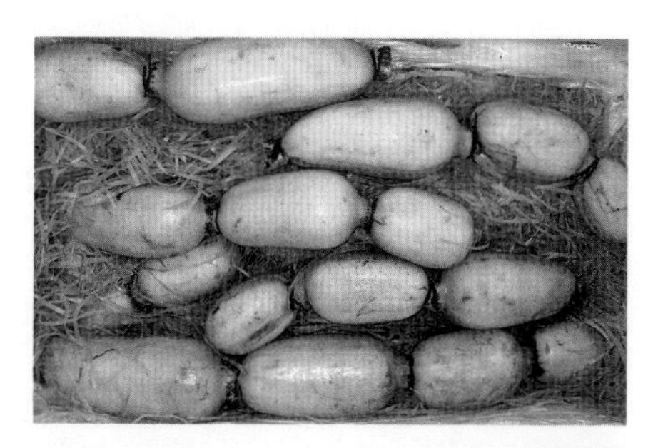

▲蓮藕

中醫認為，生藕性寒，甘涼入胃，可消淤涼血、清煩熱、止嘔渴。適用於煩渴、酒醉、咳血、吐血等症，是除秋燥的佳品。而且婦女產後忌食生冷，唯獨不忌藕，就是因為藕有很好的消淤作用，故民間有「新採嫩藕勝太醫」之說。熟藕，其性也由涼變溫，有養胃滋陰，健脾益氣的功效，是一種很好的食補佳品。而用藕加工製成的藕粉，既富有營養，又易於消化，有養血止血，調中開胃之功效。

具體說來，蓮藕的功效有以下幾種：

1.可養血生津、散淤止血、清熱除濕、健脾開胃。

2.含豐富的單寧酸，具有收縮血管和降低血壓的功效。

3.所含豐富的膳食纖維對治療便秘，促進有害物質排出十分有益。

4.生食鮮藕或擠汁飲用，對咳血、尿血等症有輔助治療作用。

5.含有維生素B_{12}，對防治貧血頗有效。

6.將鮮藕500克洗淨，連皮搗汁加白糖適量攪勻，隨時用開水沖服，可補血、健脾開胃，而且對治療胃潰瘍出血效果頗佳。

藕節也是一味著名的止血良藥，其味甘、澀，性平，含豐富的鞣質、天門冬素，專治各種出血，如吐血、咳血、尿血、便血、子宮出血等症。民間常用藕節六、七個，搗碎加適量紅糖煎服，用於止血，療效甚佳。但凡脾胃虛寒、便溏腹瀉及婦女寒性痛經者均忌食生藕；胃、十二指腸潰瘍者少食。

另外，由於藕性偏涼，所以產婦不宜過早食用，一般在產後1~2周後再吃藕可以逐淤。在烹製蓮藕時要忌用鐵器，以免導致食物發黑。

本草小百科

鮮藕茶

材料：鮮蓮藕250克，紅糖20克。

做法：把洗淨的蓮藕切成薄片，放入鍋中，加水適量，以中火煨煮半小時左右，再加入紅糖拌勻即可。

點評：清熱去火、養胃益血。

枇杷，生津、潤肺、止咳的良藥

本草語錄

釋名：其葉形似琵琶，故名。

氣味：（實）甘、酸、平，無毒；（葉）苦、平，無毒。

主治：（實）止渴下氣，利肺氣，止吐逆，主上焦熱，潤五臟；（葉）煮汁飲，主渴疾，治肺氣熱咳，及肺風瘡，胸面上瘡。

枇杷，又稱臘兄、金丸等，因外形似琵琶而得名。枇杷清香鮮甜，略帶酸味，產自中國淮河以南地區，枇杷與櫻桃、梅子並稱為「三友」。

中醫認為，枇杷性甘、酸、涼，具有潤肺、化痰、止咳等功效。《本草綱目》中說：枇杷「止渴下氣，利肺氣，止吐逆，主上焦熱，潤五臟」；「枇杷葉，治肺胃之病，大都取其下氣之功耳，氣下則火降，而逆者不逆，嘔者不嘔，渴者不渴，咳者不咳矣」。此外，枇杷中所含的有機酸，能刺激消化腺分泌，對增進食欲、幫助消化吸收、止渴解暑有很好的療效；枇杷中含有苦杏仁苷，能夠潤肺止咳、祛痰，治療各種咳嗽；枇杷果實及葉有抑制流感病毒作用，常吃可以預防四時感冒；枇杷葉可晾乾製成茶葉，有泄熱下氣、和胃降逆的功效，為止嘔的良品，可治療各種嘔吐呃逆。

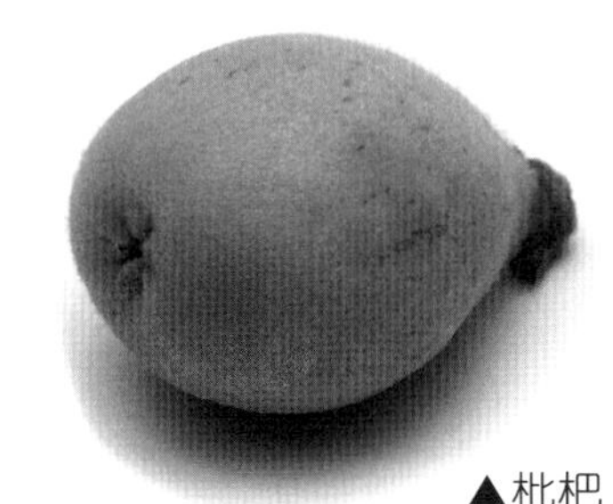
▲枇杷

需要注意的是：脾虛泄瀉者忌食；枇杷含糖量高，糖尿病患者也要忌食。另外，枇杷仁有毒，不可食用。

本草小百科

秋梨枇杷膏

材料：雪梨6個，枇杷葉5片，蜜糖5湯匙，南杏10粒，蜜棗2顆，砂紙1張。

做法：先將5個雪梨切去1/5做蓋，再把梨肉和梨心挖去；把枇杷葉、南杏和蜜棗洗淨，放進梨內。

餘下的1個梨削皮、去心、切小塊，將所有梨肉和蜜糖拌勻，分放入每個雪梨內，蓋上雪梨蓋，放在燉盅裡，封上砂紙，以小火燉2小時，即成。

點評：生津潤肺、止咳化痰。

「多事之秋」應多喝蜂蜜少吃薑

本草語錄

釋名：蜂糖；生岩石者名石蜜、石飴、岩蜜。

氣味：甘、平，無毒。

主治：養脾氣，除心煩，飲食不下，止腸澼、肌中疼痛、口瘡，明耳目。

入秋以後，以乾燥氣候為主，空氣中缺少水分，人體也缺少水分，為了適應秋天這種乾燥的特點，我們就必須經常給自己的身體「補液」，以緩解乾燥氣候對人體的傷害。

我們知道，秋天進行補水是必不可少的，但對付秋燥不能只喝白開水，最佳飲食良方是：「朝朝鹽水，晚晚蜜湯。」換言之，喝白開水，水易流失，若在白開水中加入少許食鹽，就能有效減少水分流失。白天喝點鹽水，晚上則喝點蜜水，這既是補充人體水分的好方法，又是秋季養生、抗拒衰老的飲食良方，同時還可以防止因秋燥而引起的便秘，真是一舉三得。

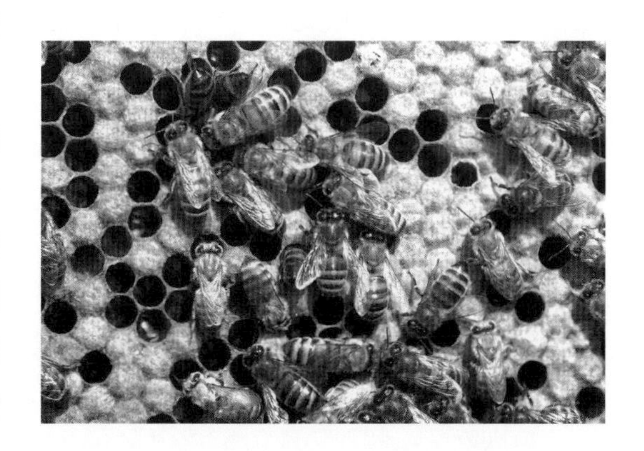

蜂蜜所含的營養成分特別豐富，主要成分是葡萄糖和果糖，兩者的含量達70%，此外，還有蛋白質、氨基酸、維生素A、C、D等。蜂蜜

具有強健體魄、提高智力、增加血紅蛋白、改善心肌等作用，久服可延年益壽。蜂蜜對神經衰弱、高血壓、冠狀動脈硬化、肺病等均有療效。《本草綱目》記載，蜂蜜味甘、性平和，有清熱、補中、解毒、潤燥、止痛等功效，在秋天經常服用蜂蜜，不僅有利於這些疾病的康復，還可防止秋燥對人體的傷害，起到潤肺、養肺的作用。

秋燥時節，儘量不吃或少吃辛辣燒烤之類的食品，這些食品包括辣椒、花椒、桂皮、生薑、蔥及酒等，特別是生薑。這些食品屬於熱性，又在烹飪中失去不少水分，食後容易上火，加重秋燥對人體的危害。當然，將少量的蔥、薑、辣椒作為調味品，問題並不大，但不要常吃、多吃。比如生薑，它含揮發油，可加速血液循環，同時含有薑辣素，具有刺激胃液分泌、興奮腸道、促進消化的功能；生薑還含有薑酚，可減少膽結石的發生。生薑雖有利，但也有弊，因此不可多吃，尤其是在秋天最好少吃，因為秋天氣候乾燥、燥氣傷肺，再加上吃辛辣的生薑，更容易傷害肺部，加劇人體失水、乾燥。古代醫書有記載：「一年之內，秋不食薑；一日之內，夜不食薑。」

當秋天來臨之際，我們最好「晨飲淡鹽水、晚喝蜂蜜水，拒食生薑」，如此便可安然度過「多事之秋」。

秋季進補，養肺補肝七良方

從傳統中醫的五行來看，秋季和肺在五行中屬金，故肺氣最旺，又因金克木，肝屬木，故肝氣較弱，所以秋季進補應重在養肺補肝。《壽親養老新書》中說：「減辛增酸，以養肝氣。」因為秋燥易傷陰，故而應注意少吃辛辣之品，肝氣得以補益，則有助於滋養肺臟。

下面是《本草綱目》中推薦的幾種適合秋季服用的藥茶和藥膳：

1. 芝麻甜杏茶

材料：黑芝麻250克，甜杏仁50克，白糖與蜂蜜各50克。

做法：將黑芝麻炒熟研末，甜杏仁搗爛成泥，與白糖和勻後隔水蒸1～2小時，晾涼後即可。服用時加蜂蜜1～2匙。每次2匙，每日2次。

點評：補益肝腎，潤肺止咳。

2. 桑菊薄荷茶

材料：桑葉、菊花、薄荷各10克。

做法：清水適量煮沸，將桑葉、菊花、薄荷一起投入水中煮10～15分鐘即成。不拘時飲。

點評：疏風散熱、清肝明目，可緩解風熱感冒引致的咳嗽。

3. 蜜蜂藕汁

材料：鮮藕500克，蜂蜜20克。

做法：將鮮藕洗淨後絞汁，加蜂蜜即成。在口中含1～2分鐘後慢慢嚥下。不拘時飲。

點評：清熱涼血、利咽通便，可緩解慢性咽喉炎。

4. 生梨粥

材料：生梨2個，粳米50克，冰糖30克。

做法：粳米淘洗乾淨放適量水煮沸，生梨削皮去核，切成1公分左右的小塊，待粥煮沸後投入梨塊煮至粥稠，加冰糖即可。每次1小碗，每日2次。

點評：生津潤燥，清熱止咳，祛痰降火。

5. 何首烏紅棗粥

材料：何首烏20克，紅棗10枚，粳米50克。

做法：將何首烏洗淨、曬乾、碾碎，粳米、紅棗淘洗乾淨放適量水煮沸，待粥煮沸後投入何首烏碎末攪勻，煮至粥稠即可。每次1小碗，每日2次。

點評：烏髮生髮、平肝降脂，是脂肪肝、高脂血症的輔助食療。

6. 百合枇杷羹

材料：鮮百合、枇杷（去皮、去核）、藕粉各30克，白糖50克。

做法：將洗淨的百合、枇杷肉共用中火煮熟，放入調好的藕粉成羹，再放入白糖。每次1小碗，每日2次。

點評：滋陰潤肺，清熱止咳。

金色的秋季也是盡享美味水果的時候，還可吃一些柚子、檸檬、奇異果、生梨、石榴、柑橘和葡萄等甘酸兼有的水果。因為酸味入肝，甘味入脾，以上水果可補肝健脾，又有滋陰養肺的作用。

第四章 冬季養生方：禦寒生熱，本草有妙方

冬食蘿蔔，溫中健脾，不用醫生開藥方

本草語錄

釋名：蘆葩、雹突、紫花菘、溫菘、土酥。

氣味：（根）辛、甘，無毒；（葉）辛、苦、溫，無毒。

主治：消痰止咳，治肺痿吐血，溫中補不足。同羊肉、銀魚煮食，治勞瘦咳嗽。

民間有句養生俗語「冬吃蘿蔔夏吃薑，不勞醫生開處方」，可見冬天多吃點蘿蔔，是有利於健康的。

為什麼提倡冬天多吃蘿蔔呢？冬季氣溫低，所以人們經常待在室內，飲食上還常進補。進補加上運動少，人的體內易生熱生痰，尤其是中老年人，症狀就更明顯。《本草綱目》記載，蘿蔔可消積滯、化痰、下氣寬中、解毒，所以蘿蔔可以用來消解油膩、去除火氣，又利脾胃、益中氣。多吃一些蘿蔔，溫中健脾，對健康大有補益。

蘿蔔肉多汁濃，味道甘美，有多種烹調方法。在餐桌上，擺上一碗蘿蔔燉羊肉，就是一家老小的養生大餐，做法是：將羊肉去筋膜洗淨切成小方塊，將蘿蔔去皮切成滾刀塊；將羊肉塊放入開水鍋中，用

微火煮20分鐘後放入蘿蔔塊，加入少許精鹽、料酒、味精，煮5分鐘後，撒上香菜末即成。

不過需要注意的是，吃蘿蔔也有一些禁忌。現代醫學指出，蘿蔔不能與橘子、柿子、梨、蘋果、葡萄等水果同食，因為蘿蔔與這些水果一同攝入後，產生的一些成分作用相加形成硫氰酸，會抑制甲狀腺，從而誘發或導致甲狀腺腫。此外，蘿蔔性涼，脾胃虛寒者不宜多食。

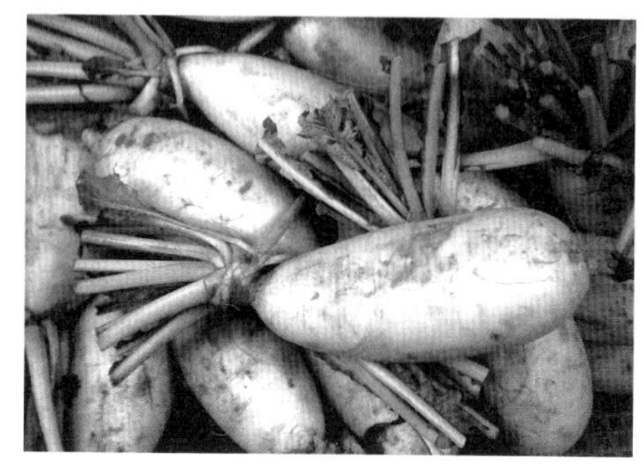

▲蘿蔔

本草小百科

常見的蘿蔔食療方

1.扁桃腺炎：蘿蔔汁100cc（用鮮蘿蔔製成），調勻以溫開水送服，每日2～3次。

2.哮喘：蘿蔔汁300cc，調勻以溫開水沖服，每次服100cc，每日3次。若與甘蔗、梨、藕汁同飲，效果更佳。

3.偏頭痛：鮮蘿蔔搗爛取汁，加少許冰片調勻滴鼻，左側頭痛滴右鼻孔，右側頭痛滴左鼻孔。

4.咳嗽多痰：霜後蘿蔔適量，搗碎擠汁，加少許冰糖，燉後溫服，每日2次，每次60cc。

5.治咽喉痛：蘿蔔300克，青果10個，共煎湯當茶飲，每日數次。

「菜中之王」大白菜，助你健康過寒冬

本草語錄

釋名：菘。

氣味：甘、溫，無毒。

主治：通利腸胃，除胸中煩，解酒渴。消食下氣，治瘴氣，止熱氣咳。冬汁尤佳。

大白菜又稱結球白菜、黃芽菜，古稱菘菜，是冬季上市最主要的蔬菜種類，有「菜中之王」的美稱。由於大白菜營養豐富，味道清鮮適口，做法多種，又耐貯藏，所以是人們常年食用的蔬菜。

但是，冬天是人們吃大白菜最多的時候，這是為什麼呢？因為冬季天氣寒冷，人們都會穿得很厚，很多時間待在溫暖的室內，人體的陽氣處於潛藏的狀態，需要食用一些滋陰潛陽理氣之類的食物，於是大白菜就成了這個季節的寵兒。

大白菜的營養價值很高，含蛋白質、脂肪、膳食纖維、水分、鉀、鈉、鈣、鎂、鐵、錳、鋅、銅、磷、硒、胡蘿蔔素、尼克酸、維生素B_1、維生素B_2、維生素C，還有微量元素鉬等多種營養成分，因為大白菜營養豐富，所以對人體有很好的保健作用。《本草綱目》中說大白菜「甘渴無毒，利腸胃」；中醫認為，大白菜味甘，性平，有養胃利水、解熱除煩等功效，可用於治感冒、發燒口渴、支氣管炎、咳嗽、食積、便秘、小便不利、凍瘡、潰瘍出血、酒毒、熱瘡。由於其含熱量低，還是肥胖病及糖尿病患者很好的輔助食品；其含有的微量元素鉬，能阻斷亞硝胺等致癌物質在人體內的生成，是很好的防癌佳品。

大白菜還是一款美容佳蔬，它含有豐富的纖維素，不僅可促進腸蠕動，幫助消化，防止大便乾燥，還可用來防治結腸癌。特別值得推崇的是，大白菜中維生素E的含量豐富，可防治黃褐斑、老年斑，是一種經濟健康的美顏蔬菜。因為，維生素E是脂質抗氧化劑，能夠抑制過氧化脂質的形成；皮膚出現色素沉著，老年斑就是由於過氧化脂質增多造成的。所以，常吃大白菜，能防止過氧化脂質引起的皮膚色素沉著，抗皮膚衰老，減緩老年斑的出現。

需要注意的是，白菜在涼拌和燉菜時最好與蘿蔔分開來，不要混雜在一起，否則可能會產生一些相互破壞營養成分的不利影響。

北方地區的居民還經常把大白菜醃製成酸菜，但是，專家提醒，經常吃酸菜會對健康不利，特別是大白菜在醃製9天時，是亞硝酸鹽含量最高的時候，因此醃製白菜至少要15天以後再食用，以免造成亞硝酸鹽中毒。

有的人還喜歡把大白菜燉著吃，而實際上各種蔬菜都是急火快炒較有營養，燉的過程中各種營養素尤其是維生素C的含量會損失較多。另外，有慢性胃炎和潰瘍病的人，大白菜要少吃一些。

本草小百科

栗子燉白菜

材料：生栗子200克，白菜200克，鴨湯、鹽、味精各適量。

做法：栗子去殼，切成兩半，用鴨湯煨至熟透，白菜切條放入，加入鹽、味精少許，白菜熟後勾芡即可。

點評：健脾補腎、補陰潤燥。

春節過後一定要健脾理氣、消積化滯

每年春節過後，經常會覺腹脹，食欲也大減。其實這是因為節日裡吃了太多油膩之物，損傷了脾胃，造成了積滯。所以，春節過後一定要健脾理氣、消積化滯。

哪些食物有這樣的功效呢？《本草綱目》言，山楂有「消肉積之功」，所以「凡脾弱食物不克化，胸腹酸刺脹悶者，於每食後嚼二三枚，絕佳」；柚子能「去腸胃中惡氣，解酒毒，治飲酒人口氣，不思食口淡，化痰止咳」；此外，還有能消食的砂仁等。這些具有「健脾和胃、消食化滯」之功的食物，能夠幫助我們消滯。

1. 山楂玉米胡蘿蔔湯

材料：生山楂15克，玉米150克，胡蘿蔔150克，豬瘦肉200克。

做法：將豬肉洗淨，切小塊；山楂洗淨，玉米、胡蘿蔔洗淨切塊，與豬肉一同放入砂鍋，加適量水，武火煮沸，再用文火煮1個半小時即成。有清熱健脾，養陰生津的功效。

2. 芹菜煲大棗

材料：芹菜200克，大棗50克。

做法：將芹菜洗淨切成小段，與大棗一起放入砂鍋內，加清水適量，大火煮沸，小火煮成湯，佐餐食用。有健脾疏肝、清熱和胃的功用。

3. 砂仁鯽魚湯

材料：鮮鯽魚一條，砂仁10克，陳皮5克，生薑、蔥、精鹽各適量。

做法：將砂仁放入處理好的鮮鯽魚腹中，然後與陳皮共同放入砂鍋內，加適量水，用大火燒開，放入生薑、蔥、精鹽，煮至湯濃味香即可。有醒脾開胃利濕的功效。

除了吃一些能夠消食補脾的食物，節後飲食調養還要注意調整食法。過節總是吃得很多，三餐過後也會吃很多零食，而調養時則應當按照平常一樣三餐飲食，做到飲食有節；其次，要進熱食，少吃黏硬、生冷食物，家中的老人及小孩要多吃鬆軟、易消化的食物，注意避免一次進食過飽或進食過多煎炸黏硬的食物。好好調理，才能舒心過節，不要因為飲食不當而影響身體健康了。

熱湯——冬天裡的一盆火

在寒冷的冬季裡，喝上一碗精心烹製的好湯，不僅可以暖胃、暖身，還能預防各種疾病，下面就為大家介紹冬季裡適宜喝的幾種湯。

1.多喝雞湯抗感冒：冬季喝雞湯對感冒、支氣管炎等防治效果獨到，它可加快咽喉部及支氣管黏膜的血液循環，增加黏液分泌，及時清除呼吸道病毒，促進咳嗽、咽乾、喉痛等症狀的緩解，特別有益於體弱多病者。

2.常喝骨湯抗衰老：50～59歲這個年齡段，是人體微循環由盛到衰的轉折期，老化速度加快，如果中老年人不注意保養，皮膚就會變得乾燥、鬆弛、彈性降低，出現皺紋，常有頭暈、胸悶、神經衰弱等不適，這些都是微循環障礙的結果。骨湯中的特殊養分以及膠原蛋白等可疏通微循環，從而改善上述老化症狀。

3.多喝麵湯可增強記憶：乙醯膽鹼是一種神經傳遞介質，可強化人腦記憶功能。而補充腦內乙醯膽鹼的最好辦法就是多吃富含卵磷脂的食物，麵條即其中之一。卵磷脂有一個特點，極易與水結合，故煮麵條時，大量的卵磷脂溶於湯中，因此，多喝麵湯可補腦並增強記憶力。

4.喝魚湯可防哮喘：魚湯中含有一種特殊的脂肪酸，具有抗炎作用，可阻止呼吸道發炎，防止哮喘病發作。每週喝2～3次魚湯，可使因呼吸道感染而引起的哮喘病發生率減少75%。喝魚湯可防哮喘，用大馬哈魚、金槍魚、鯖魚等多脂鮮魚熬湯，防哮喘的效果更好。

5.喝菜湯可增強人體抗污染能力：各種新鮮蔬菜中都含有大量鹼性成分，並易溶於湯中，喝蔬菜湯可使體內血液呈弱鹼性，並使沉積於細胞中的污染物或毒性物質重新溶解，隨尿排出體外，《本草綱目》中稱蔬菜湯為「最佳的人體清潔劑」。

6.喝海帶湯可使人體新陳代謝增強：海帶是一種含碘非常高的食物，而碘元素有助於甲狀腺激素的合成，此種性激素具有產熱效應，通過加快組織細胞的氧化過程，提高人體的基礎代謝，並使皮膚血流加快，從而促進人體的新陳代謝。

冬日餐桌不可缺少的美食——臘八粥

傳統上，每到臘八這天，幾乎家家戶戶都會熬上一鍋溫軟香甜的臘八粥；臘八粥的原料沒有定規，所有的五穀雜糧都可以入粥。《本草綱目》說：「冬天喝臘八粥可暢胃氣、生津液，溫暖滋補，可以祛寒」，可根據各人的口味和身體狀況不同，做成各種各樣的臘八粥。

1.補脾健胃的薏米臘八粥：主要原料為粳米、糯米和薏米等。粳米含蛋白質、脂肪、碳水化合物、鈣、磷、鐵等成分，具有補中益氣、養脾胃、和五臟、除煩止渴、益精等功用；糯米具有溫脾益氣的作用，適於脾胃功能低下者食用，對於虛寒瀉痢、虛煩口渴、小便不利等有一定輔助治療作用；薏米具有健脾、補肺、清熱、滲濕的功能，經常食用對慢性腸炎、消化不良等症也有良效。

2.養心補腎的果仁臘八粥：主要原料為花生、核桃、蓮子、枸杞、大棗、松子、栗子、粳米等。花生有「長生果」的美稱，具有潤肺、和胃、止咳、利尿、下乳等多種功能；核桃仁具有補腎納氣、益智健腦、強筋壯骨的作用，還能夠增進食欲、烏鬚生髮，核桃仁中所含的維生素E更是醫藥學界公認的抗衰老藥物，對於經常失眠的患者，如果在粥裡加點龍眼肉、酸棗仁，將會有很好的養心安神的作用；蓮子可補氣健脾；枸杞子具有延年益壽的作用，對血脂也有輔助的調節作用，是老年人的食療佳品；大棗也是一種益氣養血、健脾的食療佳品，對脾胃虛弱、血虛萎黃和肺虛咳嗽等症有一定療效；松子能滋潤心肺，通調大腸；栗子能補腎益氣，治腰酸腿軟。

3.降糖降脂的燕麥臘八粥：主要原料是燕麥、大麥、黑豆、紅豆、綠豆、芸豆、粳米等。燕麥具有降低血中膽固醇濃度的作用，對於糖尿病以及糖尿病合併心血管疾病的患者很有好處，臘八粥中的各種豆能使蛋白互補，而且纖維素較高，糖尿病人喝臘八粥最好不要放糖，如果想吃甜食，可以放些甜菊糖、木糖醇。

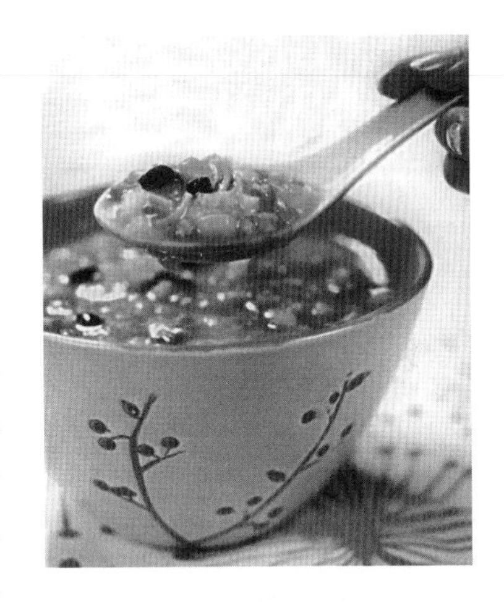

4.補充蛋白質的黃豆臘八粥：主要原料為黃豆、紅豆、芸豆、豌豆、綠豆、黑豆、粳米等。黃豆含蛋白質、脂肪、碳水化合物、粗纖維、鈣、磷、鐵、胡蘿蔔素、硫胺素、核黃素、尼克酸等，營養十分豐富，並且具有降低血中膽固醇、預防心血管病、抑制多種惡性腫瘤、預防骨質疏鬆等多種保健功能；紅豆含蛋白質、脂肪、碳水化合物、粗纖維、鈣、磷、鐵、硫胺素、核黃素、尼克酸等，具有健脾燥濕、利水消腫之功，對於脾虛腹瀉以及水腫有一定的輔助治療作用。

5.滋陰益腎的黑米臘八粥：主要原料是黑米、枸杞、大棗、黑豆、糯米、葡萄乾等。許多黑色食品都是絕好的美容食品，黑米含有多種維生素和鋅、鐵、硒等營養物質，能滋陰益腎，明目活血；黑豆蛋白質含量高，品質好，還含有豐富的不飽和脂肪酸和鈣、鐵、胡蘿蔔素及B族維生素。

6.補氣血的香軟臘八粥：主要原料是大棗、黑豆、花生仁、核桃、黃豆、青豆、松子、蓮子、桂圓肉、粳米等。用這些原料做的臘八粥具有補氣養血的作用，是準媽媽和新媽媽的理想選擇。

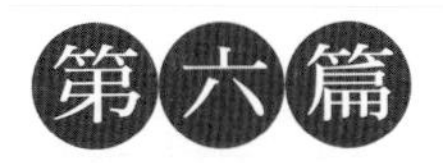

第六篇

本草中的美麗心經

愛美之心，人皆有之。然而，大多數女性並不懂得用正確方式去追求自己的美麗。其實，只要你熟讀《本草綱目》，就會發現身邊的許多花草食材都是你追求美麗的法寶，善用它們，你就能由黯淡無光的灰姑娘，變成白皙靚麗的白雪公主。

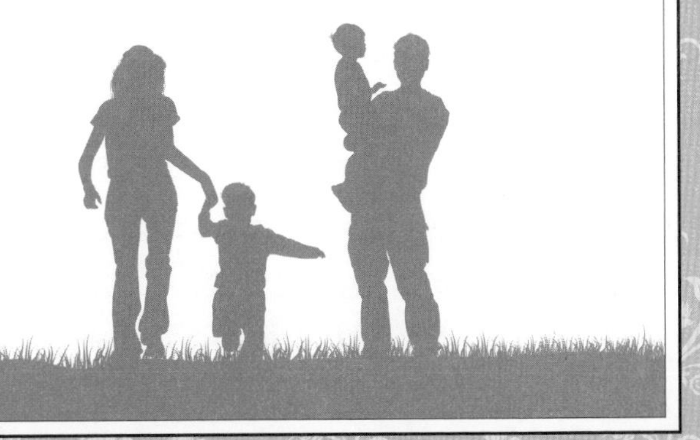

第一章 美膚方：吃出如水好容顏

珍珠，讓女人內外皆美的靈丹

本草語錄

釋名：珍珠、蚌珠、蠙珠。

氣味：鹹、甘、寒，無毒。

主治：能鎮心安神，除面垢，美容顏，磨翳障，消痰濁，除煩熱，止瀉等。

珍珠，又名真朱、真珠、蚌珠、濂珠，產在珍珠貝類和珠母貝類軟體動物體內，由於內分泌作用而生成的含碳酸鈣的礦物（文石）珠粒，是由大量微小的文石晶體集合而成的，皆為妝飾、美容之上品。

珍珠入藥，已有兩千多年的歷史，魏晉時期的《名醫別錄》把珍珠列為治療疾病的重要藥材，並闡明了珍珠的藥效。在《日華子本草》記載，珍珠「安心、明目」。《本草匯言》曰：「鎮心、定志，安魂，解結毒，化惡瘡，收內潰破爛。」明代《本草綱目》記載：「珍珠塗面，令人潤澤好顏色。安魂魄、止遺精、白濁、婦女難產、解豆療毒。」類似這樣的記載，在古典醫籍中還有很多。

中醫認為，珍珠性味甘鹹寒，無毒，入心、肝二經。具有安神定

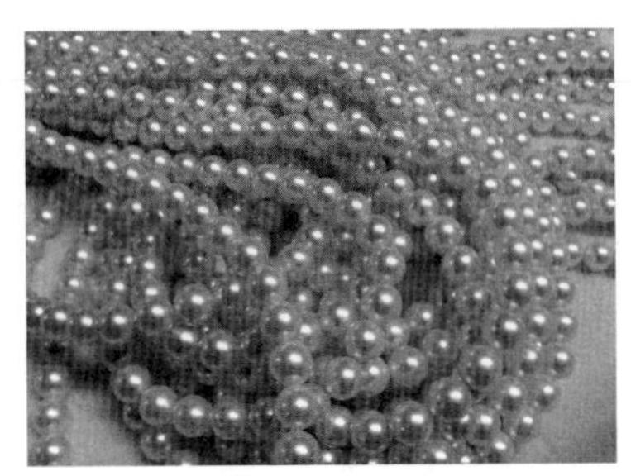
▲珍珠

驚，清熱滋陰，明目，解毒的功用，適用於熱病驚癇、煩熱不眠、咽喉腫痛腐爛、口瘡、潰瘍不收口、目赤翳障等症，並能潤澤肌膚。經現代醫學分析，珍珠質中含有十多種人體需要的氨基酸和多種微量元素，被人體吸收以後，能促進體內酶的活力，調節血液的酸鹼度，使細胞的生命力增強，阻止或減慢衰老物質——脂褐質的產生，從而延緩細胞的衰老，延長其壽命，使皮膚皺紋減少，滋潤秀麗，達到延年益壽和美容的目的。

清代的慈禧太后就是用珍珠來養顏防老的。據載，她每十天服珍珠粉一銀匙，並且是在同一時辰服用，數十年來從不間斷，她還命太監在製作香粉時也摻入珍珠粉末，用其撲面化妝。所以慈禧活到年逾古稀，看起來仍像五十多歲的人，皮膚光潔柔潤，皺紋甚少。

本草小百科

珍珠的妙用

珍珠美容大致有口服、外用兩種：

1.口服：把珍珠加工成珍珠粉，每隔10日服1次，每次7克左右，長期服用，可使皮膚白嫩、細膩。

2.外用：可用手指蘸上水或甘油與珍珠粉調勻，輕輕在臉上塗擦，有一定的美容效果，每日1～2次；或使用珍珠做成的化妝品，如：珍珠霜、珍珠膏、珍珠粉等，可根據自己的情況選用。

桃花，讓每個女人都能膚如凝脂

本草語錄

氣味：苦、平，無毒。

主治：悅澤人面，除水氣，破石淋，利大小便，下三蟲。

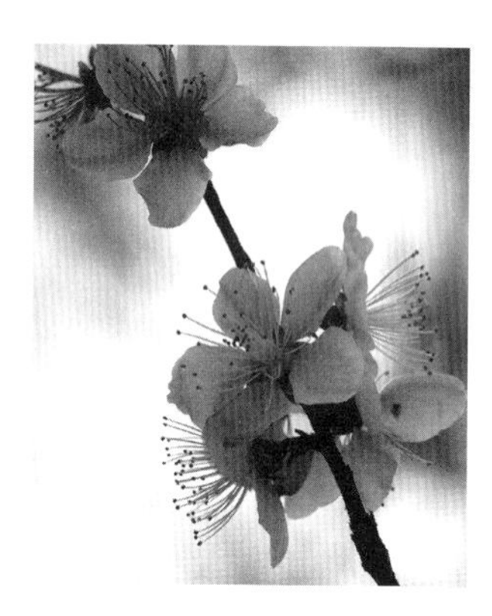

▲桃花

利用桃花美容，古已有之。現存最早的藥學專著《神農本草經》裡談到，桃花具有「令人好顏色」的功效。《本草綱目》也記載：「服三樹桃花盡，面色紅潤悅澤如桃花。」可見，桃花不僅讓人賞心悅目，更是女人美容養顏的佳品。

桃花的美容作用，主要是源於花中含有豐富的山柰酚、香豆精、三葉豆苷和維生素等物質，這些物質能疏通脈絡、改善血液循環、增加皮膚營養和氧供給，使人體衰老的脂褐質素加快排泄，防止黑色素在皮膚內慢性沉積，迅速恢復和活化肌膚細胞。不過，《本草綱目》中又告誡人們：「桃花，性走泄下降，利大腸甚快……若久服即耗人陰血，損元氣。」所以通過服食桃花末美容的人，還要根據自身的身體狀況理智選擇。

以下提供幾款桃花外敷美容法：

1.用陰乾的桃花粉末和蜂蜜調勻塗敷臉部，然後洗淨，如此堅持，可使面部紅潤、有光澤且充滿生氣。另外，在做其他面膜時，適量添加一點桃花粉，也可增強面膜的美容功效。

2.取桃花粉、白芷粉各適量，調勻後敷於面部，對黃褐斑、黑斑、面色晦暗等面部色素性疾病有較好效果。

3.洗澡時，在浴缸中撒入50克桃花粉，可有香身美體的作用。

本草小百科

桃花豬蹄養顏粥

材料：桃花、豬蹄、粳米，鹽、味精、香油、蔥花、生薑末適量。

做法：將桃花焙乾，研成細末，備用。

把豬蹄置鐵鍋中加適量清水，旺火煮沸，撈去浮沫，改文火燉至豬蹄爛熟時，將豬蹄裡的骨頭取出，加入粳米及桃花末，繼續用文火煨粥，粥成時加入適量鹽、味精、香油、蔥花、生薑末拌勻，隔日一劑，分數次溫服。

多食草莓，肌膚平滑少色斑

本草語錄

釋名：洋莓、紅莓、楊莓、地莓。

氣味：甘、酸、平，無毒。

主治：潤肺生津、健脾和胃、補血益氣、涼血解毒。

草莓又名紅莓、地莓、地果等，是薔薇科草莓屬的成熟果實。草莓原產歐洲，其外觀呈心形，色豔紅，果肉多汁，酸甜適口，芳香宜人，營養豐富，因此有「水果皇后」的美譽。

《本草綱目》記載，草莓性味甘酸、涼，能潤肺生津、健脾和胃、補血益氣、涼血解毒，可輔助治療動脈硬化、高血壓、冠心病、壞血病、結腸癌等疾病。現代醫學證實，草莓富含蛋白質、脂肪、有機酸、糖類、鈣、磷、鐵、鉀、鋅、硒、胡蘿蔔素、纖維素、維生素B_1、維生素B_2、維生素E、維生素C、菸酸等營養成分，其中含的胡蘿蔔素是合成維生素A的重要物質，具有明目養肝的作用。甜草莓熱量和碳水化合物的含量比生的和不甜的草莓約高3倍，但其他營養成分則與不甜的草莓相似。草莓的維生素C含量很高，可消除細胞間的鬆弛或緊張狀態，使腦細胞結構堅固，皮膚細膩有彈性。

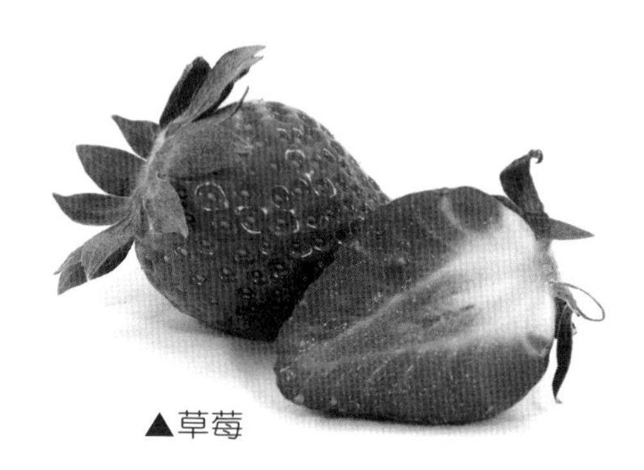

▲草莓

有研究顯示，女性常吃草莓，對皮膚、頭髮均有保健作用。草莓對胃腸道和貧血均有一定的滋補調理作用。草莓還可以減肥，因為它含有一種叫天冬氨酸的物質，可以自然而平緩地除去體內的「礦渣」。

本草小百科

草莓酒

材料：草莓250克，米酒適量

做法：先把草莓洗淨並搗爛，用乾淨紗布過濾汁液，然後把草莓汁和米酒一起放入酒瓶中，密封浸泡一天即可。

點評：補益氣血。

臉上長斑，常飲玫瑰花茶

本草語錄

釋名：刺玫花、徘徊花、刺客、穿心玫瑰。

氣味：香、甘、溫、微苦，無毒。

主治：入脾肝經，和血行血，理氣治風痹。

玫瑰花性質溫和，適宜做玫瑰茶，天天飲用。《本草綱目拾遺》中說：玫瑰花有紫、白二種，紫者入血分，白者入氣分。玫瑰花有行氣、活血、化淤、調和臟腑的作用，經常食用可使氣血順暢運行，面色紅潤。民間常用玫瑰花加糖沖開水服，既香甜可口，又能行氣活血；用玫瑰花泡酒服，舒筋活血，可治關節疼痛。自古就有用蒸餾的方法把玫瑰製成玫瑰純露，氣味芬芳，療效顯著。《本草綱目拾遺》說：「玫瑰純露氣香而味淡，能和血平肝，養胃寬胸散鬱。」

現代醫學證實，玫瑰花茶是新一代美容茶，它對雀斑有明顯的消除作用，同時還有養顏、消炎、潤喉的特點。這是因為玫瑰花含豐富的維生素A、C、B、E、K，以及單寧酸，能改善內分泌失調，對消除疲勞和傷口癒合也有幫助。調氣血，調理女性生理問題，促進血液循環、美容、調經、利尿、緩和腸胃神經、防皺紋、防凍傷、養顏美容。身體疲勞酸痛時，取些來按摩也相當合適。

本草小百科

玫瑰花茶

取玫瑰花15克泡水，氣虛者可加入大棗3～5枚，腎虛者可加入枸杞子15克。可根據個人的口味調入冰糖或蜂蜜，以減少玫瑰花的澀味，加強功效。需要注意的是，玫瑰花最好不要與茶葉泡在一起喝，因為茶葉中有大量鞣酸，會影響玫瑰花舒肝解鬱的功效。此外，由於玫瑰花活血散淤的作用比較強，月經量過多的人在經期最好不要飲用。

櫻桃堪為世代相傳的女性「美容寶典」

本草語錄

釋名：鶯桃、含桃、荊桃。

氣味：甘、熱、澀、無毒。

主治：調中、益脾、止痢。

櫻桃又名鶯桃、含桃，屬於薔薇科落葉喬木果樹。櫻桃成熟時顏色鮮紅，玲瓏剔透，味美形嬌，營養豐富，醫療保健價值頗高，因此受到人們青睞。《本草綱目》記載，櫻桃性熱，味甘、酸，具有益脾胃、滋肝腎、祛風濕、益氣澀精的功效。含鐵量高，中醫古籍裡稱它能「滋潤皮膚」、「令人好顏色，美態」，常吃能夠讓皮膚更加光滑潤澤。

櫻桃的美容功效主要是因為其含鐵量非常豐富，每百克果肉中鐵的含量是同等重量草莓的6倍、棗的10倍、山楂的13倍、蘋果的20倍，居各種水果之首，因此，櫻桃自古以來就被譽為「美容果」。

除了含鐵量高之外，櫻桃更有平衡皮質分泌、緩慢老化的維生素A；活化細胞、美化肌膚、令雙眼有神及治療月經不順的維生素B_2、鐵、鈣、磷及高補充肌膚養分的維生素C等。櫻桃中豐富的維生素C能滋潤嫩白皮膚，有效抵抗黑色素的形成；另外，櫻桃中所含的果酸還能促進角質層的形成，因此，常用櫻桃汁塗擦面部及皺紋處，能使面部皮膚紅潤嫩白，去皺消斑。

除去美容功效，櫻桃還有藥用價值，其根、枝、葉、核、鮮果皆可入藥，能治療多種疾病，特別是具有能促進血紅蛋白的再生作用，對貧血患者有一定補益。

但要注意的是，櫻桃屬熱性，患熱性病及喘咳者不宜食用；另外，櫻桃仁含氰苷，水解產生氰氫酸，誤食可能出現中毒症狀。

本草小百科

櫻桃湯

材料：鮮櫻桃2000克，白糖1000克。

做法：櫻桃洗淨，水煮20分鐘，放白糖熬沸後閉火。

點評：促進血液再生，對缺鐵性貧血有療效。

芝麻，美麗秀髮吃出來

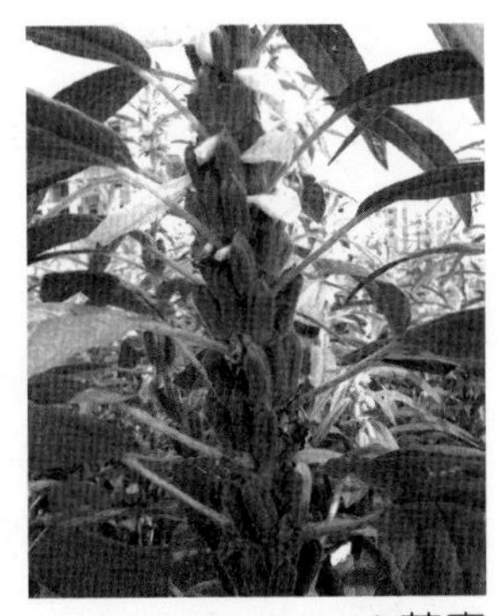
▲芝麻

本草語錄

釋名：巨勝、方莖、狗虱、油麻、脂麻；葉名青蘘，莖名麻皆。

氣味：甘、平，無毒。

主治：傷中虛羸，補五內，益氣力，長肌肉，填髓腦，久服，輕身不老。

芝麻分為黑芝麻和白芝麻，《本草綱目》中說：「胡麻取油，以白者為勝，服食以黑者為良。」芝麻性味甘、平，歸入肝、腎、大腸經，主要有補肝腎、益精血、潤腸燥等功效，適用於頭暈眼花、耳鳴耳聾、鬚髮早白、病後脫髮、腸燥便秘等症。《本草綱目》記載：芝麻仁味甘氣香，能健脾胃，飲食不良者宜食之，食後可有開胃、健脾、潤肺、祛痰、清喉、補氣，與紅棗相伴還有止咳之功效。

但要注意的是，在美容方面，黑芝麻的烏髮美髮功效較為顯著。《本草綱目》記載：服（黑芝麻）至百日，能除一切痼疾。一年身面光澤不饑，兩年白髮返黑，三年齒落更生。

現代醫學也證實，黑芝麻在美容方面的功效非常顯著：黑芝麻中的維生素E可維護皮膚的柔嫩與光澤；黑芝麻能滑腸治療便秘，有滋潤皮膚的作用；芝麻中含有防止人體發胖的物質卵磷脂、膽鹼、肌糖，吃多了也不會發胖，有利於減肥；黑芝麻中「亞麻仁油酸」成分，可去除附在血管壁上的膽固醇，完美腿形；常吃黑芝麻還有烏髮的作用，但不宜大量攝取，春夏二季每天半小匙，秋冬二季每天一大匙即可，否則過猶不及，還可能導致脫髮。

如果出現頭髮枯脫、早年白髮等症狀，可取芝麻200克和何首烏200克共研細末，每日早晚各服15克。

本草小百科

黑芝麻粥

材料：粳米100克，黑芝麻30克。

做法：先將黑芝麻炒熟研末，再與粳米一同煮粥，可隨意服食。

點評：補肝腎，潤五臟，烏髮養髮，適用於頭髮過早灰白的患者。

黑豆，養顏嫩膚盡絲滑

本草語錄

釋名：櫓豆、烏豆、枝仔豆、黑大豆。

氣味：甘、平，無毒。

主治：明目鎮心，溫補。久服，好顏色，變白不老。

黑豆是豆科一年生草本植物大豆的黑色種子，性味甘、平、無毒，有活血、利水、祛風、清熱解毒、滋養健血、補虛烏髮的功能，自古就有「豆中之王」的美譽。《本草綱目》說：「……每晨水吞黑豆二七枚，到老不衰。」《本草綱目拾遺》言其：「服之能益精補髓，壯力潤肌，髮白後黑，久則轉老為少，終其身無病。」

現代醫學證實，黑豆中含大量黃酮和染料木素，故有雌激素樣作用，久服黑豆，可使皮膚變得細白柔嫩。此外，黑豆還可輔助治皮膚疾病，輔助治療妊娠腰痛、身面水腫、腎虛消渴、小兒胎熱等病症。

另外，黑大豆含胡蘿蔔素、維生素B_2，葉含葉酸、亞葉酸，不僅是不錯的美容護膚食品，而且可輔助治療糖尿病、毒蛇咬傷，泌尿系統結石等病症。而黑大豆皮（又名黑豆衣）含車菊苷、果膠、飛燕草素苷、糖類等，味甘，性平，有養血養肝、除熱止汗等功效，可用於改善皮膚彈性、治療盜汗、虛熱、眩暈等症。

本草小百科

黑豆漿

材料：青仁黑豆3兩，水6～7碗，砂布袋1個。

做法：黑豆洗淨後，泡水3～4小時，瀝乾備用。

將泡過的黑豆放入調理機中，加入3碗水，打1分鐘。

將打好的黑豆汁倒入砂布袋中過濾，將豆漿原汁擠入鍋中，再把另外3～4碗水同樣倒入剩有豆渣的砂布袋中，再擠一次。

將做好的豆漿放在爐火上煮開，撈除表面的泡沫，隨個人口味加入適量的糖即可。

豬蹄，豐肌養顏效果好

本草語錄

釋名：豬腳、豬手，前蹄為豬手，後蹄為豬腳。

氣味：甘、鹹、平，無毒。

主治：和血脈，潤肌膚。

《本草綱目》記載：豬蹄，性味甘、鹹、平，入肝胃經。豬蹄的營養豐富，特別是蛋白質含量很高，素有「賽熊掌」的美譽。此外，脂肪、鉀、鈉、鈣、鋅、磷等含量也很豐富。《隨息居飲食譜》就記載豬肉「填腎精而健腰腳，滋胃液以滑皮膚，長肌肉可癒漏瘍，助血脈能充乳汁，較肉尤補。」適用於面部皮膚乾燥、血虛、常流鼻血等症。

現代醫學證實，豬蹄不僅是一種營養佳品，還是一種駐顏抗衰老的「良藥」。每100克豬蹄中含蛋白質15.8克，脂肪26.3克，碳水化合物1.7克；另外，豬蹄中還含有鈣、磷、鐵、維生素A、B、C等營養物質，特別是豬蹄中的蛋白質水解後，所產生的天門冬氨酸、胱氨酸、精氨酸等11種氨酸的含量更是珍貴。

尤其是豬蹄含有豐富的膠原蛋白——一種由生物大分子組成的膠類物質，是構成肌腱、韌帶及結締組織（即人們常說的「筋」）中最主要的蛋白質成分。在人體內膠原蛋白約占總蛋白質的三分之一，能有效改善睡眠，及各種器官萎縮、彈力下降的情況，改善皮膚和黏膜出現乾燥、起皺紋等脫水狀況，加速新陳代謝，延緩人體衰老，增加皮膚彈性，亮澤肌膚。

本草小百科

鹵糟豬腳

材料：豬蹄；輔料：糟鹵、料酒、鹽、雞精、蔥、薑、蒜、花椒、大料。

做法：將豬蹄洗淨，剁成六或八塊，用開水焯一下，再用清水洗淨。

煮豬蹄時加入料酒、薑、蒜、花椒、大料，快熟時加少許鹽（鹽要少放，因為糟鹵鹹）。豬蹄九成熟時，撈出，晾涼，加入適量的糟鹵（根據豬蹄的多少加糟鹵，太少了沒有酒香，太多了浪費還會有些苦），拌均勻，上火煮，隔一段時間翻動一下，保證糟鹵能浸透豬蹄。大概煮2～3個小時豬蹄就可以吃了。

點評：滑皮膚，長肌肉，助血脈。

第二章 瘦身方：神奇本草，調出窈窕好身材

香蕉減肥法，風靡全亞洲

本草語錄

釋名：甘蕉、芎蕉。

氣味：甘、涼，無毒。

主治：清脾滑腸，脾火盛者食之，反能止瀉、止痢。

中醫學認為，香蕉味甘性寒，可清熱潤腸，促進腸胃蠕動；現代醫學也證實，香蕉是女性美容減肥的最佳水果。常吃香蕉的人不僅不會發胖，皮膚還能變得細膩健康；常用香蕉汁擦臉搓手，可防止皮膚老化、脫皮、瘙癢、皸裂等。

香蕉皮中含有抑制真菌和細菌生長繁殖的蕉皮素，腳癬、手癬、體癬等引起皮膚瘙癢患者，用香蕉皮貼敷患處，能使瘙癢消除，促使疾病早癒；睡前吃香蕉有鎮靜作用；香蕉還有潤腸通便、潤肺止咳、清熱解毒、助消化和滋補的作用。另外，常吃香蕉能健腦。

雖然香蕉是最佳減肥水果，但若長期以香蕉為主食，會導致身體缺乏蛋白質、礦物質等多種營養成分，從而損害健康，所以減肥者不能將香蕉當成主食。另外，在儲存上，香蕉不宜存放在冰箱內，在

12℃～13℃即能保鮮，溫度過低香蕉容易發黑。

香蕉性寒，體質偏虛寒者最好少吃，胃酸過多者也不宜吃，胃痛、消化不良、腹瀉者亦應少吃。

本草小百科

香蕉鮮桃奶

材料：香蕉半根，鮮桃1個，鮮奶100cc，糖適量。

做法：將香蕉去皮，並切成數段；將鮮桃洗淨、削皮，並去核，切成小塊；將切好的水果放進攪拌機內攪拌約40秒；將果汁倒入杯中，加入糖和鮮奶，攪拌均勻即可。

點評：使皮膚光潔靚麗。

多吃冬瓜，標緻身材就此來

本草語錄

釋名：白瓜、水芝、地芝。

氣味：甘、微寒，無毒。

主治：小腹水脹，利小便，止渴。

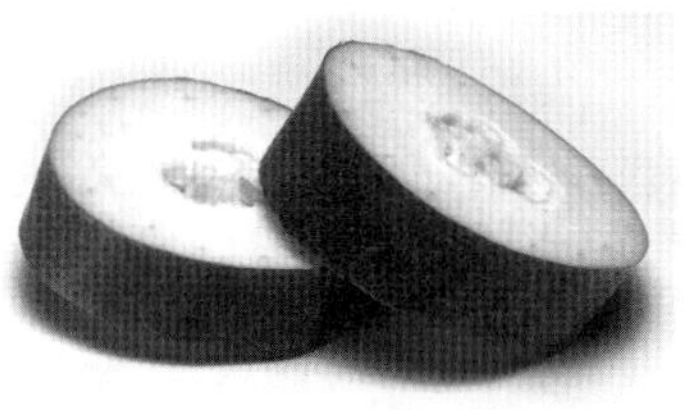

▲冬瓜

身體肥胖，顯得臃腫，不但影響身材美，而且有時還會惹來疾病，用冬瓜減肥美容有著悠久的歷史。冬瓜絕大部分是水分，營養素含量相對較低，不含脂肪，因此是一味健康美味的減肥食品，李時珍就曾說過：「冬瓜令人好顏色，益氣不饑，久服輕身耐老。」《食療本草》上也說冬瓜「欲得體瘦輕健者，則可常食」，可見吃冬瓜是簡便易行的減肥妙法。據現代醫學研究，冬瓜含有減肥物質，這就是葫蘆巴鹼和丙醇二酸，前者對人體新陳代謝有獨特作用，後者可以有效阻止糖類轉化成脂肪，達到減肥輕身的作用。

早在化妝品問世之前，就有用天然美容品來保養皮膚的記錄。《本草經》中記載：「用冬瓜籽研膏作面脂，可消除面部的雀斑、蝴蝶斑，治療酒糟鼻。」「令人顏色悅澤。」因冬瓜籽中含有亞油酸、油酸等良好的潤膚成分和某些抑制黑色素形成的物質，用它擦臉能使人顏面光澤滋潤，漂亮悅目。《本草綱目》中說：用冬瓜瓤絞汁，「洗面浴身」可使皮膚「悅澤白嫩」，膚如凝脂。

另外，冬瓜為清熱避暑佳品，夏天經常吃些冬瓜有利尿去濕、避暑除煩之效，外用也可治療癤腫。

本草小百科

冬瓜美容法

內服

1.用新鮮冬瓜瓤煮湯，或將其曬乾，每日煎湯代茶飲，可利尿、消腫、減肥。

2.冬瓜切塊，加適量赤小豆煮湯，可治各種水腫和利水減肥。

3.冬瓜切塊，加適量切塊的絲瓜，另取白菊花、黑木耳各5克，煮湯，長期服食可防治面部色斑。

4.取冬瓜仁適量，煮沸後曬乾，反復3次，白酒浸泡12小時，再曬乾碾細末，每日食1匙，可養顏明目。

外用

1.將冬瓜仁曬乾、研細末，每晚臨睡時，取適量與水調和，塗洗面部，能消除色斑、潤澤皮膚。

2.將冬瓜仁曬乾、研細末，與等量豬油調和，微火熬膏，每日早、晚塗擦面部和手，可使皮膚潤澤，並防皺增白。

3.冬瓜去青皮、切片，加酒750cc、水500cc，一同煮爛，用紗布濾去渣，熬膏，加蜜500克，再熬，貯入瓷器。使用時加水調和、塗面，用手掌摩擦面部，清水洗去。主治顏面不潔、晦暗失色。

4.取新鮮冬瓜瓤適量，去籽，搗成糊狀，直接敷面，每週1～2次，每次15分鐘，有防皺、祛色斑的功效。

豐胸聖果，當屬木瓜

本草語錄

釋名：茂。

氣味：（實）酸、溫，無毒。

主治：能調營衛，助穀氣。去濕和胃，補脾益肺，治腹脹、噯氣、心下煩痞。

木瓜，學名番木瓜，又名萬壽果，它果肉厚實、香氣濃郁、甜美可口、營養豐富，有「百益之果」和「萬青瓜」之雅稱。《本草綱目》記載「木瓜性溫味酸，平肝和胃，舒筋絡」，木瓜中的木瓜蛋白酶，能消化蛋白質，有利於人體對食物進行消化和吸收。吃了太多的肉，胃腸負擔加重，不易消化，而木瓜蛋白酶可幫助分解肉食，減少胃腸的工作量。

此外，木瓜還是民間傳統的豐胸食品。現代醫學證明，木瓜富含17種以上氨基酸及多種營養元素，對豐胸有很大幫助，是女性滋補美胸的天然果品。木瓜所具有的抗菌消炎、舒筋活絡、軟化血管、抗衰養顏、祛風止痛等功能，能為女性胸部的健康提供多重保護，從而防範各種胸部及乳腺疾病的發生。

而且，木瓜性溫，不寒不燥，其中的營養容易被皮膚直接吸收，特別是可發揮潤肺的功能。當肺部得到適當的滋潤後，可行氣活血，使身體更易於吸收充足的營養，從而讓皮膚變得光潔、柔嫩、細膩，皺紋減少，面色紅潤。

但要注意的是，治病多用的是宣木瓜，也就是北方木瓜，不宜鮮食；食用木瓜多是產於南方的番木瓜，可以生吃，也可作為蔬菜和肉類一起食用。

本草小百科

青木瓜豬腳湯

材料：豬腳骨高湯4杯，青木瓜1個，黃豆100克，鹽1小匙。

做法：青木瓜去皮及子，洗淨、切塊；黃豆泡水約3小時，洗淨、瀝乾。

鍋中倒入豬腳骨高湯煮滾，放入黃豆煮至八分熟，加入青木瓜煮至熟爛，加入鹽調味即可。

點評：豐胸養顏。

馬鈴薯，讓瘦身與健康結伴而行

本草語錄

釋名：馬鈴薯、洋芋、山藥蛋

氣味：甘、平，無毒。

主治：有補氣、健脾、消炎、解毒之功效。

馬鈴薯又名土豆，是一種糧食兼用型的蔬菜，與稻、麥、玉米、高粱一起被稱為全球五大農作物。馬鈴薯營養成分齊全，而且易為人體消化吸收，在歐美享有「第二麵包」的稱號；在法國，馬鈴薯被稱為「地下蘋果」。

中醫認為，馬鈴薯性味甘、平，入胃、大腸經，有益氣健脾，調中和胃的功效。《本草綱目》也提到「馬鈴薯性甘、平，有補氣、健脾、消炎、解毒之功效」。現代醫學證實，馬鈴薯富含粗纖維，可促進胃腸蠕動和加速膽固醇在腸道內代謝，具有通便和降低膽固醇的作用，可以治療習慣性便秘和預防血膽固醇增高。

此外，馬鈴薯所含澱粉、蛋白質、維生素C極為豐富，其中澱粉含量居第一位；另外它還含有脂肪、粗纖維、鉀、鈣等。馬鈴薯含有的營養比穀類食物、蘋果等都優，而且含有的蛋白質為完全蛋白，營養易被人體吸收，而且馬鈴薯的熱量低，並含有多種維生素和微量元素，是理想的減肥食品。更為可貴的是，馬鈴薯適合所有人食用，沒有禁忌。

但是，食用馬鈴薯時要注意，已經發芽的一定不要吃，否則會使人出現嘔吐、噁心、腹痛、頭暈等中毒症狀，嚴重者甚至會死亡。所以，如果發現馬鈴薯有芽眼，則應將它除掉。馬鈴薯在煮或燒之前也要削皮，不然會影響健康。

本草小百科

馬鈴薯泥

材料：馬鈴薯250克，油適量，花椒片、醬油、鹽各少許。

做法：馬鈴薯削皮，洗淨切塊，然後放到鍋中加水煮，待煮到軟熟，再用湯匙搗爛成泥備用；將油放入鍋中燒熱，先放入調味料花椒片、醬油、鹽，最後放入馬鈴薯泥翻炒即可。

點評：和胃調中、清火益氣，對消化不良、胃炎、便秘等有很好功效。

想要楊柳腰，杏仁是個好選擇

本草語錄

氣味：苦、溫，有小毒。

主治：驚癇，心下煩熱，風氣往來。時行頭痛，解肌，消心下急滿痛，殺狗毒。

中醫認為，杏仁不僅對溫肺散寒非常有益，還能瘦身。《本草綱目》裡說，杏仁可「令汝聰明，老而健壯，心力不倦」，並且可以阻止身體對熱量的吸收，女性經常食用可以讓腹部平坦；還能促進皮膚微循環，起到潤澤面容、減少面部皺紋形成和延緩皮膚衰老的作用，另外用其製成粉霜乳膏塗於面部，可在皮膚表面形成一層皮脂膜，既能滋潤皮膚，保持皮膚彈性，又能治療色素痣等各種皮膚病。

本草小百科

杏仁米粥

材料：杏仁20克，白米50克

做法：將米煮至半熟時加入杏仁，繼續煮成粥即可。當早餐，服用時加一些白糖或蜂蜜調味。

點評：有潤滑皮膚，排毒通暢的功效。皮膚粗糙乾皺的人多多食用，可使肌膚豐滿，肌膚潤澤白皙。風寒咳嗽，聚痰，腹瀉者忌食。

香菜，兼具美味與美麗於一身

本草語錄

釋名：香荽、胡菜、荽。

氣味：（根、葉）辛、溫，微毒；（子）辛、酸、平，無毒。

主治：性味辛溫香竄，內通心脾，外達四肢。

香菜不但味道爽口，營養功效也非常顯著。中醫認為，香菜性溫味甘，入肺、胃經，能健胃消食、發汗透疹、利尿通便、祛風解毒，對麻疹初期透出不暢、食物積滯、胃口不開也有一定的食療作用。

香菜中含有許多揮發油，其特殊的香氣就是揮發油散發出來的。它能祛除肉類的腥膻味，因此在一些菜肴中加些香菜，能有除腥膻、增味道的獨特功效。香菜提取液具有顯著的發汗、清熱、透疹的功能，其特殊香味能刺激汗腺分泌，促使發汗、透疹。香菜還有和胃調中的功效，因為香菜辛香升散，能促進胃腸蠕動，具有開胃醒脾的作用；從這方面來說，香菜也是一味開胃消食減肥的絕佳食品。

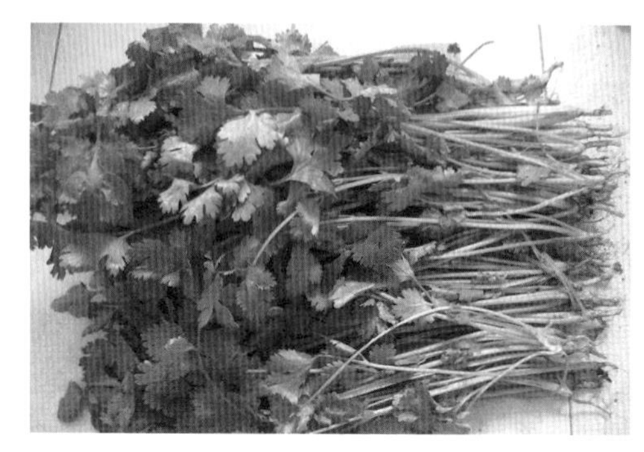

▲香菜

本草小百科

香菜肉絲

材料：豬瘦肉200克，香菜300克，雞蛋1個，鹽3克，料酒5克，大蔥5克，薑5克，香油8克，植物油15克，玉米粉適量。

做法：將肉洗淨，切絲，加入雞蛋、玉米粉抓勻；洗淨的香菜切成3公分長段。

鍋內倒入植物油，油熱後放進肉絲翻炒，起鍋。

鍋內留底油，放蔥、薑、香菜煸炒後放肉絲，再放鹽、料酒迅速炒勻，熟後淋上香油即成。

點評：開胃潤腸，美容瘦身。

第三章 抗衰老方：美麗持久，抓牢時間的手

埃及豔后的青春之泉——蘆薈

本草語錄

釋名：奴會、訥會、象膽。

氣味：苦、寒，無毒。

主治：煮清汁，洗癧疽，漬熱毒，消毒氣，去惡肉。

早在數千年前，蘆薈就已經受到埃及豔后的青睞，被稱作是「埃及豔后的青春之泉」；羅馬人甚至非洲人也同樣是蘆薈的忠實擁護者。在中國，蘆薈的用途從宋代也已經開始有記載了，李時珍在《本草綱目》中記載蘆薈主治「熱風煩悶，胸膈間熱氣，明目鎮心，小兒癲癇驚風，療五疳，殺三蟲及痔病瘡瘺，解巴豆毒。」充分讚美了蘆薈消炎止痛的功效。

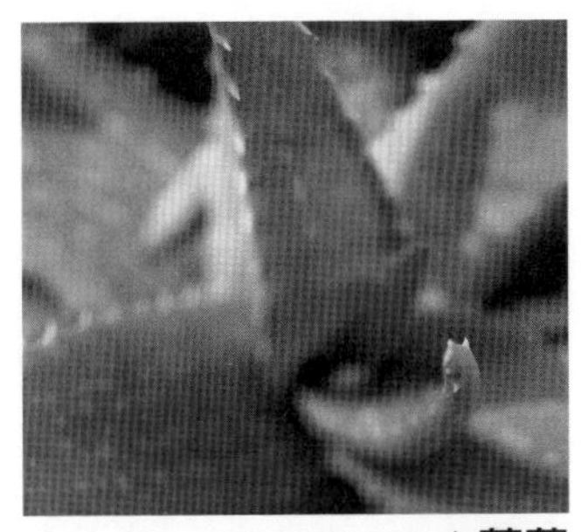

▲蘆薈

其實，蘆薈不僅有以上功效，它還是養顏美容的佳品。現代醫學證實，蘆薈中含有聚糖的水合產物葡萄酸、甘露糖、少量的糖醛酸和鈣等；還有少量水

合蛋白酶、生物激素、荷爾蒙、蛋白質、維生素、礦物質等微量成分，它的美容功效如下：

1.營養保濕：蘆薈中氨基酸和複合多糖物質構成了天然保濕因素，可以補充水分，恢復膠原蛋白的功能，防止面部皺紋，保持皮膚柔潤、光滑、富有彈性。

2.防曬：蘆薈中的某些成分能在皮膚上形成一層無形的膜，可防止因日曬引起的紅腫、灼熱感，保護皮膚免遭灼傷。

3.清潔皮膚：蘆薈中有些物質具有抗炎作用，既可清潔皮膚，又可防止細菌生長，促進細胞新陳代謝和皮膚再生，減輕疼痛和瘙癢，對一些皮膚病有明顯療效。

4.具有化妝水的效果：收斂劑及水分是任何一種化妝水或乳液都不可欠缺的物質，收斂劑的功用是緊縮肌膚，水分的功用是供給及保持肌膚適當的水分，蘆薈裡就含有大量的收斂劑和水分。除了以上兩種成分外，蘆薈還含有黏蛋白成分，這種成分能調節皮膚的水分與油分，使它們保持在平衡狀態。

5.使雀斑、黃褐斑變淡：因為皮膚細胞如果全部新陳代謝最少要花三個月之久，所以，使用蘆薈達到使黃褐斑、雀斑變淡的效果要付出極大的耐心。

本草小百科

蜜糖蘆薈露

材料：新鮮蘆薈4～5根，黑棗5克，冰糖、蜂蜜各4大匙。

做法：蘆薈洗淨、去外皮，取出內肉備用；黑棗洗淨，去核、切半。

鍋中倒入3杯水煮開，放入黑棗略煮，加入冰糖、蜂蜜調匀，再加入蘆薈肉續煮約10分鐘即可。

點評：養顏美白、去煩解熱、安心定神。

絲瓜，日漸風靡的美白抗衰佳品

本草語錄

釋名：天絲瓜、天羅、布瓜。

氣味：（瓤）甘、平，無毒。

主治：洗面澡身，令人悅澤白皙。

李時珍說：「絲瓜，唐宋以前無聞，今南北皆有之，以為常蔬。」絲瓜性寒涼，味甘甜，有消暑利腸、去風化痰、涼血解毒、通經活絡、行氣化淤等作用，還可治療大小便帶血，幫助產婦下乳。

絲瓜的美容作用已為世人所注目。現代醫學證實，絲瓜營養豐富，在瓜類蔬菜中，其蛋白質、澱粉、鈣、磷、鐵及各種維生素如維生素A、C的含量都很高，所提供的熱量僅次於南瓜，其蛋白質含量比冬瓜和黃瓜高2～3倍。絲瓜還含有皂苷、絲瓜苦味素、多量的黏液、瓜氨酸、脂肪等；種子含有脂肪油和磷脂等，這些營養元素對人體的生理活動十分重要，對美容亦十分有益。

據醫學實驗證明，長期食用絲瓜或用絲瓜液擦臉，可讓肌膚柔嫩、光滑，並可預防和消除痤瘡和黑色素沉著。絲瓜中含有豐富的維生素、礦物質、植物黏液和木糖膠，因此許多精華液中都加入了絲瓜水提取物。當然，你也可以用自製的絲瓜水來護膚：把絲瓜莖在高出地面60公分處攔腰切斷，使其下部彎曲，切口朝下。然後取一小口玻璃瓶套在切口上，以便絲瓜水能通暢地流入瓶內；絲瓜水放置一夜後，用紗布過濾一下，再加點甘油和酒精就可以使用了。

但要注意的是，絲瓜容易氧化發黑，烹飪時最好避免使用鐵鍋、鐵鏟，並且要快切快炒，減少放置時間。而且，絲瓜不宜一次進食過多，否則可能引起腹瀉，尤其是久病體弱者、消化不良的女性，一定要格外注意。

本草小百科

自製絲瓜面膜

1. 嫩膚增白：絲瓜汁面膜

在新鮮絲瓜汁中加適量小麥澱粉及冷開水，調成糊狀，即成「絲瓜汁面膜」。睡覺前先用此面膜塗於臉上，15～20分鐘後用清水洗淨；每週可用2－3次，連續一個月以上。可調節面部皮脂分泌，使皮膚更加白皙細嫩。

2. 除皺：絲瓜＋藥用酒精＋蜂蜜

將新鮮肥嫩的絲瓜洗淨擦乾切碎，用潔淨的紗布包好擠出汁液，然後加入等量的藥用酒精和優質蜂蜜，混合調勻，均勻塗抹於面部、手臂上，20分鐘後用清水洗去。每天早晚塗擦一次，連續一個月左右，可改善皮膚皺紋情況，使皮膚光潤而富於彈性。

3. 縮小毛孔：絲瓜汁除油洗液

將絲瓜榨汁，放少許入水中，然後用其洗臉，每天1～2次，連續一個月，可去除肌膚多餘的油脂，使臉部粗大毛孔變得細小平整、皮膚細膩而有光澤。

善用雞蛋，還你嬰兒般細嫩肌膚

本草語錄

氣味：甘、平，無毒

主治：清心、安五臟、止驚、安胎、暖五臟、縮小便、止耳鳴、益氣血。

一個受過精的雞蛋，在溫度合適的條件下，不需要從外界補充任何養料，就能孵出一隻小雞，這就足以說明雞蛋的營養是非常完美的。但是你知道嗎？雞蛋不僅可以為身體補充營養，還是非常好的美容養顏用品，它能為你帶來如嬰兒般細緻嫩滑的肌膚，這是因為蛋黃中含有一定量的磷脂，進入人體中的磷脂所分離出來的膽鹼，具有防止皮膚衰老，使皮膚光滑美豔的作用。

雞蛋中還含有豐富的鐵，100克雞蛋黃含鐵150毫克，鐵元素在人體內起造血作用，並在血中運輸氧和營養物質。人的顏面泛出紅潤之美，離不開鐵元素，如果鐵質不足可導致缺鐵性貧血，人的臉色就會萎黃，皮膚也就失去了光澤。

用雞蛋美容的一個很簡單的方法就是用煮雞蛋按摩面部，方法如下：用溫水潔面擦淨後，將煮好的雞蛋趁熱剝去殼，在臉上滾動，額部從兩眉開始，沿肌肉走向向上滾動直到髮際；眼部嘴部是環形肌，所以要環形滾動；鼻部是自鼻根沿鼻翼向斜上滾動；頰部是自裡至外向斜上方滾動，直到雞蛋完全冷下來。按摩後用冷毛巾敷面幾分鐘，這樣可以收縮面部毛孔，也可徹底清潔皮膚。

本草小百科

自製雞蛋面膜

1.蜂蜜蛋白膜：新鮮雞蛋一個，蜂蜜一小湯匙，將兩者攪拌均勻，臨睡前用乾淨軟刷子將此膜塗刷在面部，其間可進行按摩，刺激皮膚細胞，促進血液循環。待一段時間風乾後，用清水洗淨，每週兩次為宜。這種面膜還可用水稀釋後搓手，冬季可防治皸裂。

2.黃面膜：用牛奶摻入雞蛋清，或配用雞蛋黃調勻，塗面15分鐘，對中性皮膚的保養效果尤佳。只要堅持三個月，便會容光煥發。

3.磨砂膏：打一個雞蛋加一小匙細鹽，用毛巾蘸之在皮膚上來回輕輕擦磨，猶如使用磨砂膏一般，可除去面部死皮。

核桃仁可延緩衰老、嫩膚、養髮

本草語錄

釋名：羌桃、核桃。

氣味：（核仁）甘、平、溫、無毒。

主治：補氣養血，潤燥化痰，益命門，處三焦，溫肺潤腸，治虛寒喘咳，腰腳重疼，心腹疝痛，血痢腸風。

核桃仁的藥用價值很高，中醫認為核桃仁性溫、味甘、無毒，有健胃、補血、潤肺、養神等功效，亦有「潤肌膚、烏鬚髮」的作用，是一味烏髮養顏、潤膚防衰的美容佳品，因為「髮者血之餘」，血旺則髮黑。而且核桃中富含多種維生素，可提高人體皮膚的生理活性，所以，久服核桃可令頭髮烏黑亮澤，對頭髮早白、髮枯不榮具有良好的療效。

將核桃仁碾碎與黑芝麻糊混合在一起服食，長期堅持，可令鬚髮不白，烏黑亮澤；把核桃仁當做零食，每天細嚼慢嚥吃上兩個，幾個月後也會收到意想不到的美容效果；平時常喝點容易消化吸收的核桃粥，也能讓皮膚細嫩，面色更加潤澤。

本草小百科

核桃蓮子粥

材料：粳米50克，蓮子50克，核桃仁50克。

做法：將蓮子洗淨，去心，與粳米一起放入鍋內，加水適量，煮粥。

將核桃仁切細，在粥將熟時，放入核桃仁，繼續用文火煮，粥熟即可，食用時可放適量白糖。

點評：補腎固精、潤肺止咳、養心安神。

大麥，女人抗衰老的寶貝

本草語錄

釋名：牟麥。

氣味：鹹、溫、微寒，無毒。

主治：能調中益氣，除熱消渴。久食能使頭髮不白，配針砭、沒石子等染黑頭髮。

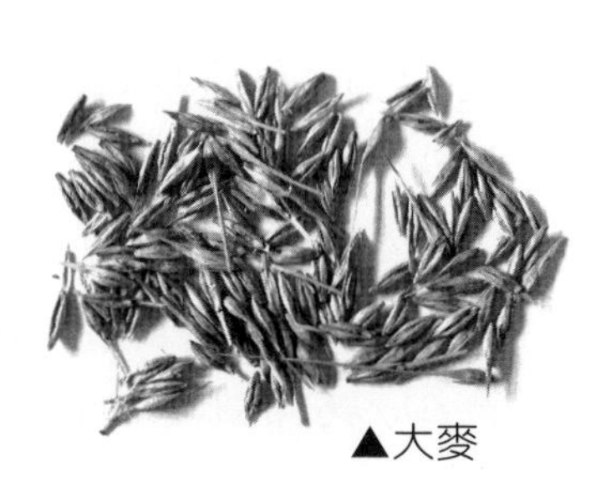

▲大麥

大麥性味平、涼，歸入脾、胃二經，有和胃、寬腸、利水的功效，能治食滯泄瀉、小便淋痛、水腫、燙傷燒傷，《本草綱目》說大麥有「寬胸下氣，涼血，消積進食」之功效。

此外，大麥還是一個抗衰老的寶貝。1970年代末，日本科學家狄原義秀博士發現「大麥嫩葉」的抗衰老作用，並使得其在1980年代風靡日本、美國及歐洲等地，更被美國醫學家譽為「人類免疫系統的太空防衛網」、「大自然賦予人類的寶物」，這是因為大麥嫩葉富含SOD超氧化物歧酶——一種被譽為「軟黃金」的物質，它是一種強烈抗氧化酶，是決定生命長短與健康狀況的酶。氧自由基是人體細胞在呼吸代謝過程中所產生的不安定分子，是增加各種疾病和癌症發病率的主要原因，並會加快人體衰老。在PH7.4時，SOD酶可以使萬惡的氧自由基轉化的反應速度增加40倍，將過氧化氫分解為無害的水和氧。SOD酶對氧自由基的降解作用比維生素A、維生素E強1000倍，比維生素C強500倍。

本草小百科

南瓜大麥羹

材料：南瓜200克，白糖120克，水800cc，大麥150克，去核紅棗8顆。

做法：南瓜去皮切丁，大麥洗淨後浸1小時。

將水煮滾，放入大麥並以大火煮滾，然後加入紅棗，改以小火煮至大麥裂開；加入南瓜，繼續煮至大麥熟透後加入白糖，繼續煮至白糖溶解即可。

點評：鹹甜皆宜，有利於降低人體總膽固醇水準和低密度脂蛋白膽固醇水準，延緩衰老。

簡單吃玉米，也能防衰老

本草語錄

釋名：玉高粱。

氣味：（米）甘、平，無毒。

主治：（米）調中開味，（根、葉）治沙淋。

中醫認為，玉米性平味甘，有開胃、健脾、除濕、利尿等作用，主治腹瀉、消化不良、水腫等。另據營養分析，玉米含有糖類、蛋白質、胡蘿蔔素、黃體素、玉米黃質、磷、鎂、鉀、鋅等多種營養成分。

現代醫學研究顯示，玉米對冠心病、動脈硬化有特殊療效，還能有效防治糖尿病，並可有效預防膽結石的形成。玉米中所含大量的氨基酸，可抑制和減輕抗癌藥物的毒副作用，還能抑制癌細胞的生長。除此之外，玉米還有諸多功效：

1.明目：玉米含有黃體素、玉米黃質，尤其後者含量較豐，是抗眼睛老化的極佳補充食物。

2.助消化：玉米中所含的胡蘿蔔素、黃體素、玉米黃質為脂溶性維生素，加油烹煮有助吸收的效果。

3.護膚：玉米中的尼克酸在蛋白質、脂肪、糖的代謝過程中有著重要作用，能幫助我們維持神經系統、消化系統和皮膚的正常功能。

4.延緩衰老：玉米胚芽油含有豐富的維生素E，是一種天然的抗氧化劑，對人體細胞分裂、延緩衰老有一定的作用，也被稱為「美容油」。

需要注意的是：玉米中的尼克酸對健康非常有利，但尼克酸是和其他物質結合在一起的，很難被人體吸收利用，所以在煮食玉米的時候應加點小蘇打，這樣就能使尼克酸釋放出來，被人體充分吸收。

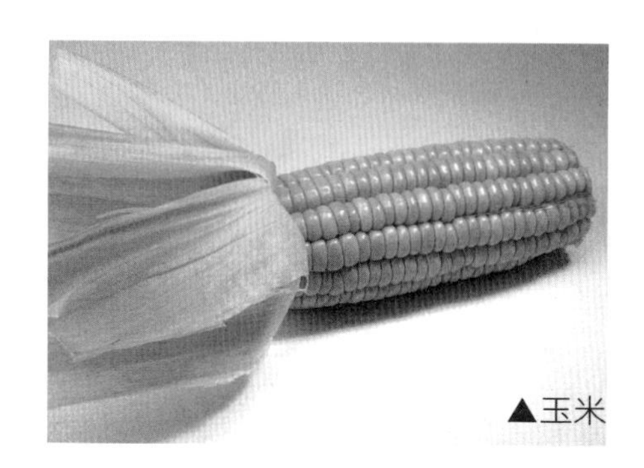
▲玉米

本草小百科

冬瓜玉米瘦身湯

材料：胡蘿蔔375克，冬瓜600克，玉米2個，冬菇5朵，瘦肉150克，薑2片，鹽適量。

做法：胡蘿蔔去皮洗淨，切塊；冬瓜洗淨，切厚塊；玉米洗淨，切塊；冬菇浸軟後，去蒂洗乾淨；瘦肉洗乾淨，汆燙後再洗乾淨。

煲滾適量水，下胡蘿蔔、冬瓜、玉米、冬菇、瘦肉、薑片，水滾後以慢火煲2小時，下鹽調味即成。

點評：美容瘦身。

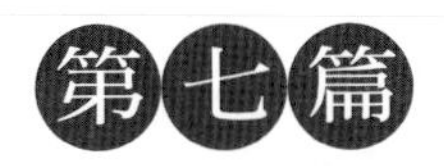

百病來襲，本草護身無所懼

小到感冒、頭痛、筋骨疼痛、亞健康，大到冠心病、糖尿病、高血壓，大大小小的疾病無時無刻不在威脅著人們的健康。當百病來襲，人們如何才能從中突圍？這就需要人們熟讀《本草綱目》，善用本草的祛病養生智慧，對症藥補、食補，才能拒絕或趕走疾病，重返健康。

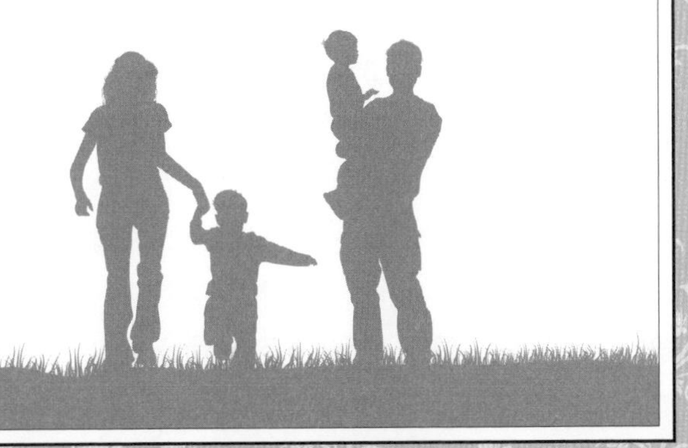

第一章 日常保健方：本草在身邊，小病不用愁

感冒發燒找柴胡

本草語錄

釋名：地薰、芸蒿、山菜、茹草。

氣味：苦、微寒，無毒。

主治：治陽氣下陷，平肝、膽、三焦、包絡相火，及頭痛眩暈，目昏赤痛障翳，耳聾鳴，諸瘧，及肥氣寒熱，婦人熱入血室，經水不調，小兒痘疹餘熱，五疳羸熱。

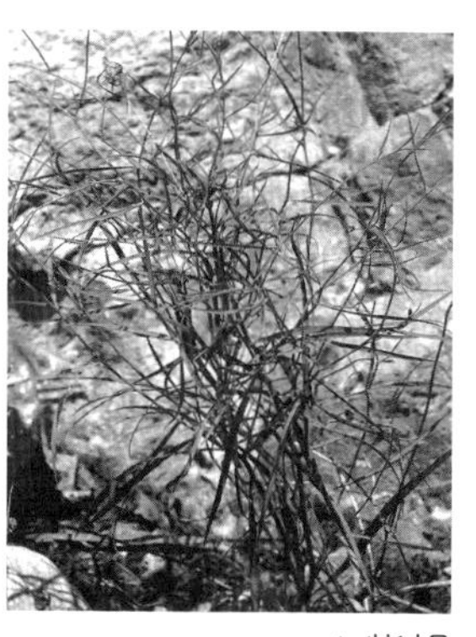

▲柴胡

《本草綱目》記載，柴胡性涼味苦，微寒入肝、膽二經，具有和解退熱、疏肝解鬱、升舉陽氣的作用，常用以治療肝經鬱火、內傷脅痛、瘧疾、寒熱往來、口苦目眩、月經不調、子宮脫垂、脫肛等症。平常感冒發燒後，可使用小柴胡沖劑，或用柴胡四兩、甘草一兩，配成方劑，每次取二錢，煎服；如果虛勞發熱，則可用柴胡、人參等量配成方劑，每次取三錢，加適量薑棗同水煎服。

值得一提的是，柴胡對肝炎有特殊療效。目前，中醫治療傳染性肝炎的肝氣鬱滯型，用的就是柴胡疏肝散，其中主藥就是柴胡。

本草小百科

柴胡粥

材料：柴胡10克，大米100克，白糖適量。

做法：將柴胡擇淨，放入鍋中，加清水適量，水煎取汁，加大米煮粥，待熟時調入白糖，再煮一、二沸即成，每日1～2劑，連續3～5天。

點評：有去肝火的功效，能治療感冒發燒症狀。

喝鵝湯、吃鵝肉，一年四季不咳嗽

本草語錄

釋名：農雁、舒雁。

氣味：（肉）甘、平，無毒。

主治：解五臟熱，服丹石人宜之。煮汁，止消渴。

鵝因為營養價值頗高而深受人們喜愛，其蛋白質含量比鴨肉、雞肉、豬肉、牛肉、羊肉都要高，而脂肪的含量又較低。除此之外，它還有很高的藥用價值，不愧為一美味的健康食品。

鵝肉含有蛋白質、脂肪、糖類、鈣、磷、鐵、銅、錳、維生素A、維生素B_1、維生素B_2、維生素C等成分，營養價值很高。據《本草綱目》記載：「鵝肉利五臟，解五臟熱，止消渴。」常喝鵝湯，食鵝肉，可以補益五臟，止咳化痰，所以古人云：「喝鵝湯，吃鵝肉，一年四季不咳嗽。」《隨息居飲食譜》說：「鵝肉補虛益氣，暖胃生津。」因此，鵝肉特別適宜氣津不足之人，凡經常口渴、乏力、氣短、食欲不振者，可常喝鵝湯、吃鵝肉，這樣既可補充老年糖尿病患者的營養，又可控制病情發展，還可預防和治療咳嗽病症，尤其對治療感冒和急慢性氣管炎有良效。現代醫學也指出，鵝血中含有濃度較高的免疫球蛋白，常吃鵝血對防治癌症有較明顯的作用。

本草小百科

燒全鵝

材料：鵝一隻，木耳、香菇、金針菇適量，薑片、蔥少量，醬油、冰糖適量。

做法：先把木耳、香菇、金針菇洗乾淨放到溫水中浸泡；用刀在鵝腹部開小口去除內臟，然後把鵝洗淨並在全身塗上醬油；木耳、香菇、金針菇洗淨後與薑片、蔥段一起塞入鵝腹，將全鵝放入鍋中加適量水和冰糖同煮，等鵝燒熟後即可。

點評：補益身體，滋潤五臟。

解頭痛，中醫推薦白芷、川芎

本草語錄

川芎

釋名：胡、川芎、香果、山鞠窮。

氣味：（根）辛、溫，無毒。

主治：燥濕，止瀉痢，行氣開鬱。

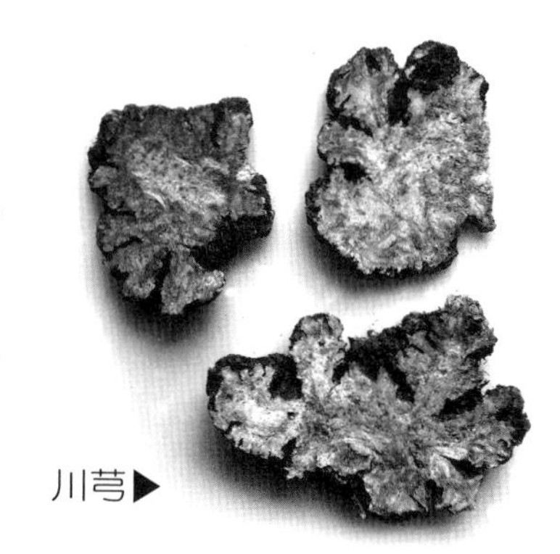

川芎▶

白芷

釋名：白、芳香、澤芬、苻蘺。

氣味：（根）辛、溫、無毒。

主治：祛風散寒、通竅止痛。

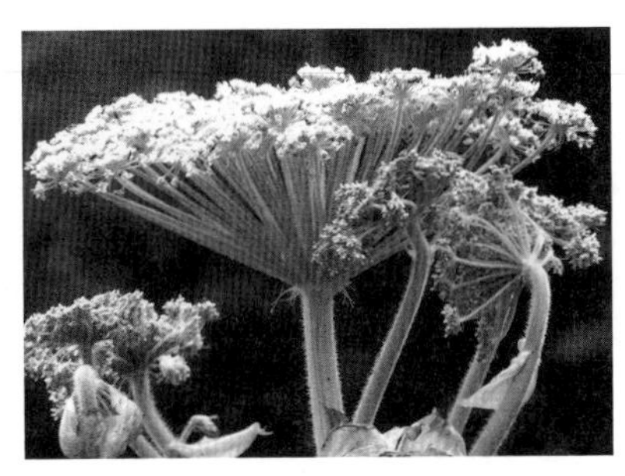

▲白芷

中醫裡治療頭痛的方法很多，《本草綱目》中就記載了大量這類的本草，例如白芷就是治療頭痛的聖藥，有明顯的止痛作用；而川芎則具有活血化淤、通絡、緩解血管痙攣的作用。

1.白芷

自古以來，白芷就是中醫推薦治頭痛的良藥。《本草綱目》記載：「白芷，色白味辛，行手陽明；性溫氣厚，行足陽明；芳香上達，入手太陰肺經。如頭、目、眉、齒諸病，三經之風熱也；如漏、帶、癰疽諸病，三經之濕熱也；風熱者辛以散之，濕熱者溫以除之。」就是肯定了白芷祛風散寒、通竅止痛的功效。

《本草綱目實錄》中還專門列出兩款治療頭痛的藥方：

偏正頭風：用白芷炒二兩五錢，川芎炒、甘草炒、川烏頭半生半熟各一兩，共研為末。每服一錢，細茶薄荷湯送下。

頭暈：用白芷洗曬後研細，煉蜜做成丸子，如彈子大。每嚼服一丸，茶湯或荊芥湯送下。

2.川芎

中醫認為，川芎性味辛、溫，歸入肝、膽經，能活血行氣、祛風止痛。《醫學啟源》認為川芎有「補血，治血虛頭痛」的功效，《本草綱目》記載川芎能「燥濕，止瀉痢，行氣開鬱」，也認可了川芎治療頭痛的功效，並在書中列舉了幾款治療頭痛的藥方：

氣虛頭痛：用川芎研細，每取二錢，茶湯調服。

產後頭痛：用川芎、天臺烏藥，等分為末，每服二錢，茶湯調服。

風熱頭痛：用川芎一錢、茶葉二錢，加水一盅煎至五成，飯前熱服。

偏頭痛：用川芎銼細，泡酒，每日飲少量。

此外，頭痛患者在飲食上要注意多食用酸甘養陰之物，如番茄、百合、青菜等，少吃一些辛辣、油膩的食物。

本草小百科

川芎白芷燉魚頭

材料：川芎6克，白芷9克，鰱魚頭200克。

做法：魚頭洗淨，加入切成片的川芎和白芷，加水適量，隔水燉熟。

點評：鎮靜止痛，祛風活血，男女頭風痛。（注意：川芎用量不宜太多；若有月經過多或陰虛火旺的頭暈、頭痛則不宜食用。）

解牙疼何難，花椒立刻緩

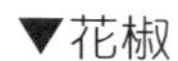

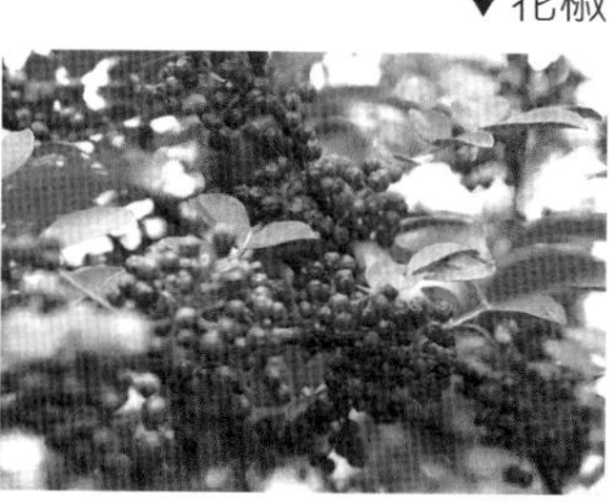

▼花椒

本草語錄

釋名：香椒、大花椒、青椒、青花椒、山椒、狗椒、蜀椒、川椒、紅椒、大紅袍。

氣味：辛、溫，有小毒，麻。

主治：散寒除濕、解鬱結、消宿食、通三焦、溫脾胃、補右腎命門、殺蛔蟲、止泄瀉。

花椒是做菜常用的調料，也是一味用途廣泛的中藥。《本草綱目》記載：花椒辛、溫，能夠健胃、溫中散寒、除濕止痛、殺蟲解毒、止癢解腥，用花椒煎水外洗可以治療多種皮膚病，如痱子等。

花椒還是止牙痛的一味良藥，這裡就告訴你如何用花椒緩解牙疼：取10克花椒，加入適量的水，煮約5分鐘，加入一兩白酒，完全涼後，將花椒過濾掉，再把白酒花椒水倒入潔淨玻璃瓶中備用。牙疼時，用潔淨棉花球蘸此水後放入牙疼的部位且咬住，很快就能止疼。

本草小百科

治療牙痛的穴位按摩法

花椒只能緩解牙痛，而無法根治牙痛，這時則可用穴位按摩法來治療牙痛。牙疼是上火的表現，主要是由風熱侵襲、胃炎上蒸、虛火上炎三種原因造成的，要想治本，可根據病因，採用相應的穴位按摩法。

1.風熱侵襲：這類原因引起的牙疼，主要症狀是牙疼突然發作，陣發性加重，得冷痛減，受熱加重，牙齦腫脹；形寒身熱，口渴；舌紅苔白或薄黃，脈浮數。

選穴：前三齒上牙疼取迎香、人中，下牙疼取承漿；後五齒上牙疼取下關、顴突凹下處，下牙痛取耳垂與下頜角連線中點、頰車、大迎。以指切壓，用力由輕逐漸加重，施壓15～20分鐘。

2.胃炎上蒸：由此引起的牙疼主要表現是牙疼劇烈，牙齦紅腫或出膿血，得冷痛減，咀嚼困難；口渴口臭，溲赤便秘，舌紅苔黃燥；脈弦數或洪數或滑數。

選穴：按揉二間、內庭，症狀立刻就會減輕很多。

3.虛火上炎：此類牙疼臨床表現為牙疼隱隱，時作時止，日輕夜重，牙齦暗紅萎縮，牙根鬆動，咬物無力；腰膝酸軟，五心煩熱；舌嫩紅少苔，脈細數。

選穴：每天刺激雙側合穀、手三里、太溪穴。其中，太溪宜在每天晚上泡腳後按揉，每次5分鐘，合穀和手三里不定時地按揉可以幫助減輕疼痛。

除穴位療法外，牙疼患者平時還應注意飲食調節，飲食不宜過熱過冷，宜清淡飲食，忌辛辣煎炒，以防火氣加重。

腹瀉，雞肉餛飩就是「瀉立停」

本草語錄

釋名：燭夜。

氣味：（黃雌雞肉）甘、酸、鹹、平，無毒。

主治：傷中消渴，小便數而不禁，腸澼瀉痢，補益五臟，續絕傷，療五勞，益氣力。

在中醫看來，腹瀉是由於各種原因導致脾胃的運化失司，小腸受盛和大腸的傳導功能失常所致，比如感受外界的風寒濕熱，都會使脾胃失調，尤其是濕。你如果吃太多的冷飲，或者遇到雷雨季節，都是很容易腹瀉的。

另外飲食不節與不潔也會導致腹瀉，而情緒對腸胃的影響也很大，如果精神長期高度緊張，也會導致腸胃失調，最終造成脾胃虛弱，難以運化食物。而沒有了食物的滋養，氣血就會受損，氣血失衡又加重了腹瀉，如此惡性循環，當然會「一瀉不止」，這時，不妨吃點雞肉餛飩，能有很好的止瀉效果。

《本草綱目》記載：「黃雌雞肉五兩、白麵七兩，切肉作餛飩，下五味煮熟，空腹吃。每天一次。」可以治人「脾胃弱乏，人痿黃瘦」，這就是因為黃雌雞肉有著補氣止瀉的功效，能夠「治撈劣，添髓補精，助陽氣，暖小腸，止泄精，補水氣」。

本草小百科

雞肉餛飩

材料：雞肉、人蔘、紅棗、黃芪。

做法：雞肉剁碎做餡兒，和白麵做成餛飩。人蔘、紅棗、黃芪小火慢燉，然後用這個湯煮餛飩。吃餛飩，喝湯。

點評：調養脾胃，止瀉。

支氣管炎不用愁，桔梗有妙方

本草語錄

釋名：白藥、梗草、薺。

氣味：（根）辛、微溫，有小毒。

主治：離竅，除肺部風熱，清利頭目咽嗌，胸膈滯氣及痛，除鼻塞。

中醫認為，桔梗味苦、辛，性微溫，能促進支氣管分泌，具有止咳化痰、宣肺排膿的功效，主治咳嗽痰多、痰膿、鼻塞、咽喉腫痛等症。《本草綱目》中列舉了幾個桔梗治療呼吸道疾病的方子：

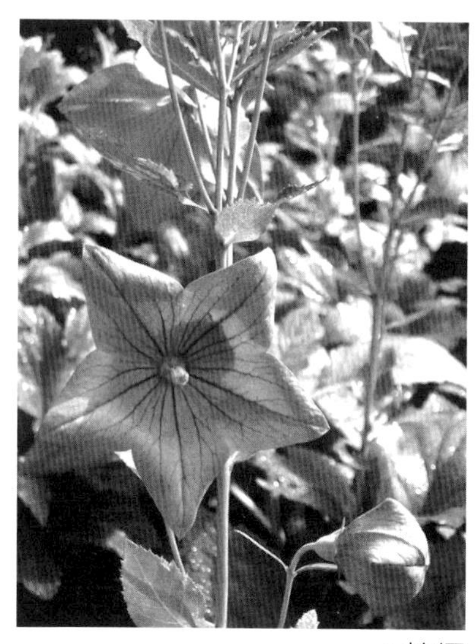

▲桔梗

1.痰嗽喘急：用桔梗一兩半，研細，用童便半升，煎成四合，去渣後溫服。

2.肺癰咳嗽（胸滿振寒，脈數咽乾，先吐臭痰，後吐臭膿）：用桔梗一兩、甘草二兩，加水三升，煮成一升，溫服。吐出膿時，是病漸癒之象。此方名「桔梗湯」。

3.喉痹：用桔梗二兩，水三升，煎成一升。一次服下。

4.咽痛：先服甘草湯，如不癒，再服桔梗湯。

5.肺熱喉痛：用炒甘草二兩、桔梗（淘米水浸一夜）一兩，加入阿膠半斤，水煎服。每服五錢。

本草小百科

桔梗炒肉絲

材料：桔梗200克，瘦豬肉150克，豬油15克，醬油5克，鹽2克，料酒5克，豌豆粉5克，味精1克。

做法：將桔梗擇洗乾淨，用開水焯一下，再用冷水浸洗，撈出控淨水分，切成3公分長段；豬肉洗淨，切絲，放入碗中，用少許精鹽與豌豆粉和水攪勻。

炒鍋置火上，加入豬油，油熱後下入肉絲煸散，加入醬油、料酒，投入桔梗煸炒，加入精鹽、味精，用芡粉勾芡，炒勻，出鍋裝盤，即可食用。

點評：清熱解毒，止咳平喘。

明礬泡腳吃扁豆，趕走香港腳

本草語錄

釋名：沿籬豆、蛾眉豆。其種子有黑、白二種，白者溫、黑者稍冷。入藥用白扁豆。

氣味：（白扁豆）甘、微溫，無毒。

主治：能化清降濁，故專治中宮之病，消暑除濕而解毒也。

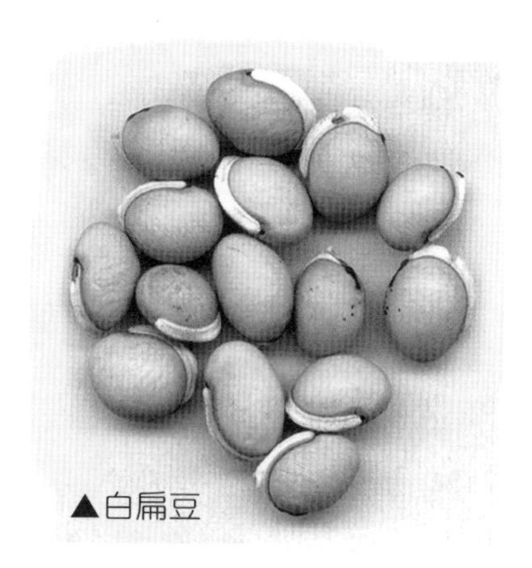
▲白扁豆

中醫認為，陽加於陰謂之汗，比如人們在運動的時候，運動生陽，陽氣蒸騰陰液，就形成了汗，跟燒水時產生蒸氣的道理是相同的。適度出汗是正常現象，對人體有好處，但「汗為心之液」，如果出汗過多，就容易損傷心陽，成為許多疾病的徵兆。如果胸部大汗、面色蒼白、氣短心慌，這是「亡心陽」的預兆，「亡心陽」就是西醫上的水電解質紊亂症，以脫水為主；如果額頭出汗，汗珠大如豆，如同水滴，這是虛脫或者要昏倒的先兆，體質虛弱或有低血糖病史的人尤其要當心；如果偶爾手心、腳掌出汗，尤其是在公共場合，這多半是精神緊張造成的，調整一下心態就可以了；如果手、腳常年多汗，說明脾胃功能有些失調；如果腳汗特別臭的話，就說明體內濕氣很重。

李時珍說，諸濕腫滿，皆屬於脾，汗腳就屬於「濕」的範疇，腳特別臭的人是因為脾大，而脾大則是由於脾臟積濕，脾濕熱的時候人會出又黃又臭的汗，就形成了「汗臭腳」。想告別「汗臭腳」，就應該吃一些清熱祛濕的藥，然後每晚都用熱水或者明礬水泡腳。明礬具有收斂作用，可以燥濕止癢；《本草綱目》記載扁豆可以健脾祛濕，所以，多吃一些扁豆也可以幫助體內除濕。

本草小百科

多味扁豆

材料：白扁豆350克、大蒜5瓣，香油、辣椒油、醬油、麻醬、香醋、精鹽、白糖各1小匙，味精1/2小匙。

做法：大蒜切末；扁豆洗淨後切絲，在沸水中焯熟，以除去毒素和豆腥味。

扁豆絲撈出後立即投入冷水中浸泡一下，可保持其碧綠的顏色，口感也更脆嫩。

加入麻醬、醬油、蒜末、辣椒油、精鹽、白糖、味精、醋、香油拌勻裝盤即可。

點評：健脾益氣，化濕消暑。

痔瘡作祟，柿子幫你解難言之隱

本草語錄

釋名：胡名鎮頭迦。

氣味：（烘柿）甘、寒、澀，無毒；（柿霜）甘、平、澀，無毒；（烏柿）甘、溫，無毒；（柿蒂）澀、平，無毒。

主治：澀下焦，健脾胃，消宿血。

中醫認為，柿子性寒，味甘、澀，具有補虛健胃、潤肺化痰、生津止渴、清熱解酒的功效；而且，柿子全身都是寶，柿餅、柿霜、柿葉都可入藥，所以柿子是名副其實的「天然藥庫」。

柿餅味甘，性平，具有潤肺化痰、補脾潤腸、止血等功效，適用於燥痰咳嗽、脾虛食減、腹瀉、便血、痔瘡出血等症；柿霜則味甘，性涼，具有清熱、潤燥、止咳等功效，適用於口舌生瘡、咽乾喉痛、咳血等症；柿蒂味甘，性平，具有降氣止呃功效，適用於呃逆不止等症；柿葉能利尿，還可解酒，嫩柿葉以開水泡，代茶飲，能軟化血管、降低血壓、防止動脈硬化，並有清熱健胃、助消化的作用，對高血壓、冠心病有一定的療效。內、外痔瘡患者，經常食用柿子，可以減輕痔瘡疼痛、出血等症。不過，食用柿子也有禁忌：

1.不可空腹食用柿子：因為柿子含有單寧，單寧主收斂，遇酸則凝集成塊，並與蛋白質結合而產生沉澱。空腹食用鮮柿子，胃酸與柿子內的單寧相結合最易形成「柿石」，就會產生腹脹、腹痛。

2.柿子也不可與螃蟹同食：因為蟹肉富含蛋白質，遇柿子中的單寧則凝結成塊而不易消化，多食必然引起胃腸疾病。

本草小百科

冰糖蒸柿餅

材料：柿餅三枚（去蒂），冰糖適量。

做法：將柿餅洗淨，和冰糖一起放進電鍋蒸，柿餅變軟即可食用。

點評：有潤肺，化痰，止血作用。適用於高血壓，痔瘡出血，慢性支氣管炎乾咳、咽痛等症。

萵筍，治療便秘的靈丹妙藥

本草語錄

釋名：萵筍、千金菜。

氣味：苦、冷，微毒。

主治：利五臟，通經脈，開胸膈，功同白苣。

萵筍營養豐富，是蔬中美食，古人稱之為「千金菜」，有語曰：「咼國使者來漢，隋人求得菜種，酬之甚厚，故名千金菜，今萵筍也。」

萵筍的藥用價值很高，中醫認為，萵筍能利五臟、通血脈。《本草綱目》記載，李時珍曾用萵筍加酒，煎水服用來治療產後乳汁不通；現代醫學指出，萵筍中含有大量纖維素，能夠促進人體腸壁蠕動，可以治療便秘。另外，萵筍中還含有鐵、鈣等元素，如果兒童經常吃萵筍的話，對換牙、長牙是很有好處的。在吃萵筍的時候，千萬不要扔掉萵筍葉，因為萵筍葉子裡的維生素含量要比萵筍莖高出5～6

倍，而其中維生素C的含量更是高出15倍之多。萵筍的功效如下：

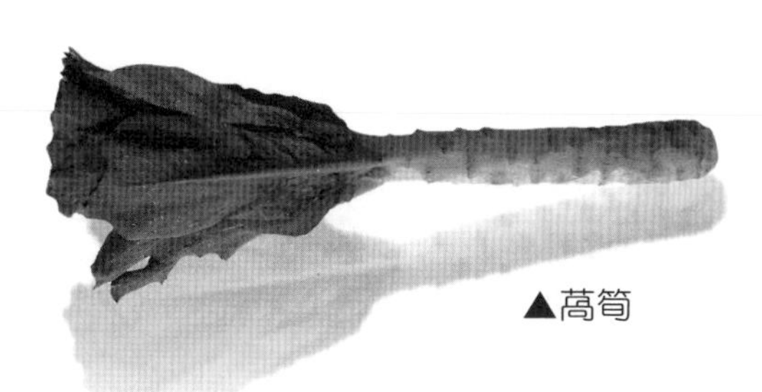
▲萵筍

1.開通疏利、消積下氣： 萵筍味道清新且略帶苦味，可刺激消化酶分泌，增進食欲。其乳狀漿液，可增強胃液、消化腺的分泌和膽汁的分泌，從而增強各消化器官的功能，對消化功能減弱和便秘的病人尤其有利。

2.利尿通乳： 萵筍有利於體內的水電解質平衡，促進排尿和乳汁的分泌。對高血壓、水腫、心臟病患者有一定的食療作用。

3.強壯機體、防癌抗癌： 萵筍含有多種維生素和礦物質，具有調節神經系統功能的作用，其所含有機化合物中富含人體可吸收的鐵，對缺鐵性貧血病人十分有利。萵筍的熱水提取物對某些癌細胞有很強的抑制作用，故又可用來防癌抗癌。

4.寬腸通便： 萵筍含有大量植物纖維素，能促進腸壁蠕動，通利消化道，幫助大便排泄，可用於治療各種便秘。

需要注意的是：有眼疾，特別是夜盲症的人應少食萵筍；萵筍性寒，產後婦女應慎食。另外，萵筍與蜂蜜不宜同食，否則會導致胃寒，引起消化不良、腹瀉。

本草小百科

蜇皮萵筍

材料： 蜇皮150克，萵筍1根，雞蛋1個，鹽1茶匙，醬油1匙，糖、醋各2匙，麻油少許。

做法：蜇皮洗淨切薄片泡水，最好1天換數次水，另外用70℃的溫水快速汆燙過，再泡冷開水；萵筍切片加鹽1茶匙，醃10分鐘後，用冷開水沖去苦水；蛋打勻後做成蛋餅切成塊。將所有材料混合放入大碗內，再加上調味料拌勻即可。

點評：開胃消食。

黃蓮雖苦，卻是明眼良藥

本草語錄

釋名：王連、支連。

氣味：（根）苦、寒，無毒。

主治：明目。用於目疾流淚，並治療腹痛下痢、婦人陰腫，久服增強記憶力。

生活中，有的人不哀傷也總是眼淚汪汪，人們稱之為「含情眼」，《紅樓夢》裡林黛玉的眼睛就屬此種。中醫認為，這是肺氣不足、肝的收斂功能不足所致。肝主水道，而肺為水上之源，肺氣的宣發和肅降對體內水液的輸布、運行和排泄起著疏通和調節的作用。當肝肺之氣不足時，水氣就會總在上面壅著，或者水道總收斂不住，就會出現眼淚汪汪的現象。還有一些人迎風就流眼淚，在中醫看來這是肝腎陰虛的徵兆，因為只有當肝腎陰虛，腎氣不納津，受到冷風的直接刺激後才會流眼淚。

《本草綱目》記載，黃蓮可以治療眼的各種病：「用黃蓮不限多少，搗碎，浸清水中六十天，然後單取汁熬乾。另用艾鋪瓦上，燃艾，把熬乾的藥碗，蓋在艾上，受到艾的煙燻。艾煙盡後，刮取碗底藥末做成丸子，如小豆大。每服十丸，甜竹葉湯送下。」這裡的艾就是我們所說的艾蒿。

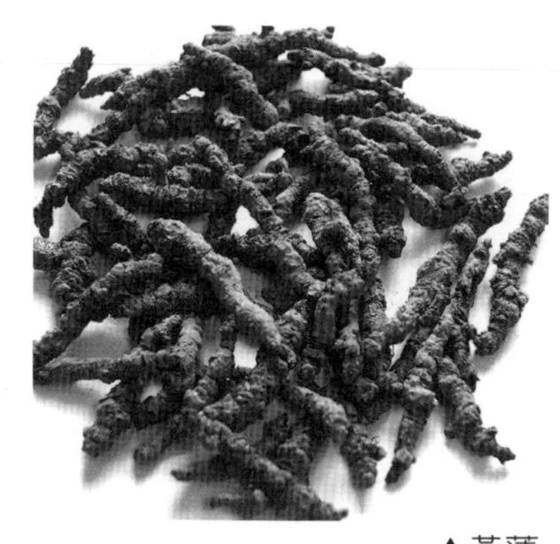
▲黃蓮

另外，如果遇到眼睛突然紅痛，《本草綱目》記載，可以「用黃蓮和冬青葉煎湯洗眼」，或者用「黃蓮、乾薑、杏仁，等分為末，用棉包裹浸入熱水中，趁熱閉目淋洗」；如果眼睛突然覺得又癢又痛，就可以「用黃蓮浸乳中，隨時取汁點眼」；而如果眼淚不止，就用「黃蓮浸水成濃汁擦洗」。

本草小百科

龍膽草黃蓮燉羊肝

材料：龍膽草25克、黃蓮2克、羊肝150克、豬瘦肉80克、生薑3片。

做法：中藥材洗淨、浸泡；羊肝洗淨，切薄片，用生粉、生油揉擦，再洗淨；豬瘦肉洗淨。一起與生薑下燉盅，加冷開水1000cc，加蓋隔水燉3小時。進飲時方下鹽，為2～3人用。

點評：清肝瀉火、明目養眼的作用，對眼睛乾澀，和因肝膽疾病等致視力衰退和夜盲症等有輔助治療作用。

第二章 富貴病方：牢記本草養生訣，不給富貴病留機會

養護心腦血管，就用「本草上品」紅景天

本草語錄

氣味：甘、苦、平，無毒。

主治：祛邪惡氣，補諸不足。

紅景天是一種多年生草本植物，盛產於號稱「世界屋脊」的青藏高原，生活在天然純淨的高寒雪域特殊環境，為青藏特有的名貴藥材。《本草綱目》稱紅景天為「本草上品」，康熙皇帝賜名為「仙賜草」。

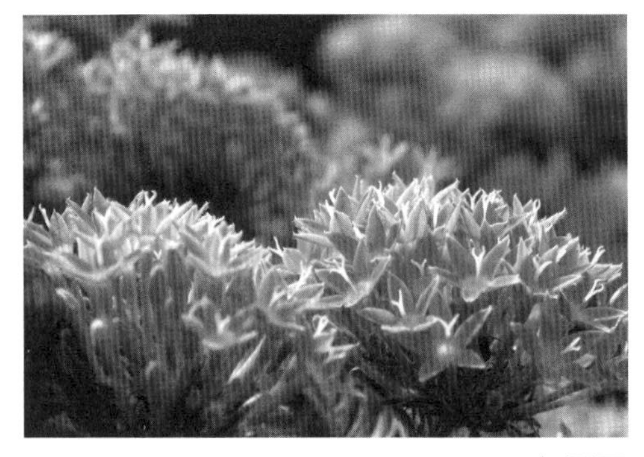

▲紅景天

現代醫學證實，紅景天含有兩種分別叫紅景天苷和苷元酪醇的物質，具有抗疲勞、抗缺氧、抗微波輻射、抗毒以及對神經系統和新陳代謝的雙向調節作用。同時，紅景天還含有豐富的黃酮、多種維生素和微量元素

等。根據藥理學、病理學以及臨床療效觀察，紅景天是一種對心腦血管疾病有顯著療效的天然草藥，它可清除血液中過多的脂質，防止動脈粥狀斑塊的形成，降低血液黏滯度，改善微循環，從而有效地擴張冠狀動脈，抗心肌缺血，提高心臟功能，是防治心腦血管疾病的天然良藥；此外，它還可改善腦組織的血液循環，加快腦梗死病灶的恢復，對緩解頭痛，解除疲勞，增強記憶力等也有顯著功效。因此，紅景天既可用於防治心腦血管疾病，還可用於更年期綜合症、神經衰弱及其引發的心絞痛、胸悶、心悸、氣短、失眠、神疲乏力等疾患的防治。更值得一提的是，紅景天對多種癌症亦有明顯的輔助療效。

平時，可到藥店買一些乾的紅景天，每天用幾克泡水喝（僅喝其水），是防止心腦血管疾病的天然良方。當然，也可選擇一些相關的保健品。

本草小百科

紅景天為什麼被譽為「仙賜草」？

相傳，在清朝康熙年間，中國西部邊陲地區少數分裂分子舉兵叛亂，康熙大帝御駕親征。豈料將士西出陽關，剛抵達西北高原，一下子很難適應高山的缺氧環境，不少人便出現了心慌氣短、噁心嘔吐、茶飯不思等現象，戰鬥力也因此大大減弱。康熙正一籌莫展時，恰好當地藏胞獻來紅景天藥酒，士兵及時服用後，高原反應竟神奇般地消失了。於是士氣大振，一鼓作氣把叛亂分子打得潰不成軍。康熙大喜過望，將紅景天稱為「仙賜草」，並把它欽定為御用貢品。

冠心病來襲，做個山楂愛好者

本草語錄

釋名：赤瓜子、鼠楂、猴楂、茅楂、羊還球、棠球子、山裡果。

氣味：酸、冷，無毒。

主治：化血塊氣塊，活血。

山楂，又名紅果或山裡紅。中醫認為，山楂性微溫而味酸、甘，能健胃消食、活血化淤，有收斂止痛的功效；而冠心病患者常有氣滯血淤症，山楂則有活血化淤的作用，是血淤型患者的食療佳品，尤其對冠心病之淤血內停者可有良好的食療作用。因此，冠心病患者應常喝山楂粥，有利於緩解病情。

現代醫學證實，山楂主要通過「強、調、降」三管齊下的方式來治療冠心病。冠心病患者除了伴有心率增快、冠脈血流降低、心肌耗氧量增加等情況外，還有血脂異常、高血壓等。臨床研究證實，山楂一方面通過增強心肌收縮力，增加輸出量，減慢心率，擴張冠狀血管，增加冠脈血流量，降低心肌耗氧量和氧利用率，發揮強心和預防心絞痛的作用；另一方面，山楂通過顯著降低血清膽固醇及甘油三酯，能有調節血脂的作用，有效防止動脈粥樣硬化的發生、發展；另外，山楂中的總黃酮有擴張血管和持久降壓的作用，能幫助控制血壓，降低冠心病的危險性。一強二調三降，是山楂治療冠心病的主要手段。

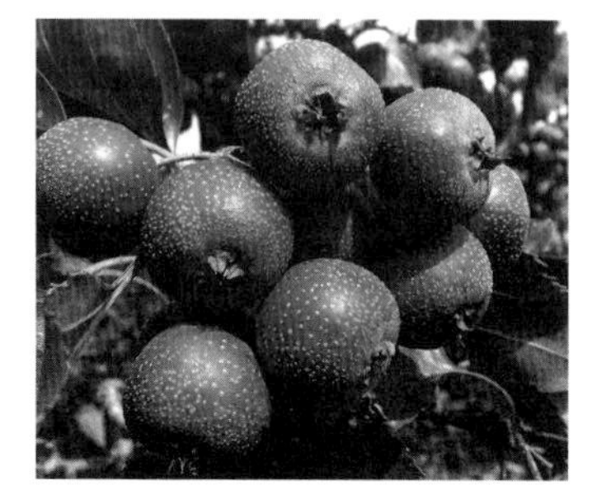

▲山楂

本草小百科

三款山楂茶

山楂茶：生山楂15～30克，水煎代茶飲。

山楂雙花茶：山楂30克，金銀花、菊花各25克，蜂蜜200克，水5000cc。將山楂洗淨拍碎；金銀花、菊花擇選洗淨，同山楂一起放入鍋內，加入水，用武火燒沸，再用文火煎煮25分鐘，用紗布過濾，去渣留汁；將蜂蜜用文火煎煮煉成微黃色，最後把煉製過的蜂蜜緩緩倒入熬好的藥液中，攪拌均勻，即可飲用。

首烏山楂湯：何首烏15克，山楂12克，糖適量。將何首烏、山楂洗淨，加水共煎50分鐘，濾汁加糖調味即可。

防治糖尿病，南瓜最管用

本草語錄

釋名：倭瓜、番瓜、麥瓜、飯瓜。

氣味：甘、溫、無毒。

主治：補中益氣。

1980年代，日本一些學者對糖尿病進行流行病學研究時，發現日本北海道地區一個叫夕張村的小村莊裡沒有糖尿病患者。這引起了學者們極大的興趣，在調查中發現，該村村民特別喜歡吃嫩南瓜，於是研究認為南瓜有防治糖尿病的作用。

《本草綱目》中有「南瓜性溫，味甘；補中益氣、解毒殺蟲、降糖止瀉」的記載。現代醫學認為，南瓜含有豐富的鈷，鈷能活躍人體

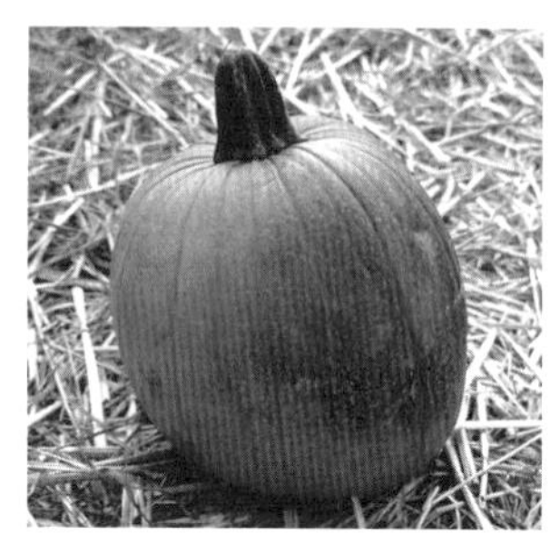
▲南瓜

的新陳代謝，促進造血功能，並參與人體內維生素B_{12}的合成，是人體胰島細胞所必需的微量元素，對防治糖尿病、降低血糖有特殊療效。

南瓜能消除致癌物質亞硝胺的突變作用，有防癌功效，並能幫助肝、腎功能的恢復，增強肝、腎細胞的再生能力。南瓜中含有豐富的鋅，參與人體內核酸、蛋白質的合成，為腎上腺皮質激素的固有成分，是人體生長發育必需的重要物質。

南瓜一般人都可食用，比較適宜於原發性高血壓、冠心病、高脂血症、肥胖病、便秘及癌症等患者以及中老年人食用。糖尿病患者如果食用，就一定要減少其他主食的分量。另外，可以把南瓜製成南瓜粉，以便長期服用；但黃疸病、腳氣病及氣滯濕阻等患者忌食南瓜。

本草小百科

南瓜盅蒸肉

材料：南瓜一個、冬菇300克、洋蔥200克、豬肉餡200克，料酒、鹽、雞精、醬油、胡椒粉、白糖、蔥、薑、蒜、豆豉、澱粉適量。

做法：將南瓜洗淨從頂部切開，取出瓜瓤待用；將洋蔥洗淨切成丁，蔥、薑、蒜洗淨切成末；將豬肉餡加入料酒、鹽、醬油、胡椒粉、白糖、蔥、薑、蒜、洋蔥、豆豉、雞精、少許澱粉拌勻，放入南瓜盅裡，用瓜頂蓋住，上籠蒸30分鐘即可。

點評：補益肝腎，降低血脂，適合中老年人食用。

生嚼魚腥草，嚼走心絞痛

本草語錄

釋名：菹菜、魚腥草。

氣味：（葉）辛、微溫，有小毒。

主治：散熱毒癰腫，治痔瘡脫肛，解硇砂毒。

魚腥草，俗稱蕺菜，農家常以其莖葉泡水當茶來飲防暑熱，也是一味常用中草藥。中醫認為，魚腥草性微寒、味辛，具有清熱解毒、利尿消腫等功用，適用於感冒、支氣管炎、病毒性肺炎、慢性鼻竇炎、肺膿瘍、熱痢、水腫、淋病、白帶、痔瘡、脫肛、濕疹、禿瘡，疥癬、瘡癰腫毒、砒中毒等病症。

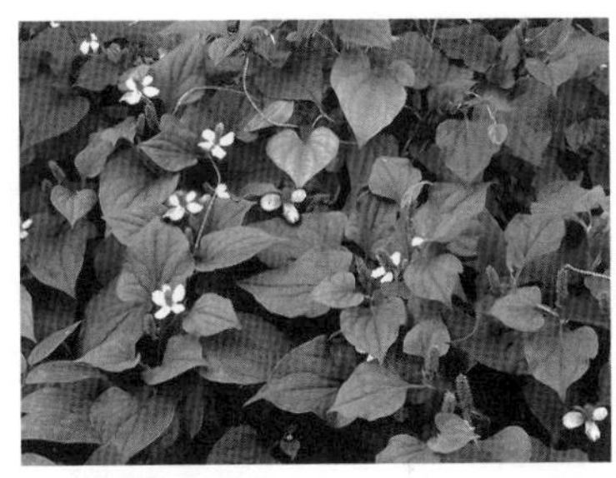

▲魚腥草

現代醫學研究發現，魚腥草主要有以下四種藥理作用：

1.抗病原微生物作用：抑制金黃色葡萄球菌、流感桿菌、肺炎雙球菌。

2.利尿作用：使毛細血管擴張，增加腎血流量及尿液分泌，所以也用於尿路感染的頻尿澀痛。

3.增強免疫系統作用：提高慢性氣管炎患者白血球的吞噬作用。

4.抗腫瘤作用：提高癌細胞中的CAMP而抑制艾氏腹水癌。魚腥草對卡他球菌、肺炎球菌、金黃色葡萄球菌有明顯抑制作用，故有抗菌作用。

此外，魚腥草對肝臟出血有良好的止血療效；而且，生嚼鮮魚腥草根莖（每次用3～6公分長的根莖放口中生嚼，一日2～3次）能有效緩解心絞痛，對治療冠心病很有幫助。

但要注意的是，魚腥草不能多食，多食令人氣喘；也不能久食，久食使人虛弱，損陽氣耗精髓。古人說，嬰幼兒食之，三歲不能行。魚腥草性微寒，故虛寒症及陽性外瘍者忌服。

本草小百科

魚腥草得名的由來

相傳，當年越王勾踐做了吳王的俘虜，臥薪嚐膽，發誓一定要使越國強大起來。但回國後第一年就碰上了罕見的荒年，百姓無糧可吃。勾踐親自上山尋找可以食用的野菜，終於發現了一種。於是，越國上下竟然靠著這小小的野菜渡過了難關。因為這種野菜有魚腥味，便被勾踐命名為魚腥草。

血壓高了，每天喝點芹菜粥

本草語錄

釋名：水英、楚葵。

氣味：甘、辛、涼，無毒。

主治：清熱除煩，平肝，利水消腫，涼血止血。

▲芹菜

芹菜是一種能過濾體內廢物的排毒蔬菜。《本草綱目》說：「旱芹，其性滑利。」意思就是芹菜能清肝利水，可幫助有毒物質通過尿液排出體外。

芹菜中含有豐富的纖維，可以過濾體內的廢物。經常食用芹菜可以刺激身體排毒，預防因身體毒素累積造成疾病；不僅如此，芹菜的食療功效也讓人吃驚：

1.降壓：醫生常告訴高血壓病人要多吃芹菜，因為芹菜有良好的降壓效果，而且芹菜生吃比熟吃降血壓的效果更好。

2.鎮靜安神：從芹菜子中分離出的一種鹼性成分，對動物有鎮靜作用，對人體有安定作用。

3.防癌、抗癌：芹菜是高纖維食物，它經腸內消化作用產生一種木質素或腸內脂的物質，這類物質是一種抗氧化劑，高濃度時可抑制腸內細菌產生致癌物質。它還可加快糞便在腸內的運轉，減少致癌物與結腸黏膜的接觸，達到預防結腸癌的目的。

4.養血補虛：芹菜含鐵量高，能補充女性經血的損失，經常食用能避免皮膚蒼白、乾燥、面色無華，而且可使目光有神、頭髮黑亮。

大多數人食用芹菜都去其葉，其實芹菜葉營養價值比芹菜莖高，芹菜葉的抗壞血酸含量遠大於芹菜莖，且抗癌功效更為顯著。芹菜不能和莧菜、鱉同時食用，同食會中毒；一旦中毒，可用綠豆解毒。

本草小百科

芹菜粥

材料：芹菜40克，粳米50克。

做法：芹菜洗淨去根備用；鍋倒入花生油燒熱，爆蔥，添米、水、鹽，煮成粥，再加入芹菜稍煮，調味後即可。

點評：清熱利水，可作為高血壓、水腫患者的輔助食療品。

早餐喝碗燕麥粥，高血脂不用愁

本草語錄

釋名：燕麥、杜姥草、牛星草。

氣味：甘、平，無毒。

主治：（米）充饑滑腸，（苗）胞衣不下。

燕麥，又名雀麥、野麥。燕麥一般分為帶稃型和裸粒型兩大類。中醫認為，燕麥性平，味甘，歸肝、脾、胃經，具益肝和胃之功效，用於肝胃不和所致食少、納差、大便不暢等。《本草綱目》也說：「燕麥性味甘，平，無毒，有潤腸、通便作用，治難產等症。」

現代醫學認為，燕麥具有降低血脂和膽固醇的作用。美國一位長期研究燕麥麥麩的專家指出，膽固醇過高的人吃燕麥食品十分有益，而且不用擔心有副作用。每天早餐只吃1碗燕麥粥，持續8星期，就可使血中壞膽固醇濃度降低10%，好膽固醇濃度上升。這是因為燕麥中含有豐富的可溶性及不可溶性纖維，能在腸胃道中阻止膽固醇及脂肪的吸收，因而達到降低血中脂肪及膽固醇的效果。或是每天食用125～150克燕麥麩皮，持續6～7周後，膽固醇可降低20%，密度脂肪的有害膽固醇至少可減少25%。

此外，食用燕麥食品還有防癌抗癌、預防貧血、治毛髮脫落的作用。其含糖量比小麥低14%，比大麥低15.5%，是高蛋白、低糖食品，為糖尿病患者理想食品。

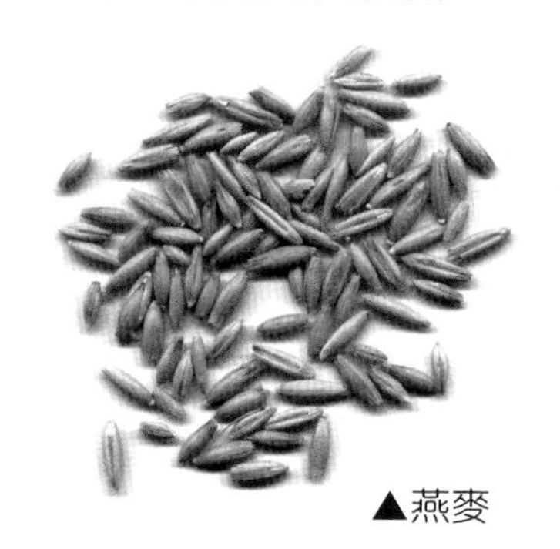

▲燕麥

本草小百科

鮮蝦冬瓜燕麥粥

材料：燕麥片40克，鮮蝦20克，冬瓜（分量隨意）。

做法：將鮮蝦切成茸，將冬瓜切成粒。

在鍋中滴入幾滴植物油，大約2cc，將蝦茸和冬瓜略炒一下，可用少許黃酒去腥，然後加入一杯水，大約200cc，放入燕麥片，煮滾後轉中火再煮約一分半鐘，再依個人喜好用少量鹽或雞精調味即成。

也可將冷藏的鮮奶直接沖入剛煮好的燕麥粥中，可降低粥的溫度，又能夠使口感更爽滑。

點評：潤腸通便，補益脾胃。

膽固醇的剋星——奇異果

本草語錄

釋名：獼猴梨、藤梨、陽桃、木子。

氣味：（實）酸、甘、寒，無毒。

主治：止渴，解煩熱，下淋石，調中下氣。

奇異果又稱獼猴桃，很多人以為它引自海外，實際上是中國原產。《本草綱目》中描繪獼猴桃的形、色時說：「其形如梨，其色如桃，而獼猴喜食，故有諸名。能止暴渴，解煩熱，可調中下氣。」它的維生素C含量在水果中名列前茅，一顆奇異果能提供一個人一日維生素C需求量的兩倍多，被譽為「維生素C之王」。

英國學者研究證實，新鮮的奇異果果實能明顯提升人體淋巴細胞中去氧核糖核酸的修復力，增強人體免疫力，降低血中低密度脂蛋白膽固醇，從而減少心血管疾患和癌腫的發生機率，奇異果中的纖維素、寡糖與蛋白質分解酵素，能防治便秘，使腸道內不至於長時間滯留有害物質。

最新醫學研究則指出，奇異果中含有的血清促進素具有穩定情緒、鎮靜心情的作用，而它所含的天然肌醇，有助於腦部活動，能幫助憂鬱之人走出情緒低谷。

本草小百科

奇異果茶

材料：奇異果2個，紅茶5克，紅棗20克。

做法：奇異果洗淨去皮切成小塊，紅棗去核備用；將奇異果與大棗加水煮沸，等湯汁變濃時加入紅茶，煮一分鐘即可。

點評：健脾開胃，解毒抗癌。

心腦血管有問題，快找兔肉幫忙

本草語錄

釋名：明視。

氣味：（肉）辛、平，無毒。

主治：補中益氣；能止渴健脾、涼血，解熱毒，利大腸。

兔肉味美香濃，久食不膩，食後極易被消化吸收，其消化率可達

85%，這是其他肉類達不到的。《本草綱目》中說，常吃兔肉可強身健體，但不會增肥，是肥胖者理想的肉食品，女人食之，可保持身材苗條。

現代醫學證實，兔肉屬於高蛋白、低脂肪、少膽固醇的肉類，其所含的蛋白質高達70%，比一般肉類都高，但脂肪和膽固醇含量卻低於其他所有肉類，故有「葷中之素」的美稱；此外，兔肉還含有防止血栓形成的卵磷脂等，還具有抑制血小板黏聚的作用，能保護血管壁，阻止血栓形成，防止動脈粥樣硬化，因此，有人將兔肉稱為「保健肉」。常食兔肉可增加細胞營養，防止有害物質沉積，促進兒童健康成長和老人延年益壽。

兔肉、兔肝、兔腦、兔骨、兔血皆可入藥。兔肉有補中益氣、涼血解毒的作用，可治熱氣濕痹，能止渴健脾、涼血、解熱毒、利大腸；兔肝可瀉肝熱，能明目；兔腦可治凍瘡，催生滑胎；兔骨，主治熱中、消渴；兔血可涼血活血、解胎中熱毒、催生易產。

本草小百科

紅棗燉兔肉

材料：兔肉100克，紅棗10枚。

做法：兔肉洗淨切塊，紅棗去核洗淨，一齊置燉盅內，加開水適量，調味，文火隔水燉熟，食肉飲湯。

點評：補中益氣，養血強力。適用於貧血、病後身體虛弱、疲乏怠倦，四肢無力，少氣懶言，食少納差，心悸健忘等患者食用。

第三章 養筋骨方：選對本草來養身，讓你筋強骨又壯

活血通經、祛風止痛之鳳仙花

本草語錄

釋名：急性子、旱珍珠、金鳳花、小桃紅、海蒳、染指甲草、菊婢。

氣味：（子）微苦、溫，有小毒；（花）甘、滑、溫，無毒；（根、葉）苦、甘、辛、有小毒。

主治：（子）治難產、積塊、噎膈，下骨鯁，透骨通竅。

鳳仙花，又名指甲花。因其花頭、翅、尾、足俱翹然如鳳狀，故又名金鳳花。鳳仙花屬鳳仙花科一年生草本花卉，鳳仙其品種變異之多，居世界前列，顏色多種多樣，有粉紅、朱紅、淡黃、紫、白清色等。

除了觀賞價值之外，鳳仙花亦是一種著名的中藥。《本草綱目》記載，鳳仙花花瓣味甘，性溫，歸腎經，有小毒，有活血通經，祛風止痛的作用，適用於閉經、跌打損傷、淤血腫痛、風濕性關節炎、癰癤疔瘡、蛇咬傷、手癬等症；鳳仙花種子亦名急性子，味甘，性溫，有小毒，為解毒藥，有通經、催產、祛痰、消積塊的功效，適用於

閉經、難產、骨硬咽喉、腫塊積聚等症；莖亦名透骨草，味苦、辛，性溫，歸腎經，有祛風、活血、止痛、消腫之功效，搗爛外敷可治瘡癤腫疼、毒蟲咬傷；鳳仙花根味甘，性平，具有祛風止痛、活血消腫的功效，適用於風濕關節疼痛、跌打損傷等症。

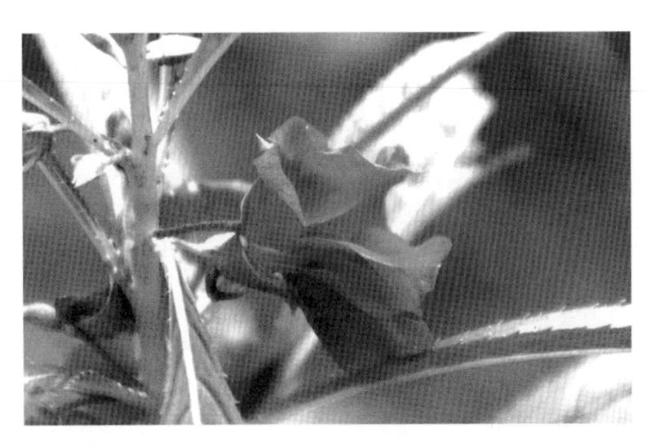

▲鳳仙花

藥理研究指出，鳳仙花還對黴菌、金黃色葡萄球菌、溶血性鏈球菌、傷寒桿菌、痢疾桿菌等有不同程度抑制作用；但因其有活血作用，故孕婦慎用。

本草小百科

鳳仙花藥方

1.抗菌消炎，治帶下病：鳳仙花乾末3克（鮮品10克），烏賊骨30克，水煎服，每日一劑，連續1周；另可並用鳳仙花全草1棵煎湯，先燻，後洗陰部。

2.治中風後手足痙攣：伸筋草、透骨草、紅花各30克，共放入搪瓷臉盆中，加清水2000cc，煮沸10分鐘後取出，放入浴盆中，藥液溫度以50℃～60℃為宜，浸洗患肢。先浸洗手部，再浸洗足部，浸洗時手指、足趾在湯液中進行自主伸屈活動，每次15～20分鐘，藥液溫度下降後可再加熱，每日3次，連續2月。

肉桂，溫中補陽、活血祛淤

本草語錄

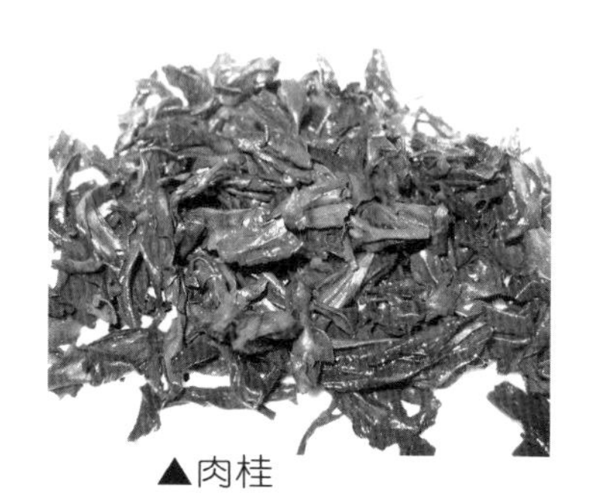
▲肉桂

釋名：玉桂、牡桂、菌桂、筒桂、大桂、辣桂。

氣味：辛、溫，無毒。

主治：養精神，和顏色。溫中，堅筋骨，通血脈，理疏不足，宣導百藥。

肉桂，又名玉桂、桂皮，為樟科植物肉桂的樹皮。多於秋季剝取栽培5～10年的樹皮和枝皮，曬乾或陰乾。中醫認為，肉桂味辛、甘，性大熱，入腎、脾、心、肝經，有溫中補陽、祛風健胃、活血祛淤、散寒止痛之效，適用於脾腎虧虛所致的畏寒膚冷、遺尿尿頻、脘腹冷痛、虛寒吐瀉、食少便溏、虛寒閉經、痛經等。如《玉楸藥解》中記載：「肉桂，溫暖條暢，大補血中溫氣。香甘入土，辛甘入木，辛香之氣，善行滯結，是以最解肝脾之鬱。凡經絡堙淤，臟腑癥結，關節閉塞，心腹疼痛等症，無非溫氣微弱，血分寒沍之故，以至上下脫泄，九竅不守，紫黑成塊，腐敗不鮮者，皆此症也。女子月期、產後，種種諸病，總不出此。悉用肉桂，餘藥不能。」《本草經疏》中則說：「桂枝、桂心、肉桂，夫五味辛甘發散為陽，四氣熱亦陽；味純陽，故能散風寒；自內充外，故能實表；辛以散之，熱以行之，甘以和之，故能入血行血，潤腎燥。」

另據藥理研究指出，桂皮含揮發油及鞣質等，對胃腸有緩和的刺激作用，能增強消化機能，排除消化道積氣，緩解胃腸痙攣。又有中樞性及末梢性血管擴張作用，能增強血液循環，並有明顯的鎮靜、解熱作用。

本草小百科

肉桂粥

材料：肉桂、茯苓各2克，桑白皮3克，大米50克。

做法：將上述中藥水煎取汁，加大米煮為稀粥，每日一劑，作早餐食用。

點評：可溫陽化飲，適用於水飲停蓄、上逆於肺所致的胸滿、咳逆、痰白稀、欲嘔、飲食不下、下則嘔逆等。

鴿子全身都是寶，強健肌肉少不了

本草語錄

釋名：鵓鴿、飛奴。

氣味：（白鴿肉）鹹、平，無毒。

主治：解諸藥毒，及人、馬經久患疥，食之立癒。

鴿肉具有豐富的營養，對健康很有益處。鴿肉含有水分、蛋白質、脂肪、碳水化合物、鈣、磷、鐵、維生素等營養成分，其蛋白質的含量很高，還富含氨基酸，是一種脂肪含量少的肉類。在中國清代，有「無鴿不成宴，一鴿勝九雞」之說。

《本草綱目》記載，鴿肉可強壯身體、開胃益氣、解毒滋陰，常被視為壯陽食品。鴿肉補力十分平和，易被腸胃吸收，特別適合大病初癒、產後婦女、手術後患者食用；此外，它對老年人陽氣虛弱、老年性功能衰弱、兒童發育不良、氣血不足等的保健作用亦十分明顯。鴿肉還有解瘡毒之功效，對小兒麻疹、水痘、天花等有效。由於鴿肉含脂肪量少，通常也受到高血脂、高血壓、冠心病患者的青睞。

本草小百科

五香鴿子

材料：鴿子3隻，茴香、桂皮、蔥、薑、醬油、酒、油適量。

做法：鴿子去內臟後洗淨備用；將油放入炒鍋中加熱，然後把鴿子放入鍋中油炸，等鴿肉半熟時撈出，涼後切塊放入碗中，同時把茴香、桂皮、蔥、薑、醬油、酒一起放入，再放入鍋中隔水蒸，等鴿酥軟即可。

點評：滋陰助陽，補腎壯骨，通經絡。

多食捲心菜，補腎壯骨通經絡

本草語錄

釋名：藍菜。

氣味：甘、平、無毒。

主治：利關節，明耳目，久服益腎，其葉使人不思睡，其子使人多睡。

捲心菜，也叫包心菜、甘藍、藍菜等，《本草綱目》記載：「捲心菜補骨髓，利五臟六腑，利關節，通經絡，中結氣，明耳目，健人，少睡，益心力，壯筋骨。」中醫認為，捲心菜性平，味甘，可入脾經、胃經，有健脾養胃、行氣止痛之功，可用於治療脾胃不和、脘腹脹滿痛等症。

現代醫學證實，捲心菜還是一種天然的防癌食品，能抑制體內致癌物的形成，還能清除體內產生的過氧化物，保護正常細胞不被致癌物侵襲。從捲心菜中提取的蘿蔔硫素，是能活化人體組織的一種活化酶，能抑制癌細胞的生長繁殖，對治療乳腺癌和胃癌特別有效。

捲心菜還含有抗潰瘍成分，能促進上皮黏膜組織的新陳代謝，加速創面癒合，對胃潰瘍和十二指腸潰瘍有很好的輔助治療作用；它還含有植物殺毒素，有抗微生物功能，可預防、治療咽喉疼痛及尿路感染。但是，捲心菜會干擾甲狀腺對碘的利用，如果你生活在缺碘地區，那麼最好不吃或少吃捲心菜。

此外，在採購捲心菜時要挑選那些堅硬結實的，拿在手上要很有分量，外面的葉片為綠色並且有光澤。但是，春季的新鮮捲心菜一般包得有一些鬆散，要選擇水靈且柔軟的那種。

本草小百科

羊肉捲心菜湯

材料：羊肉、捲心菜、調味品各適量。

做法：羊肉洗淨後切成小塊，放入鍋中；用清水將羊肉煮熟，然後放入洗淨且切碎的捲心菜稍煮，加入調料即可。每日一次，可佐餐食用。

點評：溫中暖胃，適合治療脾腎陽虛所致的脘腹冷痛且脹滿不適等症。

久服何首烏，健筋骨，益壽延年

本草語錄

釋名：交藤、夜合、地精、陳知白、馬肝石、桃柳藤、九真藤、赤葛、瘡帚、紅內消。

氣味：（根）苦、澀、微溫，無毒。

主治：養血益肝，固精益腎，健筋骨。

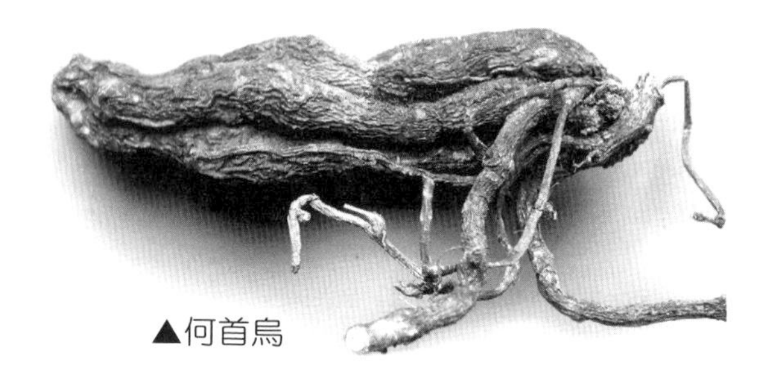
▲何首烏

中醫認為，何首烏味苦、甘、澀，性微溫，歸肝、腎經，具有補肝腎、益精血、烏鬚髮、強筋骨之功效。適用於肝腎陰虧、鬚髮早白、血虛頭暈、腰膝酸軟、筋骨酸痛、遺精、崩帶、久痢、慢性肝炎、癰腫、瘰鬁、腸風、痔瘡、紅斑狼瘡等病症。《本草綱目》記載何首烏「養血益肝，固精益腎，健筋骨，烏髭髮，為滋補良藥，不寒不燥，功在地黃、天門冬諸藥之上。」《本草備要》也記載何首烏能「補肝腎，澀精，養血祛風，為滋補良藥」。《開寶本草》云：「益氣血，黑髭鬢，悅顏色，久服長筋骨，益精髓，延年不老。」由此可見，自古以來，何首烏就是一味舒活經絡、養益筋骨的良藥。

此外，現代醫學證實，何首烏中的蒽醌類物質，具有降低膽固醇、降血糖、抗病毒、強心、促進胃腸蠕動等作用，還有促進纖維蛋白溶解活性作用，對心腦血管疾病有一定的防治作用；何首烏中所含卵磷脂是腦組織、血細胞和其他細胞膜的組成物質，經常食用何首烏，對神經衰弱、白髮、脫髮、貧血等病症有治療作用；何首烏還有強壯神經的作用，可健腦益智，能夠促進血細胞的生長和發育，有顯著的抗衰老作用。中年人經常食用何首烏，可防止早衰的發生和發展。其莖為中藥「夜交藤」，有安神養心之功，可治療各種原因引起的失眠。

本草小百科

何首烏得名由來

何首烏，又名夜交藤，為蓼科植物何首烏的塊根，是一種常用的補益中藥。何首烏原來是一個人的名字，據說在唐朝時有個人叫何能嗣，五十八歲仍然性無能，服此藥七日而思人道，娶妻後還連生數子，其中一個兒子名叫何延秀，持續服用此藥，活到了一百六十歲，也生了很多子女，其中一個取名為何首烏，何首烏也持續服用此藥，竟活到一百三十歲頭髮都還烏黑亮麗，唐朝文人李翱為他們寫了《何首烏傳》。後李時珍根據史料記載，把原來的「夜交藤」改名為「何首烏」。

薄荷泡水喝，通利關節有奇效

本草語錄

釋名：菝活、蕃荷菜、吳菝活、南薄荷、金錢薄荷。

氣味：（莖葉）辛、溫，無毒。

主治：通利關節，發毒汗，去憤氣，破血止痢。

薄荷，土名叫「銀丹草」，多生於山野濕地河旁，根莖橫生地下，全株清氣芳香，葉對生，花小淡紫色，唇形，花後結暗紫棕色的小粒果，是一味辛涼性發汗解熱的常用中藥，全草入藥，辛，涼。歸肺、肝經，有發散風熱，清利咽喉，透疹解毒，疏肝解鬱和止癢等功效。

中醫認為，薄荷除了以上功效外，還具有通利關節的作用，《本草綱目》中說薄荷能「通利關節，發毒汗，去憤氣，破血止痢」，《本草新編》認為：「薄荷，味辛、苦，氣溫，浮而升，陽也。無毒。入肺與包絡二經，又能入肝、膽。下氣冷脹滿，解風邪鬱結，善引藥入營衛，又能退熱，但散邪而耗氣，與柴胡同有解紛之妙。然世人只知用柴胡，不知薄荷者，以其入糕餅之中，輕其非藥中所需也。」

此外，薄荷口感清香，營養豐富，春夏季可採其嫩莖食用，炒食或用開水燙後涼拌，或是用其嫩葉和其他果蔬榨汁飲用。還可製作薄荷茶：先用開水泡茶，然後倒去茶葉，在熱水中加入鮮嫩的薄荷葉，再加開水，泡幾分鐘後，加入白糖，口味辛涼，涼爽透心，還可治內熱、外感、頭痛目眩等病症，正如古人所說：「作膳久食，補腎氣，辟邪毒，除穢氣，令人口氣香清。」

本草小百科

薄荷豆腐

材料：豆腐2塊，鮮薄荷50克，鮮蔥3支。

做法：將豆腐、鮮薄荷、鮮蔥一起加2碗水煎，煎至水減半，即趁熱食用。

點評：通利關節，也可治療傷風鼻塞、打噴嚏、流鼻涕等症。

固牙齒、壯筋骨，蒲公英就是還少丹

本草語錄

釋名：耩草、金簪草、黃花地丁。

氣味：（苗）甘、平，無毒。

主治：摻牙，烏鬚髮，壯筋骨。

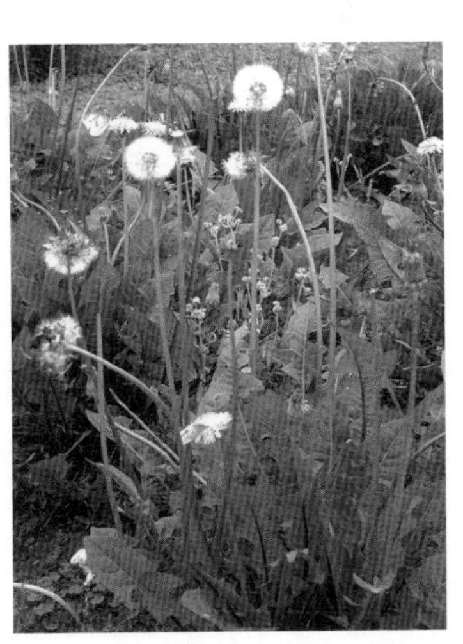

▲蒲公英

蒲公英屬菊科多年生草本植物，是藥食兼用的植物。中醫認為，蒲公英性平味甘微苦，有清熱解毒、消腫散結及催乳作用，還對治療乳腺炎十分有效。無論煎汁口服，還是搗泥外敷，皆有效驗。《隨息居飲食譜》記載蒲公英能「清肺，利嗽化痰，散結消癧，養陰涼血，舒筋固齒，通乳益精。」慢性骨炎就可以用蒲公英治療：取蒲公英15克，酒釀1食匙，水煎混合飯後服。

此外，蒲公英還有利尿、緩瀉、退黃疸、利膽等功效，被廣泛應用於臨床。《本草綱目》云：「蒲公英嫩苗可食，生食治感染性疾病尤佳。」《神農本草經》、《唐本草》、《中藥大辭典》等歷代醫學專著均給予高度評價。

本草小百科

蒲公英得名來由

相傳古代有個十六歲的大姑娘患了乳癰，乳房又紅又腫，疼痛難忍，但她羞於開口，只好強忍著。這事被她母親知道了，以為女兒做了什麼見不得人的事。姑娘見母親懷疑自己的貞節，又羞又氣，心橫一，在夜晚偷偷逃出家園投河自盡。

事有湊巧，當時河邊有一漁船，上有一個蒲姓老翁和女兒小英正在月光下撒網捕魚，他們救起了姑娘，問清了投河的根由。第二天，小英按照父親的指點，從山上挖了一種好草，翠綠的針形葉，上被白色絲狀毛，邊緣呈鋸齒狀，頂端長著一個鬆散的白絨球，風一吹，就分離開來，飄浮空中。小英採回了這種小草，洗淨後搗爛成泥，敷在姑娘的乳癰上，不幾天病症就痊癒。日後，姑娘將這草帶回家園栽種，為了紀念漁家父女，便叫這種野草為蒲公英，簡稱公英。

強筋健骨，首選鵪鶉

本草語錄

釋名：鶉鳥、宛鶉、奔鶉。

氣味：甘、平，無毒。

主治：補五臟，益中氣，實筋骨，耐寒暑，消結熱。

鵪鶉，古代稱「鶉鳥」、「宛鶉」、「奔鶉」，鵪鶉肉有豐富的營養價值，素有「動物人蔘」的美譽。鵪鶉肉含有蛋白質、水分、脂肪、碳水化合物、磷、鐵、鈣以及維生素、尼克酸等，其蛋白質含量高，脂肪含量低。它的蛋白質含量遠遠高於其他肉類；而膽固醇的含量很少，多種維生素的含量比雞肉高1～3倍，而且易於消化吸收，適宜老、弱、病、產婦食用。

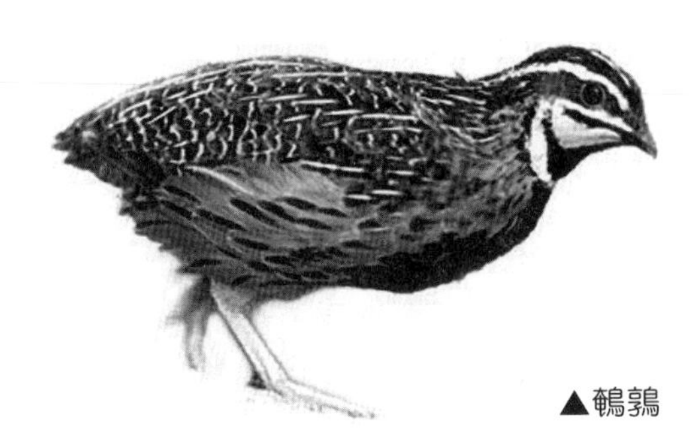

▲鵪鶉

中醫認為，鵪鶉肉可「補五臟，益精血，溫腎助陽」。男子經常食鵪鶉肉可增強性功能，並增氣力、壯筋骨。鵪鶉肉還可藥用，《本草綱目》中說「鵪鶉肉和小豆、生薑煮食，止瀉痢；酥煮食，令人下焦肥」。

鵪鶉肉適用於治療消化不良、身虛體弱、貧血萎黃、咳嗽哮喘、神經衰弱等，而且鵪鶉肉中含有卵磷脂，可生成溶血磷脂，具有抑制血小板凝聚的作用，可防止血栓形成，保護血管壁，防止動脈硬化。

本草小百科

鵪鶉粥

材料：鵪鶉一隻，粳米150克。

做法：鵪鶉去皮和內臟，洗淨切塊；將鵪鶉塊放入鍋中加入適量的水煮，等鵪鶉肉熟後把粳米淘淨放入鍋中一起煮，等肉、米都熟後即可。

點評：益氣健脾，養顏減肥。

麝香辟穢通絡，活血散結就找它

本草語錄

釋名：射父，香獐。

氣味：（麝臍香）辛、溫，無毒。

主治：能通諸竅之不利，開經絡之壅遏。

麝香，別名元寸，是一種名貴的動物性藥材，「神農本草經」列為上品，來源於哺乳動物麝。麝，民間稱香獐子，習慣在深山密林中生活，雄麝上頜犬齒發達，露出唇外，向下微曲，俗稱「獠牙」；臍部有香腺囊，囊內包含香。雌麝上頜犬齒小，不外露，也無香腺囊。

麝香即為雄麝體下腹部腺香囊中的乾燥分泌物，氣香強烈而特異，成顆粒狀者俗稱「當門子」，多呈紫黑色，油潤光亮，品質較優；成粉末狀者稱「元寸香」。麝香的主要成分為麝香酮，約占麝香純乾品的0.5%～2%，此外尚含有多種雄（甾）烷衍生物以及麝吡啶等。

中醫認為，麝香味辛，性溫，入心、脾、肝經，有開竅、辟穢、通絡、散淤的功能，主治中風、痰厥、驚癇、中惡煩悶、心腹暴痛、跌打損傷、癰疽腫毒。古書《醫學入門》中談

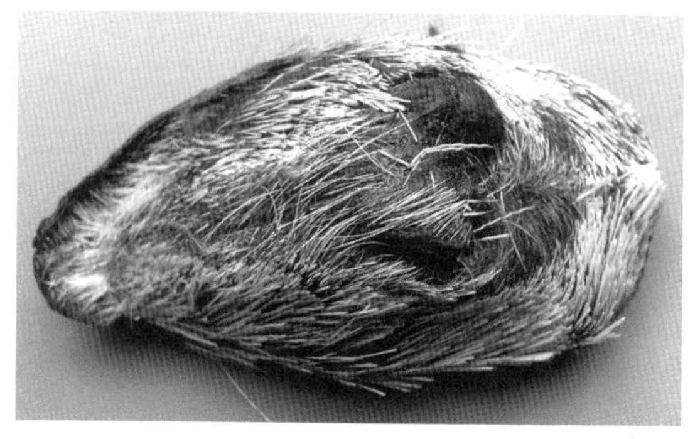

▲麝香

「麝香，通關透竅，上達肌肉，內入骨髓……」。《本草綱目》說麝香可很快進入肌肉及骨髓，充分發揮藥性。臨床醫學也指出，冠心病患者心絞痛發作或處於昏厥休克時，服用以麝香為主要成分的蘇合丸，病情可得到緩解。

用於瘡瘍腫毒、咽喉腫痛時，有良好的活血散結，消腫止痛作用，內服，外用均有良效。用治瘡瘍腫毒，常與雄黃、乳香、沒藥同用，即醒消丸，或與牛黃、乳香、沒藥同用；用治咽喉腫痛，可與牛黃、蟾酥、珍珠等配伍，如六神丸。

另外，用麝香注射液皮下注射，治療白癜風，均有顯效；用麝香埋藏或麝香注射液治療肝癌及食道、胃、直腸等消化道腫瘤，可改善症狀、增進飲食；對小兒痲痹症的癱瘓，亦有一定療效。

本草小百科

使用麝香的注意事項

1.麝香忌過量服用。若內服過量，一方面對消化道有刺激性，另一方面會抑制中樞神經系統，使呼吸麻痹、循環衰竭，並引起嚴重的凝血機制障礙，導致內臟廣泛出血。劑量過大，甚至會導致呼吸、循環衰竭而死亡。

2.孕婦禁用。麝香能促使各腺體的分泌，有發汗和利尿作用，其水溶性成分有興奮子宮作用，會引起流產，《本草綱目》中寫道：「麝香開竅、活血散結、透肌骨、消食積、催生下胎」，所以麝香對孕婦應禁用。

第四章 祛亞健康方：用本草驅散健康天空的陰霾

葡萄，破解神經衰弱的密碼

本草語錄

釋名：蒲桃、草龍珠。

氣味：甘、平，無毒。

主治：補益氣血、通利小便。

葡萄，原產於西亞，據說是漢朝張騫出使西域時經絲綢之路帶入中國的。中醫認為，葡萄性平、味甘，能滋肝腎、生津液、強筋骨，有補益氣血、通利小便的作用，可用於脾虛氣弱、氣短乏力、水腫、小便不利等病症的輔助治療。

葡萄對於神經衰弱的治療效果來源於其果實所富含的成分。葡萄富含葡萄糖、有機酸、氨基酸、維生素，這些物質都可以補益和興奮大腦神經，所以常吃葡萄對治療神經衰弱和消除過度疲勞效果不錯。另外，法國科學家還發現，葡萄能有效抑制血栓形成，並能降低人體血清膽固醇水準，降低血小板的凝聚力，對預防心腦血管病有一定作用。

葡萄是味美又保健的佳品，但吃葡萄仍應注意以下事項：

1.吃葡萄後不能立刻喝水，否則很容易發生腹瀉。

2.葡萄不宜與水產品同食，因為葡萄中的鞣酸會與水產品中的鈣質形成難以吸收的物質，影響消化。所以食用這兩種食品應當間隔至少兩小時。

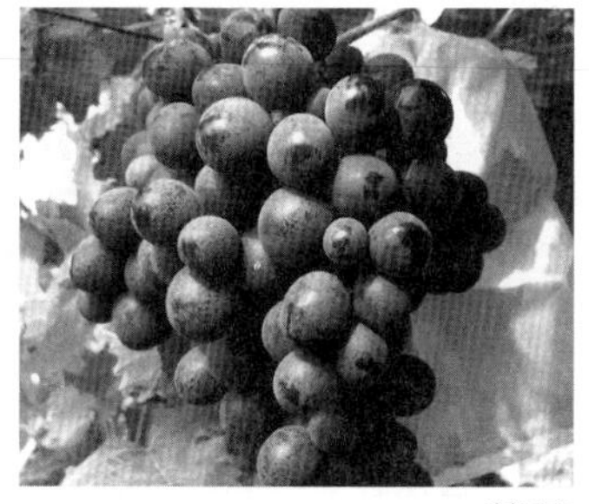

▲葡萄

3.吃葡萄應儘量連皮一起吃，因為葡萄的很多營養成分都存在皮中，葡萄汁的功能和葡萄皮比起來，就差得遠了。

本草小百科

亞健康自查法

生活節奏加快、競爭壓力激增，導致很多人患上神經衰弱症，這也就是俗稱的「亞健康」。看看你有無下面這些症狀：

1.易疲乏，工作、讀書時間稍久，就感到頭昏腦漲，注意力不能集中。

2.有睡眠障礙，入睡困難、早醒或醒後不易再入睡，多噩夢。

3.經常心跳過速、出汗、厭食、便秘、腹瀉、月經失調、早洩。

如果你經常有上述症狀的話，你很可能就是神經衰弱的患者。這是一種情緒性的疾病，嚴重的神經衰弱會讓生活帶來很多不便，需要尋求專業醫療幫助。

安神解鬱，試試合歡花

本草語錄

釋名：合昏、夜合、青裳、萌葛、烏賴樹。

氣味：（木皮）甘、平，無毒。

主治：久服，輕身明目，得所欲。

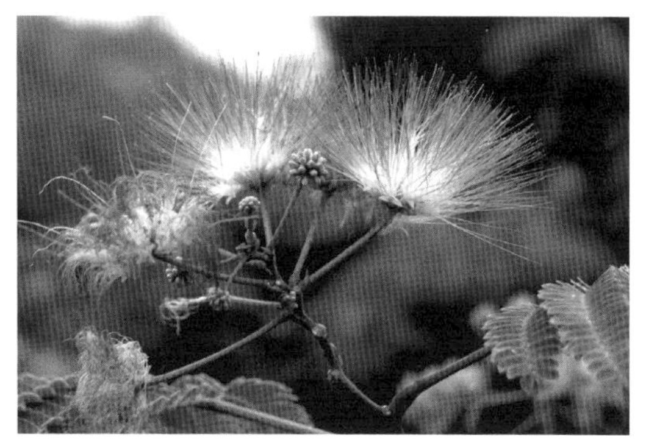
▲合歡花

每年的六、七月份是合歡花盛開的季節，合歡的花與皮均為常用中藥，《神農本草經》記載：「合歡，安五臟，和心志，令人歡樂無憂。」中醫認為，合歡性味甘、平，入心、肝經，有安神、舒鬱、理氣、活絡之功效，適用於鬱結胸悶、失眠、健忘、風火眼疾、視物不清、咽痛、癰腫、跌打損傷疼痛等症。

合歡花為豆科植物，性平，味苦，具有解鬱安神之功效，常用於治療心神不安、憂鬱失眠等症。合歡花具有與合歡皮類似的安神作用，但理氣解鬱作用優於合歡皮，一些常用的解鬱方劑如解鬱合歡湯、蒺藜合歡飲等，均以合歡花為主藥。合歡花水煎液藥理實驗顯示具很好的鎮靜催眠作用，在同劑量下其作用強於酸棗仁。

本草小百科

合歡花酒

材料：合歡花30克，白酒500cc，冰糖適量。

做法：將合歡花擇淨，與冰糖同放入白酒中，密封浸泡一周後即可飲用。每次30～50cc，每日1～2次。

點評：可安神解鬱，適用於心悸失眠。

過度勞累，用黨蔘就可以修復

本草語錄

釋名：上黨人蔘、防風黨蔘、黃參、防黨蔘、上黨蔘、獅頭參、中靈草。

氣味：甘、微酸、平，無毒。

主治：補中益氣，和脾胃除煩渴。治肺虛，益肺氣。

適度的勞累有助於入睡，但若勞累過度時，則反而會造成入睡困難。原因很簡單，人體的氣是遵循一定的規律運行的，當勞累過度時，氣受到的耗損太多，就會使正常的氣運行被打亂，從而導致入睡困難。

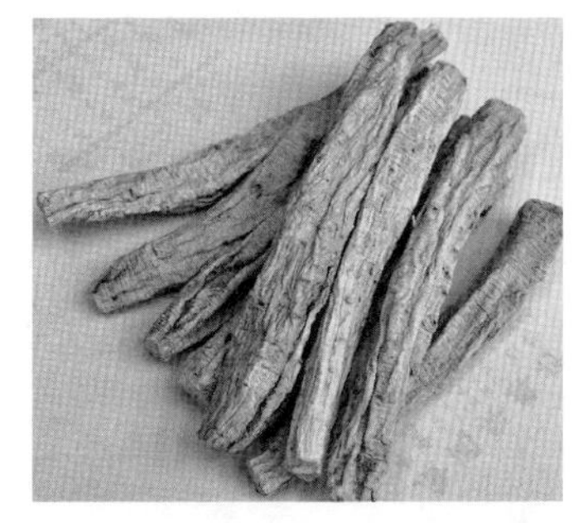

▲黨蔘

不必擔心，因為勞累過度、耗氣過度造成的入睡困難，只要用生黃芪、黨蔘、白朮各30克，煎水服用，常常一劑藥後就能解決。這是因為黨蔘為常用的傳統補益藥，具有補中益氣，健脾益肺之功效。《本草正義》曾記載：「黨蔘力能補脾養胃，潤肺生津，健運中氣，本與人蔘不甚相遠。其尤可貴者，則健脾運而不燥，滋胃陰而不濕，潤肺而不犯寒涼，養血而不偏滋膩，鼓舞清陽，振動中氣，而無剛燥之弊。」

現代醫學證實，黨蔘含多種糖類、酚類、甾醇、揮發油、黃芩素葡萄糖苷、皂苷及微量生物鹼，具有增強免疫力、擴張血管、降壓、改善微循環、增強造血功能等作用。此外，對化療放療引起的白血球下降有提升作用。但氣滯、肝火盛者禁用；邪盛而正不虛者不宜用。

本草小百科

黨蔘杞子豬肝粥

材料：黨蔘20克，枸杞子30克，豬肝50克，粳米60克。

做法：所有材料同煮粥食，每日1～2次。

點評：主要治療老年性白內障肝腎兩虧型：視物模糊、頭暈耳鳴、腰腿酸軟、舌質嫩紅，苔少，脈細數。

荔枝入口，甜香入睡不用愁

本草語錄

釋名：離枝、丹荔。

氣味：（實）甘、平，無毒；（核）甘、溫、澀，無毒。

主治：通神，益智，健氣。

荔枝味甘、酸，性溫，有補脾益肝、生津止渴、解毒止瀉等功效。《本草綱目》說：「常食荔枝，補腦健身……」《隨身居飲食譜》記載：「荔枝甘溫而香，通神益智，填精充液，辟臭止痛，滋心營，養肝血，果中美品，鮮者尤佳。」現代醫學認為，荔枝含維生素A、B_1、C，還含有果膠、游離氨基酸、蛋白質以及鐵、磷、鈣等多種營養成分；而研究證明，荔枝有補腎、改善肝功能、加快毒素排出、促進細胞生成、使皮膚細嫩等作用，是排毒養顏的理想水果。

荔枝豐富的維生素可促進微細血管的血液循環，防止雀斑的發生，令皮膚更加光滑。常食荔枝能滋補元氣、補腦健身，開胃健脾，可治療失眠、貧血、心悸、口渴、氣喘等病症。

本草小百科

荔枝紅糖飲

材料：荔枝乾12個，生薑2片，紅糖適量。

做法：將荔枝乾、生薑、紅糖一起放入鍋中加適量的水煮，等汁液煮沸後即可。

點評：止痛益氣，適合婦女體弱、腹痛者食用。

桂圓味美，安心養神

本草語錄

釋名：龍目、圓眼、益智、亞荔枝、荔枝奴、驪珠、燕卵、蜜脾、鮫淚、川彈子。

氣味：（實）甘、平，無毒。

主治：思慮過度，勞傷心脾，健忘怔忡，虛煩不眠，自汗驚悸。

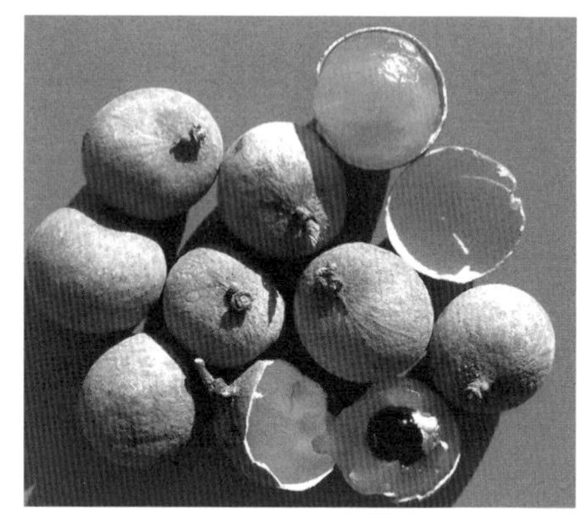
▲桂圓

桂圓，又稱龍眼。之所以得龍眼這個名字，是因為它的種子圓黑光澤，種臍突起呈白色，看似傳說中「龍」的眼睛。新鮮的龍眼肉質極嫩，汁多甜蜜，美味可口，鮮龍眼烘成乾果後即成為中藥裡的桂圓。《本草綱目》記載，桂圓入心脾二經，有補血安神，健腦益智，補養心脾的功效，其補益作用，對病後需要調養及體質虛弱的人有輔助療效。

桂圓可以生食，也可以煮湯服用。每次服用不可過量，否則會生火助熱。

本草小百科

蜜棗桂圓粥

材料：桂圓、米各180克，紅棗10顆，薑20克，蜂蜜1大匙。

做法：紅棗、桂圓洗淨；薑去皮，磨成薑汁備用。米洗淨、放入鍋中，加入4杯水煮開，加入所有材料和薑汁煮至軟爛，再加入蜂蜜煮勻即可。

點評：此粥具有補氣健脾、養血安神的作用，能使臉色紅潤、增強體力，並可預防貧血及失眠。

遠志，讓健忘失眠遠離你

本草語錄

釋名：苗名小草、細草、棘菀。

氣味：（根）苦、溫，無毒。

主治：治健忘，安魂魄，令人不迷，堅壯陽道。

遠志又叫葽繞、蕀蒬、棘菀、細草、小雞腿、小雞眼、小草根，性味苦、辛，微溫，歸心、腎、肺經，有安神益智，祛痰，消腫的功效，適用於心腎不交引起的失眠多夢、健忘驚悸、神志恍惚、咳痰不爽、瘡瘍腫毒、乳房腫痛等症。

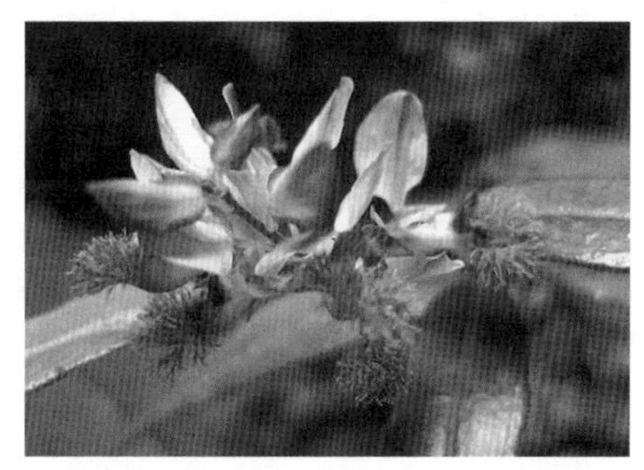

▲遠志

《本草綱目》說：「遠志，入足少陰腎經，非心經藥也。其功專於強志益精，治善忘。蓋精與志，皆腎經之所藏也。腎經不足，則志氣衰，不能上通於心，故迷惑善忘。」《名醫別錄》也認為遠志有「定心氣，止驚悸，益精，去心下膈氣、皮膚中熱、面目黃」的功效。

本草小百科

遠志酒

材料：遠志5克，白酒250克。

做法：將遠志研末，與白酒一起放入玻璃瓶中密封，置於陰涼處，每天搖晃幾次，一周後即可飲用，每日一次，一次10cc。

點評：可安神益智，消腫止痛。適用於心悸不安，失眠健忘。

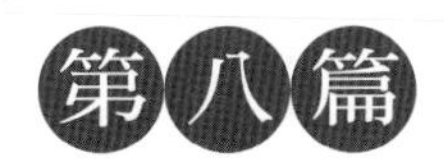

第八篇

用本草護佑全家健康

在一個家庭中，往往有男有女，有老有少，因為各自身體條件的不同，便需要不同的本草養生方。小兒身體孱弱，需要本草補養大量營養來幫助成長；男人身為家庭棟樑，需要本草來補養陽剛之氣；女人身體嬌弱，需要本草來滋陰養血；老人身體器官日漸衰弱，需要本草滋補身心以延年益壽。

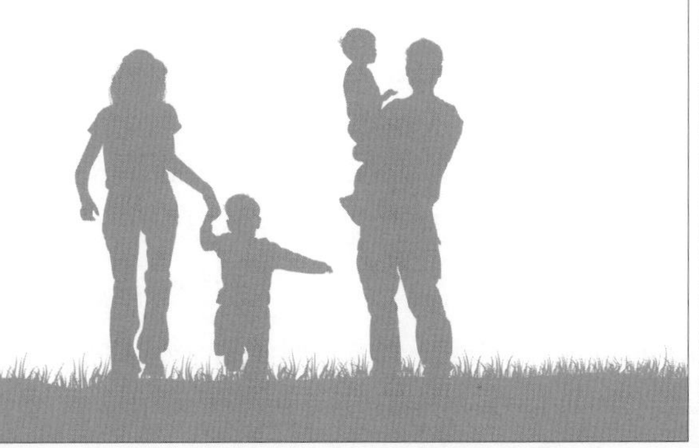

第一章 小兒養生方：本草是孩子最好的守護神

小孩子腹瀉，喝點兒米湯

本草語錄

糯米

釋名：糯。

氣味：苦、溫，無毒。

主治：益氣止瀉。

粳米

氣味：甘、苦、平，無毒。

主治：有益氣，祛煩止渴，止瀉作用。

腹瀉是孩子常見病之一，一般來講，孩子腹瀉多是因受寒涼引起的，如天氣變涼時未及時添加衣服使腹部受冷、吃了過多的寒涼食物、光腳走路、晚上睡覺沒蓋好被子等。因受寒引起的腹瀉，處理方法首先是祛除體外的寒涼，注意給孩子保暖；其次是去掉體內的寒涼，臨睡前給孩子泡腳，並按摩腳底的湧泉穴；再是戒掉寒涼之物，多給孩子吃性溫平的食物。

米湯就是治療孩子腹瀉的不錯選擇。《本草綱目》記載：米湯性平味甘，有養胃生津的作用，喝熱米湯，發發汗能祛寒驅邪，對孩子腹瀉既方便又有效。用於治療孩子腹瀉的米湯有大米湯、糯米湯、玉米湯、小米湯等，給孩子喝這些米湯不要太稠也不要過稀，飲用次數和用量也要視腹瀉的次數而定，與腹瀉次數成正比。

此外飲食不當也會引起孩子腹瀉。孩子發育快，身體需要更多的營養，但孩子的咀嚼功能很弱，消化系統負擔較重，加之神經系統調節功能不成熟，所以容易因飲食不當而引起腹瀉。如果是這種情況引起的腹瀉，父母應該及時給孩子調整飲食，多給孩子吃稀爛軟的流食，避免過多固體食物的攝入。

細菌感染也會引起孩子腹瀉。這類腹瀉多發於夏秋季，常由飲食不潔，病原體侵入所致。對此，父母應定時給孩子的餐具消毒，注重飲食衛生。

腹瀉容易造成孩子體內水分流失，如不及時補充，會造成脫水休克。因此，孩子腹瀉時，父母要及時給孩子補充水分，可以在白開水中加少許鹽，飲用時以少量多次為原則，以免引起孩子嘔吐。

本草小百科

張學良與米湯的故事

少帥張學良年幼時身體不好，家人都擔心他長不大。張學良說：「我是在咣當咣當行進中的車上生的小孩，因此腦蓋骨長不好。我母親在逃難中生完我，就病了，她沒有奶水，我就沒有奶吃。那我怎麼活呢？所以我過去的身體很不好。」

那麼張學良是怎麼活下來的呢？據他說，他母親帶著他，靠著舅媽從外公家偷些大米救濟他們，他是喝米湯長大的。多虧了東北盛產優質大米，張學良有米湯可以吃，得以保住幼小的性命。張學良成年後身體很好，不用說，就是米湯為他彌補了先天的身體缺陷。

孩子營養不良，就靠食物調養

小兒營養不良是由於攝入的營養物質不能滿足生長發育需要引起的，因小兒自己不知饑飽，一旦長期餵養不當，或病後失於調養，攝食減少而消耗增加，或存在先天性營養不足和生活能力低下，均易發展為營養不良。主要表現為水腫、生長遲緩，嚴重者全身功能紊亂、免疫力下降，易患肺炎、腹瀉等疾病。

而孩子營養不良，必須從源頭著手，也就是靠食物調養。《本草綱目》中就有很多可以補小兒身體的食物，比如羊肉、雞肉等具有健脾養胃之功者。

本草小百科

豬肚大米粥

材料：豬肚250克，大米100克，鹽少許。

做法：先用鹽將豬肚搓洗乾淨，切小丁，與大米煮成爛粥，加鹽調味，分次食用。

點評：適用小兒食欲缺乏、病後虛弱、四肢乏力。

當歸羊肉羹

材料：羊肉500克，黃芪、黨蔘、當歸各25克。

做法：羊肉洗淨，切成小塊；黃芪、黨蔘、當歸包在紗布裡，用線紮好，共放在砂鍋裡，加水適量，以小火煨至羊肉將爛時放入薑片、鹽，待羊肉熟爛即可。分頓隨量，喝湯吃肉。

點評：適用小兒營養不良、氣血虛弱所致的疲倦乏力、面黃肌瘦、多汗、納少。

雞汁粥

材料：母雞1隻，粳米60克。

做法：母雞去內臟，洗淨，放在鍋內加清水，煎煮出雞湯。以原汁雞湯加洗淨的粳米，大火燒開，改小火煮成粥。

點評：治年幼體弱、氣血不足、營養不良等，可防貧血。

瓜皮一擦，小兒痱子去無蹤

在炎熱的夏天，小孩子很容易長痱子，輕則瘙癢難忍，重則感染化膿，往往令小孩坐臥不安。以下介紹幾種治痱子很有效的方法：

1.西瓜皮：用吃完西瓜的瓜皮擦拭患處，每次擦至微紅，一天擦兩三次，第二天就見效（不癢了），兩天後可結痂。

2.黃瓜片：用生黃瓜汁或黃瓜片貼擦於患處，兩三次即可痊癒。此方法尤其適用於小兒。

3.苦瓜汁：用鮮苦瓜一條，洗淨去仁，將瓜肉切碎塊，用手抓爛取汁，將苦瓜汁直接塗擦在痱子上，每日早晚各1次，一般2～3日便可使痱子消退自癒，無任何副作用。

4.花椒水：將10克花椒放入搪瓷缸內沖入200cc開水，在小火上煮5～6分鐘。煮後待稍涼不燙手時用藥棉蘸花椒水輕擦患處，12小時後痱子的膿尖一般可收縮乾癟。為持續療效，可將剩餘的花椒水在小火上溫一下再重新擦洗患處，經這樣處理後痱子即可全部消失。

5.**絲瓜葉**：用搗爛的絲瓜葉塗擦痱子，每天2～3次，幾天後可見療效。

6.**甘草**：較重的痱子可取甘草研末1份、滑石粉2份，撲擦痱子。

蘆根水是孩子肺熱哮喘的神奇解藥

本草語錄

釋名：蘆茅根、葦根、蘆柴根、蘆菇根、蘆芽根、甜梗子。

氣味：甘、寒，無毒。

主治：熱生津，除煩止渴，止嘔，瀉胃火，利二便。

蘆根指的是蘆葦根，性味甘、寒，歸入肺、胃經。中醫認為，鮮蘆根具有清熱生津、止渴除煩、止嘔解毒等功能。現代醫學證明，鮮蘆根具有提高免疫力、解熱、降壓、鎮靜、抗腫瘤等作用，可用於熱病煩渴、肺炎、肺膿瘍、氣管炎、哮喘等疾病。

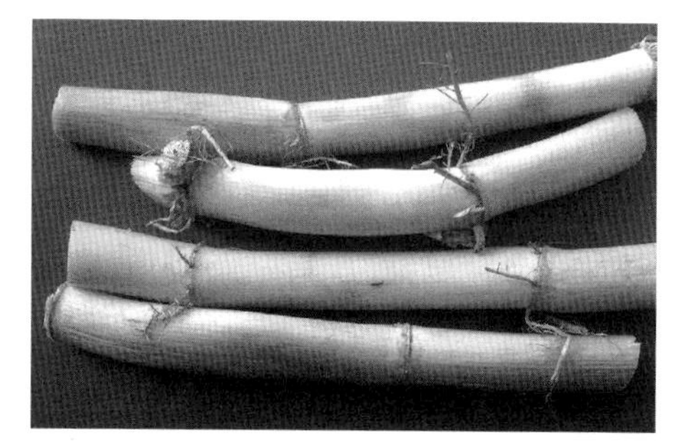

▲蘆根

在《不生病的智慧2》中，作者就講述了她用蘆根水治好女兒多年哮喘的故事：「將新鮮蘆葦根洗淨，切碎，加入清水煮30分鐘。煮好之後的水是淡黃透明的，有清香甘甜的味道，每天給孩子喝一小碗，大約10多天後，孩子的哮喘便消失得無影無蹤。」因此，當孩子出現哮喘的症狀，不妨給孩子熬點蘆根水喝，普通的藥店就有蘆葦根出售。

本草小百科

蘆根粥

材料：粳米50克，蘆根30克。

做法：先將粳米淘淨，蘆根洗淨；蘆根放入鍋內，加清水適量，用武火燒沸後，轉用文火煮10分鐘，去渣留汁，待用；把粳米、蘆根汁放入另一鍋內，用武火燒沸後，轉用文火煮至爛成粥即可。

點評：清熱解毒，生津止吐，適用小兒胃熱引起的嘔吐等症。

嬰兒夜啼，蟬蛻來醫

本草語錄

釋名：蟬殼、枯蟬、腹、金牛兒。

氣味：鹹、甘、寒，無毒。

主治：小兒壯熱驚癇，止渴。

嬰兒若白天能安靜入睡，入夜則啼哭不安，時哭時止，或每夜定時啼哭，甚則通宵達旦，稱為夜啼，夜啼多發生於新生兒及嬰兒。如果家中周歲以內的嬰兒經常入夜就哭到天亮，但沒有其他毛病，則可運用《本草綱目》的一個藥方：「小兒夜啼。用蟬蛻四十九個，去前截，以後截研為末，分四次服，鉤藤湯調下。」

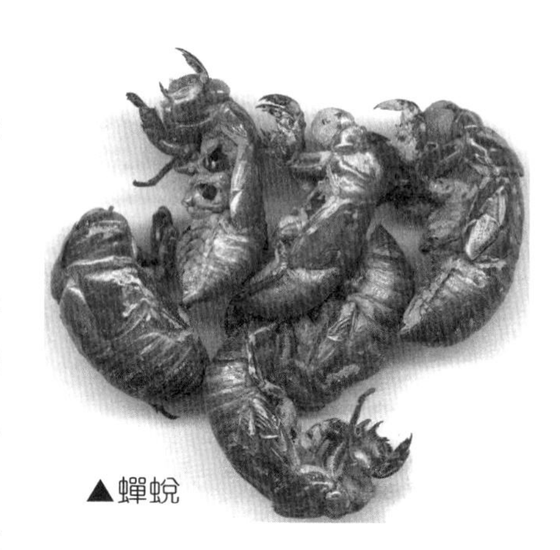
▲蟬蛻

蟬蛻又名蟬衣、蟬殼，其味鹹、微甘，性寒，具有散風熱、透疹、定驚的功效。《本草綱目》記載蟬蛻「治頭風眩暈，皮膚風熱，豆疹作癢，破傷風及疔腫毒瘡，大人失音，小兒噤風天吊，驚哭，夜啼，陰腫」。現代藥理研究證明，蟬蛻有鎮靜作用，所以用蟬蛻治療夜啼有一定的療效。

但要注意的是，引起小兒夜啼的原因很多，如外感發熱、口瘡、腸套疊、寒疝等疾病都可能引起夜啼。所以，小兒發生夜啼，必須首先到醫院就診，詳細瞭解病史，仔細檢查體格，以免貽誤病情。

本草小百科

梨荷蟬蛻飲

材料：荷葉、雪梨皮各3克，生薑、蟬蛻、淡竹葉各1克。

做法：將以上諸藥浸入藥罐中，用大火燒開後，再用小火煎10分鐘，濾出藥液，待涼後用蜂蜜調味。1歲以內每次服10～15cc，1歲以上每次服20～30cc。

點評：主治小兒暑天夜啼。

小兒便秘，餵點淡豆豉就好了

本草語錄

釋名：嗜。

氣味：（淡豉）苦、寒，無毒。

主治：和胃，除煩，解腥毒，袪寒熱。

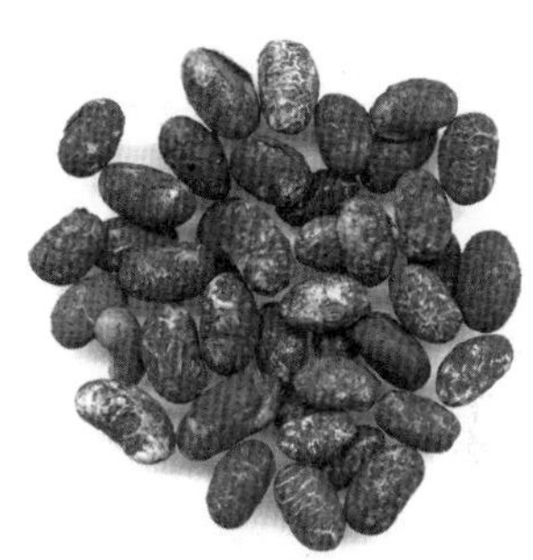

▲豆豉

豆豉，是傳統發酵豆製品，古代稱豆豉為「幽菽」，也叫「嗜」。豆豉作為家常調味品用於烹飪中，有解腥調味的作用，而且豆豉還以其特有的香氣使人增加食欲，促進吸收。

豆豉又是一味中藥，可治療風寒感冒、怕冷發熱、寒熱頭痛、鼻塞噴嚏、腹痛吐瀉、胸膈滿悶，心中煩躁等症狀。中醫認為，豆豉性平，味鹹，歸入肺、胃經；現代醫學證實，豆豉含有豐富的蛋白質、脂肪和碳水化合物，且含有人體所需的多種氨基酸，還含有多種礦物質和維生素等營養物質。在《不生病的智慧2》中，作者介紹了豆豉治小兒便秘的方法：「用淡豆豉一兩，加水適量，大火燒開後小火再煮5分鐘，之後取湯給孩子隨量飲用，治療小兒便秘效果非常好。」

本草小百科

怎樣挑選優質的豆豉？

挑選豆豉時主要從四個方面來看：

1.色澤：呈黑褐色、油潤光亮為優。

2.香氣：醬香、酯香濃郁，無不良氣味為優。

3.滋味：味道鮮美、鹹淡可口，無苦澀味為優。

4.形狀：顆粒完整、鬆散、質地較硬為優。

小小茵陳水，巧治新生兒黃疸

本草語錄

釋名：綿茵陳、白蒿、絨蒿、松毛艾。

氣味：（莖、葉）苦、平、微寒，無毒。

主治：除大熱黃疸。

中醫認為，茵陳性微寒，味辛、苦，歸入脾、胃、肝、膽經，有清濕熱，退黃疸的功效。《本草綱目》記載：「茵陳主治大熱黃疸。用茵陳切細，煮湯服，生食亦可，亦治傷寒頭痛、風熱癢瘧，利小便。此方名茵陳羹。」

因此，當家中的孩子發生黃疸症狀，又難以治癒時，不妨試著給孩子熬點茵陳水：茵陳10克，煎水約50cc，每4小時餵一次，每次10cc；此時停餵母乳，純餵奶粉，但要注意的是，給孩子餵食茵陳水半天後要請醫生為小孩檢測一下病情，如果黃疸症狀並未減輕，則要住院治療，如果黃疸症狀有所減輕，則可再作觀察。

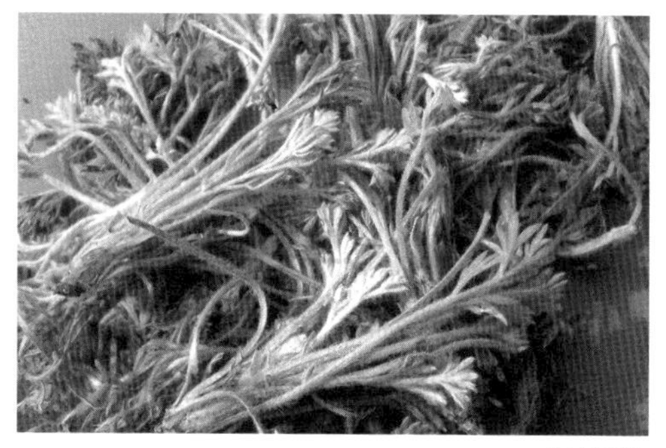

▲茵陳

一般來說，人們會選在

春季幼苗高 6～10公分時採收茵陳，或秋季花蕾長成時採割，除去雜質及老莖，曬乾。春季採收的習稱「綿茵陳」，秋季採割的稱「茵陳蒿」，但綿茵陳的藥效較茵陳蒿好。

本草小百科

華佗三試青蒿草

華佗有一次給一黃癆病人治病，苦無良藥，但過了一段時間，華佗卻發現病人突然好了，急忙問他吃了什麼藥？病人說他吃了一種綠茵茵的野草。華佗一看是青蒿，便到地裡採集了一些，給其他黃癆病人試服，但試了幾次，均無效果。

華佗又去問那個已痊癒的病人吃的是幾月的蒿子，他說三月裡的。華佗醒悟到，春三月陽氣上升，百草發芽，也許三月蒿子有藥力。第二年春天，華佗又採集了許多三月間的青蒿，給黃癆病人們服用，果然吃一個好一個。

為摸清青蒿的藥性，第三年，華佗又把根、莖、葉進行分類試驗。最終經臨床實驗證明，只有幼嫩的莖葉可以入藥治病，並取名「茵陳」。

第二章 女人養生方：熟識本草經，女人沒問題

消滅痛經，豬肝就是最好的武器

本草語錄

氣味：甘、苦、溫，無毒。

主治：明目，治諸血病。

許多女孩都有痛經的毛病，每次來月經的時候，就會腹脹疼痛，痛到臉色蒼白，四肢冰冷，大汗淋漓，嚴重影響正常生活。如果她們在平時多吃點豬肝，就能預防痛經或緩解疼痛。中醫認為，豬肝味甘、苦，性溫，歸入肝經，有補肝、明目、養血的功效，用於血虛萎黃、夜盲、目赤、水腫、腳氣等症。

現代醫學證實，痛經女性之所以要多吃豬肝，是因為豬肝含有豐富的鐵、磷，它是造血不可缺少的原料，也因為豬肝中含有大量維生素B，尤其是維生素B_6，能有效穩定情緒，幫助睡眠，減輕腹部疼痛感，幫助儘快恢復精力。

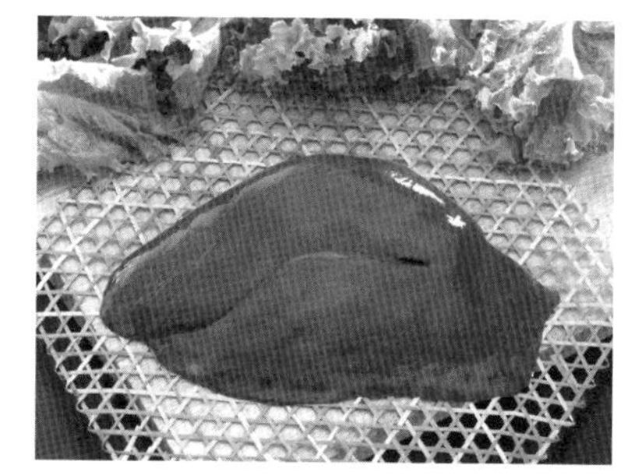

▲豬肝

本草小百科

番茄豬肝湯

材料：豬肝100克，番茄200克，雞蛋2個，粟米粒50克，生薑2片，鹽、胡椒粉、麻油少許。

做法：豬肝洗淨切薄片，用鹽、生抽（淺色醬油）、生粉、白酒攪勻醃10分鐘；番茄洗淨，切開；生薑、粟米粒洗淨。

粟米粒放入鍋內，加適量清水，文火煲20分鐘，放入番茄、生薑，煲10分鐘；再放入豬肝（可先將豬肝放入開水中略燙一下，以除腥味），煲沸幾分鐘至豬肝剛熟，雞蛋打散放入，調味即可。

點評：養肝補血，健胃。可用於體質虛弱、營養不良或貧血者，以及妊娠後期血虛者。此外，本湯有助於抑制膽固醇吸收，多飲可預防冠心病。

經血過少的女孩要少吃紅棗

本草語錄

氣味：味甘、性溫。

主治：能補中益氣、養血生津，用於治療脾虛弱、食少便溏、氣血虧虛等疾病。

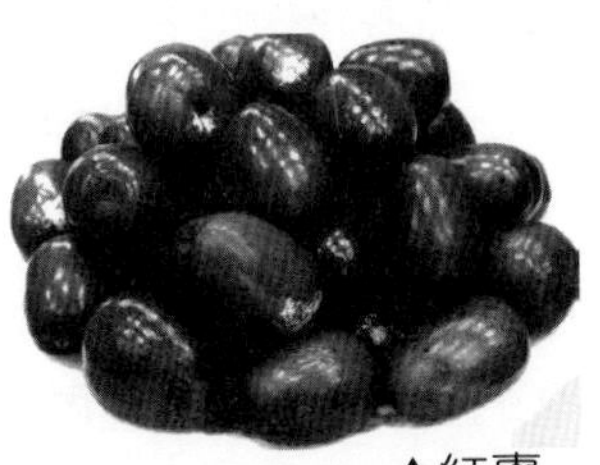

▲紅棗

紅棗可是個好東西，很多地方有這樣的說法：「一天三棗，快樂到老。」可見它是一種很好的保健食品。民間也多把紅棗當成一種補身體的佳品，大病初癒的人，或者女人產後，都會經常喝一喝紅棗粥，既美味又養生。雖然紅棗是大家都愛吃的食物，但實際上不是所有的人都適合經常食用紅棗，因為吃了太多紅棗而引發負面作用的大有人在。

女孩子的經血要順利下行，排出體外，人體的氣就要適度收斂下行，推動經血下行。但是紅棗益氣，主要是促使氣分佈在體表，你吃得越多，身體的氣就大多積聚在體表而無法下行，這樣就會加重原來就有經血過少的毛病，甚至閉經。由此可見，經血過少的女孩子不要過多地食用紅棗。

月經不順吃薑黃，通經止痛

本草語錄

釋名：黃薑、毛薑黃、黃絲郁金、寶鼎香。

氣味：（根）辛、苦、大寒，無毒。

主治：治血塊，通月經。

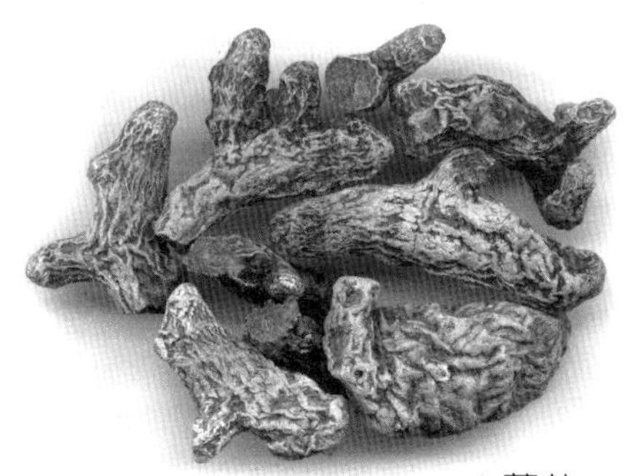

▲薑黃

許多女性有月經不順的問題，月經不順包括月經經期及週期不規律，經量異常，生理期間身體不適等。其實，只要女性平時飲食上注意適當吃點薑黃，對調理月經不順很有幫助。

中醫認為，薑黃性大寒，味辛、苦，歸入脾、肝經，有破血行氣、通經止痛的功效，可用於胸脅刺痛、閉經、癥瘕、風濕肩臂疼痛、跌撲腫痛等症的治療。《本草綱目》記載薑黃「治血塊，通月經，治撲損淤血，止暴風痛冷氣，下食。」因此，當女性月經不順時，可在飲食上多多補充薑黃。

《婦人良方大全》記載薑黃治婦人血氣轗痛，月經不行，經先嘔吐疼，及月經不通，可用以下藥方：「薑黃120克，牡丹皮、莪朮、紅花、桂心、當歸、芍藥、川芎、延胡索各15克。研為末，每服6克，水一盞，酒三分，煎七分溫服。方中薑黃破血行氣，通經止痛，為君藥。」

本草小百科

三鮮薑黃雞

材料：雞1隻，洋蔥1個，番茄1個，馬鈴薯2個，薑黃粉50克，椰漿一碗，乳酪、料酒、鹽、糖、芡粉適量。

做法：整雞剁塊，用鹽、薑黃粉、料酒醃製；洋蔥、番茄、馬鈴薯分別切成大塊。

鍋內倒油，先煸炒雞肉，再放入洋蔥、番茄、馬鈴薯，並倒入椰漿燜10分鐘；最後撒鹽、糖、勾芡，出鍋撒乳酪即可。

點評：補氣養血。

桃紅四物湯，流傳千年的婦科滋陰第一方

「桃紅四物湯」是一款美容妙方，更是一款滋陰方。之所以這樣說，是因為桃紅四物湯是由「四物湯」發展而來，專用來治療婦科血症，補血活血的，而血液屬陰，補血就是養陰。

「四物湯」被中醫界稱為「婦科養血第一方」，由當歸、川芎、

熟地、白芍四味藥組成。熟地含有甘露醇、維生素A等成分，與當歸配伍後，可使當歸的主要成分阿魏酸含量增加，使當歸補血活血療效增強，能治療女性臉色蒼白、頭暈目眩、月經不調、量少或閉經等症。

「婦人以血為本，血屬陰，易於虧欠，非善調攝者不能保全也。」而桃紅四物湯是在四物湯的基礎上加上桃仁和紅花研製而成，專治血虛、血淤導致的月經過多，還能治療先兆流產、習慣性流產，尤其對養顏健體有特別的功效。

《黃帝內經》說：肝得到血液營養，眼睛才能看到東西（肝開竅於目）；足得到血液營養，才能正常行走；手掌得到血液營養，才能握物；手指得到血液營養，才能抓物……人體從臟腑到肢體各個層次的組織都離不開血液的營養，血液是維持人體生命活動的基本物質。而女性從來月經那天開始，就面臨著血液虧損、陰精耗減的問題，在生育時更是如此，俗話說「一個孩子三桶血」，孩子在母親的腹中是完全依靠母親的血液餵養大的，整個孕期就是一個耗血失陰的過程。因此，女性朋友平時要加強營養，多吃補血食物，要把滋陰補血提升到日常生活中。

本草小百科

桃紅四物湯的故事

有一個姓陳的鐵匠，妻子得了很嚴重的病，很多人都覺得治不好了，名醫朱丹溪聽說後，主動找上門去。見到陳鐵匠的妻子時，她躺在草席床上，臉色發黑，四肢細瘦如柴，遠遠望去，就像鬼一樣。朱丹溪見狀急忙上前為其診脈，「病人的脈數而澀，重取有弱的感覺，氣血不足，需要用四物湯加黃蓮、黃芩、木通、白朮、陳皮、厚樸、生薑熬湯喝，如此調養一年後就會康復。」果然，病人服用了朱丹溪開的「桃紅四物湯」後，一個眼看就要死了的人，一年後便康復了。

特殊時期，女人要有特別飲食方

月經是成年女子的正常生理現象，但月經來潮期間，身體也會受到一定的影響，比如抵抗力降低，情緒容易波動、煩躁、焦慮等。因月經失血，使體內的鐵元素流失較多，尤其是月經過多者。因此，月經期除了避免過分勞累，保持精神愉快外，還應給自己制定特別的飲食功能表。

以下提供幾款適合女性月經期間進補的飲食方：

早餐：薏苡仁粥

材料：薏苡仁60克，山藥60克，粳米200克。

做法：將薏苡仁、山藥、粳米洗淨，加水適量，煮爛成粥。

吃法：隨量日常食用，可搭配熱牛奶食用。

午餐：胡蘿蔔燉羊肉

材料：胡蘿蔔300克、羊肉180克，水1200cc、料酒3小匙，蔥、薑、蒜末各1小匙，糖與鹽各適量、香油1/2小匙。

做法：胡蘿蔔與羊肉洗淨瀝乾，並將胡蘿蔔及羊肉切塊備用。

將羊肉放入開水汆燙，撈起瀝乾；起油鍋，放入5大匙沙拉油，將羊肉放入大火快炒至顏色轉白。

將胡蘿蔔、水及其他調味料（除香油外），一起放入鍋內用大火煮開後，改小火煮約1小時後熄火，加入香油即可。

晚餐：山藥煲烏雞

材料：烏雞一隻，山藥、枸杞、生薑、鹽、雞精、食用油、清湯、料酒各適量。

做法：將烏雞放入開水中稍煮一下撈出待用；將生薑切成片，山藥去皮洗淨切成厚片，枸杞洗淨待用；將烏雞、山藥、枸杞一起放入電氣鍋內，倒入清湯和料酒，控制器調到20分鐘（或按湯鍵）；待電氣鍋進入保溫狀態，卸壓後打開蓋調味拌勻即可食用。

神賜魔食：滋陰養血的牡蠣

本草語錄

釋名：牡蛤、蠣蛤、古賁、蠔。

氣味：鹹、平、微寒，無毒。

主治：婦女赤白帶下，崩漏下血。

牡蠣為牡蠣科海產品，又名海蠣子、蠔。牡蠣肉富含蛋白質、糖原、牛磺酸、岩藻糖、穀胱氨酸等10種必需氨基酸，及維生素A、維生素B_1、維生素B_2、維生素D、維生素E、鋅、銅、鐵、鋇、錳、鎂、鈣。牡蠣殼含碳酸鈣、磷酸鈣、氧化鐵、有機質、鎂等。用牡蠣製成的油為蠔油，營養非常豐富。

《本草綱目》說牡蠣：「肉，治虛損，解酒後煩熱……滑皮膚。」中醫藥學認為，牡蠣肉味甘、鹹，性平，有調中補虛、除煩化鬱、豐肌澤膚、益智鎮靜等功效；牡蠣殼味鹹、澀，微寒，有潛陽平肝、重鎮安神、散結軟堅、制酸止痛等功用。

牡蠣為營養全面的美膚佳品，所含的維生素A、維生素E、鋅、必需氨基酸等都是美容的物質，而牡蠣中富含的核酸，能延緩皮膚老化，減少皺紋的形成。

牡蠣肉鮮味美，營養豐富，且有「細肌膚，美容顏」及降血壓和滋陰養血、健身壯體等多種作用，因而被視為美味海珍和保健強身食品。歐洲人稱牡蠣是「海洋的瑪娜」（即上帝賜予的珍貴之物）、「海洋的牛奶」，西方稱其為「神賜魔食」，日本人則譽牡蠣為「根之源」、「海洋之超米」，因此，建議愛美人士要多吃牡蠣。

本草小百科

紫薇花牡蠣火腿湯

材料：紫薇花4朵，牡蠣淨肉500克，火腿末5克，水發冬菇10克，玉蘭片10克，胡椒粉、鹽、料酒、醬油、味精、雞湯、薑片各適量。

做法：紫薇花去萼雜質，洗淨，切成細絲；牡蠣肉揀洗乾淨，瀝乾水分，切碎；火腿肉、玉蘭片、冬菇分別洗淨，都切成片。將牡蠣、冬菇、玉蘭片各用開水焯一下。

鍋燒熱放入雞湯、料酒、醬油、薑片、鹽、大火煮沸，下入火腿、冬菇、玉蘭片、牡蠣燒沸，下入味精、紫薇花細絲，調好口味，撒點胡椒粉即成。作佐餐食用。

點評：滋陰養血止血，健脾開胃解毒。用於虛損、煩熱、產後血崩、帶下、瘡毒、失眠、心悸、健忘等症。

流產之後，營養需大補

流產後應重視飲食的補養，這對女性身體健康有很大的影響。流產手術者首先要補充優質蛋白質、充足的維生素和無機鹽，尤其是應補充足夠的鐵質，以預防貧血的發生。食物選擇既要講究營養，又要容易消化吸收。可多吃鮮魚、嫩雞、雞蛋、動物肝、動物血、瘦肉、大豆製品、乳類、大棗、蓮子、新鮮水果和蔬菜。不吃或少吃油膩生冷食物，不宜食蘿蔔、山楂、苦瓜、橘子等有理氣、活血、寒涼性食物，應多吃易於消化的食物。

以下介紹幾款適合女性流產後的飲食補養方：

1.雞蛋棗湯

材料：雞蛋2個，紅棗10個，紅糖適量。

做法：鍋內放水煮沸後打入雞蛋，水再沸下紅棗及紅糖，文火煮20分鐘即可。

點評：具有補中益氣，養血作用。適用於貧血及病後，產後氣血不足的調養。

2.荔枝大棗湯

材料：乾荔枝，乾大棗各7枚。

做法：將乾荔枝和乾大棗一起加水煎服，每日1劑。

點評：具有補血生津作用。適婦女貧血，流產後體虛的調養。

3.豆漿大米粥

材料：豆漿2碗，大米50克，白糖適量。

做法：將大米淘洗淨，以豆漿煮米作粥，熟後加糖調服。每日早空腹服食。

點評：具有調和脾胃，清熱潤燥作用。適用於人工流產後體虛的調養。

4.乳鴿枸杞湯

材料：乳鴿1隻，枸杞30克，鹽少許。

做法：將乳鴿去內臟雜物，洗淨，放入鍋內加水與枸杞共燉，熟時加鹽少許。吃肉飲湯，每日2次。

點評：具有益氣、補血、理虛作用。適用流產後體虛及病後氣虛，體倦乏力，表虛自汗等症。

準媽媽飲食方：健康很重要，美麗也不可少

很多愛美的姑娘總是擔心懷孕會破壞她嬌美的體形，產生妊娠斑、黑斑、妊娠紋以及脫髮等等。確實，我們身邊有很多這樣的例子，這使得懷孕在一定程度上變成了一種犧牲。其實，也有許多聰明女子在為人妻母之後仍然保持儀人體態、嬌美的容顏，這也是一門精心的學問。

在懷孕前半年，女性應做好充分準備，這包括鍛煉身體、多做按摩、冷水擦浴，以增強皮膚的彈性；不吃高糖、不吃含味精、咖啡因、防腐劑及辛辣食品；可提前多攝入含硒、鎂等微量元素的食物，如黑芝麻、麥芽、蝦、動物腎、肝等含較高的硒，鎂主要來源於含葉綠素多的有色蔬菜，此外，小米、大麥、小麥、燕麥、豆類、堅果類、海產品等也是鎂的良好來源，可防止出現類似粉刺的黑斑；另外，每天喝點綠茶，亦可有良好美容作用。

懷孕後，孕婦容易產生便秘，造成心情狂躁，同時對皮膚最直

接的反應是膚色灰暗、粗糙，出現類似粉刺的黑斑，這時可以吃些蜂蜜，用不超過60℃的溫開水沖服（不是蜂王漿，此易引起宮縮），同時多攝食蔬菜水果以及維生素C，不僅有助皮膚紅潤健康，還可防止孕婦小腿痙攣及酸脹之症。孕婦還要多吃一些含蛋白質、維生素和礦物質高的食物，請參照以下一日食譜：

早餐：香蕉奶糊

材料：香蕉6支，鮮奶250克，麥片200克，葡萄乾100克，蜂蜜適量。

做法：將以上四樣材料入鍋用文火煮好，再加點蜂蜜調味，早晚各吃100克。

點評：常食能潤膚祛皺。

午餐：清蒸鮮魚+嫩薑拌萵筍

清蒸鮮魚

材料：鮮魚1條（鱸魚、黃魚或小型鱒魚均可），蔥5根，薑2片，料酒1大匙，魚露2大匙，豬油1大匙，胡椒粉少許，香油1大匙，沙拉油1大匙。

做法：魚洗淨，在背肉厚處直劃一長刀口（使魚肉易熟又不致裂開），放在抹過油的蒸盤上，淋入調味料（料酒、魚露、豬油、胡椒粉），另鋪2根蔥、2片薑，放入蒸籠或電鍋蒸10分鐘；將另外3根蔥切絲，置冷水浸泡，以去除辛辣味。

魚蒸好後取出，揀除蔥、薑，另將泡過的蔥絲撈出，瀝乾，鋪在魚身上，在炒鍋內燒熱1大匙香油和1大匙沙拉油，淋在蔥絲上即成。

嫩薑拌萵筍

材料：嫩薑50克，萵筍200克，芥末仁150克，精鹽5克，香油10克，白糖10克，香醋20克，醬油10克，味精2克。

做法：萵筍削去皮，切成長8公分、粗4公分的條，加精鹽拌勻醃漬2小時，去其苦味，取出洗淨，在沸水鍋中略焯，控乾後，加白糖5克、香醋10克、味精1克醃漬。

芥末仁（芥末粗老的莖，撕剔其表皮後的嫩莖）切成長8公分、粗4公分的長條，放在沸水鍋中煮熟，加醬油、白糖5克、味精1克、香醋5克，醃漬2小時。

嫩薑刮去皮，切長細絲，浸泡後，加醋5克醃漬半小時。

以上絲條放在一起拌勻，淋上香油即成。

點評：此菜功能在於健胃止嘔、化痰，增進食欲，並有利五臟、補筋骨、開膈熱、通經脈、祛口氣、白牙齒、明眼目之功效。

晚餐：栗子燉白菜＋兔肉紅棗湯

栗子燉白菜

材料：栗子200克，白菜200克。

做法：將栗子去殼切成兩半，用適量鴨湯煨熟栗子，再加入白菜及適量調味料，燉熟即可。

點評：栗子健脾腎，白菜補陰潤燥，常食可改善陰虛所致的面色黑黃，並可消除皮膚黑斑和黑眼圈。

兔肉紅棗湯

材料：兔肉500克，紅棗20－30粒。

做法：將兔肉和紅棗同煮湯，加適量油、鹽調味，分數次服食，連服數劑。

點評：兔肉含豐富的蛋白質及維生素、卵磷脂，有利人體皮膚黏膜的健康和代謝，故有「美容肉」之稱，常食可以潤膚澤肌。

媽媽奶水不足，多喝鯽魚湯

本草語錄

釋名：鮒魚。

氣味：（肉）甘、溫、無毒。

主治：健脾利濕、和中開胃、活血通絡、溫中下氣。

鯽魚又名鮒魚，對脾胃虛弱、水腫、潰瘍、氣管炎、哮喘、糖尿病有很好的滋補食療作用；產後婦女燉食鯽魚湯，可補虛通乳。先天不足，後天失調，以及手術後、病後體虛形弱者，經常吃一些鯽魚都很有益；肝炎、腎炎、高血壓、心臟病、慢性支氣管炎等疾病患者也可經常食用，以補營養，增強抗病能力。另外，鯽魚子能補肝養目，鯽魚腦有健腦益智的作用。

吃鯽魚以清蒸或煮湯營養效果最佳，若經煎炸則上述功效會大打折扣；冬令時節食之最佳。魚子中膽固醇含量較高，故中老年人和高血脂、高膽固醇者應忌食。

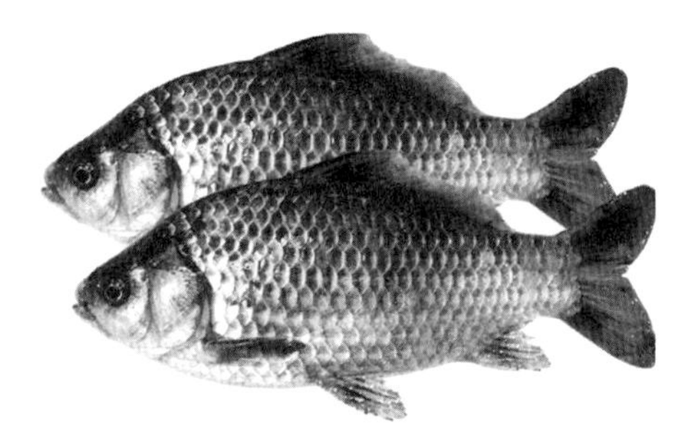

▲鯽魚

本草小百科

蛋奶鯽魚湯

材料：鯽魚一條，胡椒5粒，蛋奶（或牛奶）20克，薑10克，蔥10克，鹽適量，雞精適量。

做法：鯽魚剖腹後，清洗乾淨待用；把鯽魚放入三成熱的油中過油，以去除鯽魚的腥味。加入適量水和調料，用小火燉20分鐘；起鍋時加入少許蛋奶，能使湯變得白皙濃稠，口感更佳。

點評：健脾利濕，美容除皺。

第三章 男人養生方：陽剛之氣，本草中尋

補腎壯陽勿縱欲，仙茅適量身體健

本草語錄

釋名：獨茅、茅瓜子、婆羅門參。

氣味：（根）辛、溫，有毒。

主治：陽痿精寒，腰膝風冷，筋骨痿痹等症。

仙茅，又名獨茅根、仙茅參、婆羅門參等。據《圖經本草》載：五代南唐筠州刺史王顏著《續傳信方》中，談到開元元年（713年），西域婆羅門僧進貢此藥，唐明皇服之，確有補益壯陽之效，當時列為「禁方不傳」，書中還解釋說：「呼為婆羅門參，言其功補如人蔘。」由此，仙茅的功效可見一斑。

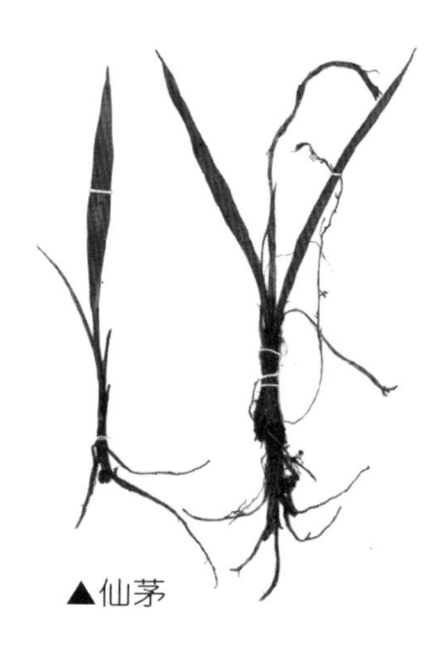

▲仙茅

中醫認為仙茅味辛、甘，性溫，入腎、肝經，有補腎陽、強筋骨、祛寒濕之功，常用於腎虛陽痿、滑精遺精、精冷不育、腰膝冷痛、寒濕痹痛及

尿頻遺尿等症。現代醫學認為，仙茅含鞣質、脂肪、樹脂、澱粉、多糖及生物鹼等成分，有雌、雄性激素樣作用，可使動物卵巢、子宮及精囊的重量增加，還可增強人體免疫功能，且有抗缺氧、耐高溫，鎮靜、抗驚厥及抗炎作用。而除傳統應用外，仙茅還可用於慢性腎炎、風濕性關節炎、更年期高血壓及血清膽固醇過高等症。

但要注意的是，仙茅的性味偏溫燥，不宜作為補品久服，陰虛火旺者更應慎服。

本草小百科

仙茅蝦

材料：仙茅20克，大蝦250克，生薑2片，鹽少許。

做法：仙茅用清水洗乾淨；大蝦用清水洗乾淨去殼，挑去腸泥；生薑切末。

把以上原料一起放入瓦缽內，加水適量，中火煲1小時，加入鹽少許即成。

點評：主治腎虛陽痿、精神不振、腰膝酸軟等。

鎖陽，男人的「不老藥」

本草語錄

釋名：不老藥。

氣味：甘、溫，無毒。

主治：潤燥、養筋、治痿弱。

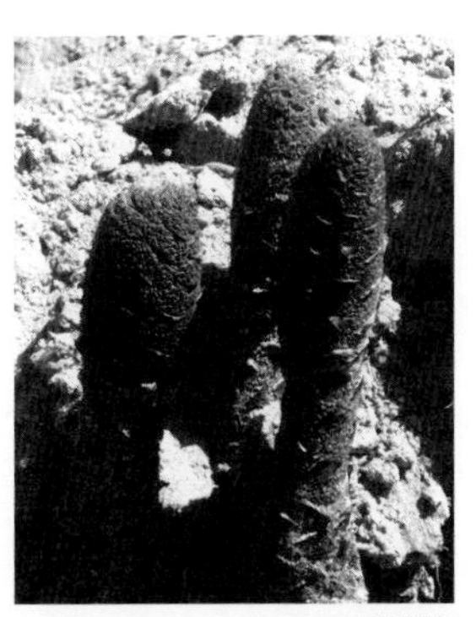

▲鎖陽

鎖陽的外形非常類似男性的陽根，因此得名。鎖陽是一種神奇而名貴的天然野生植物，自古有「金鎖陽、銀人蔘」的美譽，它生於沙漠戈壁地帶，自身無根系，寄生於蒺藜科植物白刺的根上，至今難以人工栽培，有沙漠「不老藥」之稱。鎖陽富含多種活性成分和對人體有益的17種氨基酸、糖、有機酸類、黃酮類、柑橘類、甾體類、三花類、聚酯類、礦物質元素等，油性足，味道鮮美。

鎖陽可以滋陰壯陽，對中老年尿頻和陽痿早洩、便秘、腰膝酸軟、失眠、脫髮甚有功效，故為歷代名醫所珍重。《本草綱目》記載：鎖陽性溫、補腎、潤腸通便，用於骨蒸潮熱、腰膝痿弱、筋骨無力、腸燥便秘。

現代醫學認為，鎖陽能促進人體細胞再生和新陳代謝，增強免疫調節能力，具有抗胃潰瘍、抑制血小板聚集、抗愛滋病病毒蛋白酶和抗癌等作用。鎖陽的食用方法很多，可泡酒、煲湯、燉肉、做菜、泡茶、入藥等。

本草小百科

鎖陽酒

材料：鎖陽30克，白酒500克。

做法：將鎖陽洗淨，切片，放入白酒瓶內浸泡，每日搖1次，7日後即可飲用。

每次5～10cc，每日2次。

點評：補腎助陽。用於腎虛火衰、陽痿、早洩、滑精、腰膝酸痛等症。

羊肉，補益腎陽不尋常

本草語錄

釋名：羖、羝、羯。

氣味：（肉）苦、甘、大熱，無毒。

主治：補中益氣，安心止驚。

羊肉肉質細嫩，脂肪及膽固醇的含量都比豬肉和牛肉低，並具有豐富的營養價值，歷來被人們當做冬季進補佳品。《本草綱目》記載，羊肉「性溫，味甘；益氣補虛」；中醫認為，羊肉性溫，味甘，具有補虛祛寒、溫補氣血、益腎補衰、開胃健脾、補益產婦、通乳治滯、助元益精的功效，主治腎虛腰疼、陽痿精衰、病後虛寒、產婦產後火虛或腹痛、產後出血、產後無乳等症。《心鏡子》中曾記載一方：「壯陽益腎。用白羊肉半斤切生，以蒜、韭食之。三日一度，甚妙。」

此外，寒冬常食羊肉可益氣補虛、祛寒暖身，增強血液循環，強化禦寒能力；婦女產後無乳，可用羊肉和豬蹄一起燉吃，通乳效果很好；體弱者、兒童、遺尿者食羊肉頗有益。羊肉又可保護胃壁，幫助消化，體虛胃寒者尤宜食用。羊肉含鈣、鐵較多，對防治肺結核、氣管炎、哮喘、貧血等病症很有功效。

羊肉還有安心止驚和抗衰老作用，但羊肉屬大熱之品，故夏秋季節氣候熱燥，不宜多吃羊肉，另有發熱、牙痛、口舌生瘡、咳吐黃痰等上火症狀的人也應該少吃，以免加重病情。

有些人吃羊肉喜歡配食醋以去膻味，這種吃法是不對的。羊肉與食醋搭配會削弱兩者的食療作用，並會產生對人體有害的物質；另外，有人喜歡一邊吃烤羊肉串，一邊喝啤酒，這種吃法對身體也不好，燒烤的羊肉很容易產生致癌物，應少吃。

本草小百科

蘿蔔羊肉湯

材料：蘿蔔300克，羊肉200克，豌豆100克，鹽、胡椒、香菜各適量。

做法：羊肉洗淨，切成小塊，放入砂鍋內，加水煮沸，除去表面泡沫。

蘿蔔洗淨切塊，與豌豆一起放入羊肉湯中，大火燒開，改用小火煨。起鍋前放入鹽、胡椒適量，稍煨一下，再放香菜入湯內即成。

點評：益氣養血，補中強體。

甲魚，滋陰補陽上上品

本草語錄

釋名：團魚、神守。

氣味：（肉）甘、平，無毒。

主治：（肉）傷中益氣，補不足。

甲魚又稱鱉，俗稱水魚、團魚、腳魚、圓魚，《養魚經》中稱「神守」。其味鮮，性平無毒，營養豐富。自古以來，甲魚就是備受

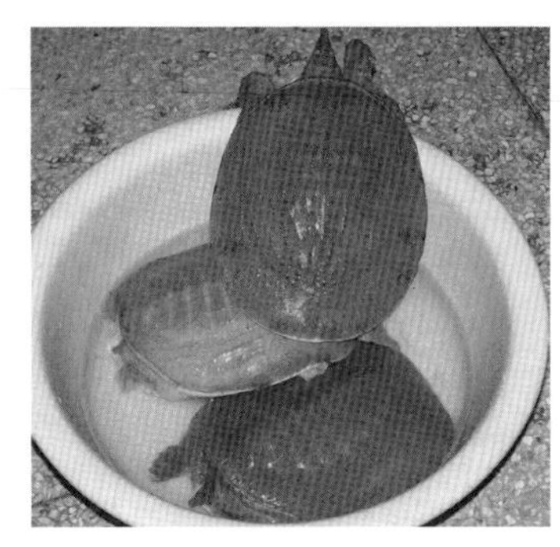
▲甲魚

人們喜愛的滋補食品，《本草綱目》記載甲魚「性平，味寒；滋補肝腎、益氣補虛」，中醫認為，甲魚可滋陰補腎、清熱涼血、益氣健胃，對骨蒸勞熱、子宮下垂、痢疾、脫肛等有很好的防治作用。甲魚的殼、血都有很大的藥用價值，甲魚背殼可散結消痞、滋陰壯陽，其血可作為滋陰退熱的良方。

甲魚肉及其提取物能有效預防和抑制肝癌、胃癌、急性淋巴性白血病，並用於防治因放療、化療引起的虛弱、貧血、白血球減少等症；甲魚亦有很好的淨血作用，常食者可降低血膽固醇，因而對高血壓、冠心病患者有益；此外，食甲魚對肺結核、貧血、體質虛弱等多種病患亦有一定的輔助療效。

但要注意的是，凡脾胃虛弱、消化功能低下及便溏腹瀉之人忌食甲魚肉，孕婦及產後便秘的人也不宜食用。另外，食用甲魚時不能同時吃莧菜、薄荷、雞蛋、鴨蛋、兔肉等。幼甲魚有毒，不可食，嚴重者可致人死亡。

本草小百科

枸杞甲魚肉

材料：甲魚1隻，枸杞60克，調味料適量。

做法：將甲魚放入瓦鍋，加入枸杞、水，用小火煮熟，加調料。吃甲魚肉，每天吃兩餐，連服一周。

點評：滋陰潛陽、補虛扶正，對神經衰弱很有療效。

鰻魚被譽為壯陽補腎的「魚類軟黃金」

本草語錄

釋名：白鱔、蛇魚。乾者名風鰻。

氣味：（肉）甘、平。

主治：暖腰膝壯陽。

鰻魚又稱鰻鱺，分為河鰻和海鰻。它肉質鮮美、細嫩，纖維質很少，營養價值高，屬於高蛋白食用魚類，有「水中人蔘」、「魚類軟黃金」的美譽。

《本草綱目》記載鰻魚「性平，味甘；強腎壯精、祛風殺蟲」，現代醫學指出，鰻魚具有補虛養血、祛濕、抗結核等功效，是久病、虛弱、貧血、肺結核等病人的良好營養品。鰻魚體內含有一種很稀有的西河洛克蛋白，具有良好的強精壯腎功效，是年輕夫婦、中老年人的保健食品。鰻魚也是富含鈣質的水產品，經常食用，能使血鈣值有所增加，使身體強壯。

鰻魚的肝臟含有豐富的維生素A，是夜盲人的優質食品，還具有滋陰潤肺、補虛祛風、殺蟲等作用，適用於防治肺結核、婦女勞損和白帶過多等症。但是，患有慢性疾病和水產品過敏史的人應忌食。

本草小百科

清蒸鰻魚

材料：河鰻300克、豬板油50克、火腿腸50克、大蔥5克、薑5克、料酒5克、鹽3克、味精2克、胡椒粉3克。

做法：鰻魚宰淨，切段，放開水鍋中汆一下，撈出，用清水洗淨；豬板油切丁；火腿切末。

盤中放鰻魚，放入豬板油丁、火腿末、蔥、薑、料酒、鹽、味精、胡椒粉，上籠用旺火蒸20分鐘取出，除去蔥、薑即可。

點評：補虛養身。

蝦是雄性力的象徵，是腎陽虧者福物

本草語錄

釋名：鰕。

氣味：甘、溫，有小毒。

主治：下乳汁，壯陽道，吐風痰。

一直以來，蝦被很多人認為是雄性力量的象徵，主要分為淡水蝦和海水蝦，常見的青蝦、河蝦、草蝦、小龍蝦等都是淡水蝦；明蝦、龍蝦等都是海水蝦。蝦的補益與藥用價值極高，《本草綱目》中稱「蝦，性溫，味甘，有補腎、壯陽和通乳的功效」。由此可見，蝦為補腎壯陽的佳品，對腎虛陽痿、早洩遺精、腰膝酸軟、四肢無力、產後缺乳、皮膚潰瘍、瘡癰腫毒等症有很好的防治作用。因此，凡是久病體虛、氣短乏力、不思飲食的人，都可以將其作為滋補珍品，經常食用可以強身健體。

現代營養學家也一致認為，蝦營養價值豐富，脂肪、微量元素（磷、鋅、鈣、鐵等）和氨基酸含量甚多，還含有荷爾蒙，有助補腎壯陽。但有一點需要注意：陰虛陽亢者不宜多吃蝦，急性炎症和皮膚疥癬及體質過敏者也應忌食。

此外，變質的蝦不可食，色發紅、身軟、掉頭的蝦不新鮮，儘量不吃；蝦皮補鈣效果最佳，凡骨質疏鬆症患者、各種缺鈣者，特別是孕婦、老人及小孩，更適宜經常食用蝦皮。

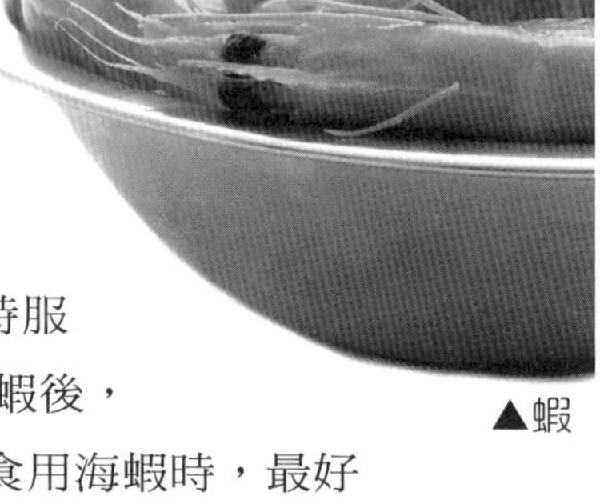

▲蝦

吃蝦時，還有以下禁忌：不要同時服用維生素，否則可能會危及生命；吃海蝦後，1小時內不要食用冷飲、西瓜等食品；食用海蝦時，最好不要飲用大量啤酒，否則會產生過多的尿酸，從而引發痛風。

本草小百科

清蒸龍蝦

材料：龍蝦600克，香菜、黃酒、麻油各適量，芥末醬、鹽、味精各適量。

做法：龍蝦洗淨去鬚、頭、尾後切段；將龍蝦段放在碗中，頭、尾、鬚放上面，然後加黃酒、鹽、少量味精隔水蒸；蒸好後，將龍蝦段擺在盤中，洗淨的香菜放在盤中兩旁，最後淋上麻油即可。食用時可蘸芥末醬。

點評：養心補腎、滋陰壯陽。

珍貴的「水中人蔘」海參，真男人的好選擇

本草語錄

釋名：海瓜皮、遼參、刺參、廣參、瓜皮參。

氣味：甘、鹹、微寒，有毒。

主治：降火滋腎，通腸潤燥，除勞怯症。

海參又名刺參、海鼠、海瓜，是一種名貴海產動物，因補益作用類似人蔘而得名。海參肉質軟嫩，營養豐富，是典型的高蛋白、低脂肪食物，是海味「八珍」之一，與燕窩、鮑魚、魚翅齊名。

《本草綱目拾遺》記載：「海參，味甘鹹，補腎，益精髓，攝小便，壯陽療痿，其性溫補，足敵人蔘，故名海參。」現代醫學指出，海參具有提高記憶力、延緩性腺衰老，防止動脈硬化、糖尿病以及抗腫瘤等作用；中醫認為，海參堪稱補腎壯陽的佳品，經常食用海參，對男子腎虛引起的羸弱消瘦、夢遺陽痿、小便頻數、腰膝酸軟、遺精、遺尿、性機能減退者，能有很好的食療效果。

海參的膽固醇含量很低，脂肪含量相對較少，是典型的高蛋白、低脂肪、低膽固醇食物，對高血壓、冠心病、肝炎等病人及老年人堪稱食療佳品，常食可治病強身。海參含有硫酸軟骨素，有助於人體生長發育，能夠延緩肌肉衰老，增強人體的免疫力。海參中微量元素釩的含量居各種食物之首，可以參與血液中鐵的輸送，增強造血功能，美國研究人員還從海參中萃取出一種特殊物質——海參毒素，這種化合物能夠有效抑制多種黴菌及某些人類癌細胞的生長和轉移。經常食用海參，對再生障礙性貧血、糖尿病、胃潰瘍等病症均有良效。

要注意的是：患急性腸炎、菌痢、感冒、咳痰、氣喘及大便溏薄、出血兼有淤滯及濕邪阻滯的患者應忌食海參；另外，海參不宜與甘草、醋同食。

本草小百科

蔥燒海參

材料：蔥白100克，水發海參500克，植物油、醬油、黃酒、鮮湯、白糖、味精、香油各適量。

做法：將海參洗淨，切成兩條，下沸水鍋中燙透瀝乾；把蔥白切成4公分長段。

鍋置火上燒熱，加適量底油，下蔥段煸炒出香味，烹入黃酒，加醬油、鮮湯、白糖、味精，放入焯過的海參，武火燒沸，除沫，轉用文火燒至入味，見湯汁稠濃時，淋香油，翻炒均勻即可。

點評：滋肺補腎，益精壯陽。

男人的「腎之果」——板栗

本草語錄

釋名：毛栗。

氣味：（實）鹹、溫、無毒。

主治：栗治腎虛，腰腿無力，能通腎益氣，厚腸胃也。

板栗又稱毛栗、栗子、瑰栗、風栗，為殼頭科木本植物栗子的

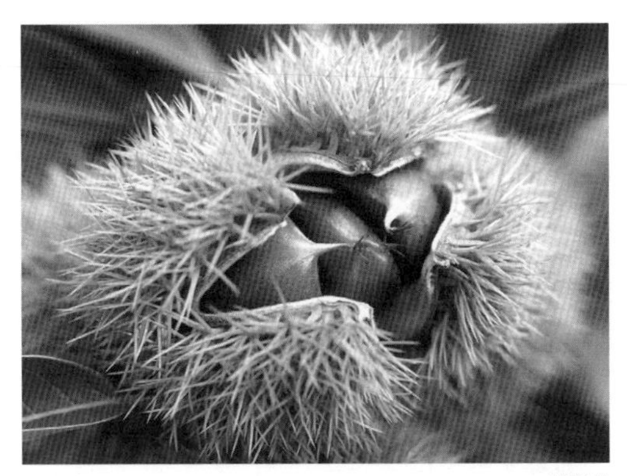
▲板栗

種仁，素有「乾果之王」的美譽，在國外，它還被稱為「人蔘果」。它對人體有著很強的滋補功能，可與人蔘、黃芪、當歸等媲美，故又被稱之為「腎之果」。

栗子甘溫，有健脾養胃、補腎強筋的作用。中醫學認為，栗子能養胃健脾，壯腰補腎，活血止血，而歷代著名中醫都認為栗子味甘，性溫，無毒，入脾、胃、腎三經，適用於脾胃虛寒引起的慢性腹瀉，腎虛所致的腰膝酸軟、腰肢不遂、小便頻數以及金瘡等症。唐代孫思邈說：「栗，腎之果也，腎病宜食之。」《本草綱目》指出：「治腎虛、腰腳無力，以袋盛生栗懸乾。每日吃十餘顆，次吃豬腎粥助之，久必強健。」因而，腎虛者不妨多吃栗子。

此外，栗子中含有豐富的不飽和脂肪酸和維生素、礦物質，能預防高血壓、冠心病、動脈硬化、骨質疏鬆等疾病，是抗衰老、延年益壽的滋補佳品。栗子含有核黃素，常吃栗子對日久難癒的小兒口舌生瘡和成人口腔潰瘍有益。栗子是碳水化合物含量較高的乾果品種，能供給人體較多的熱能，並能幫助脂肪代謝，具有益氣健脾、厚補胃腸的作用，它豐富的維生素C，能夠維持牙齒、骨骼等的正常功用，可以延緩人體衰老，是老年人理想的保健果品。

但是，栗子所含糖分較高，糖尿病患者應當少食或不食；脾胃虛弱、消化不良或患有風濕病的人也不宜食用。

本草小百科

板栗煲雞湯

材料：雞肉100克、生薑5克、枸杞10克、板栗15～20粒，精鹽和雞精少許。

做法：把雞剁成寸塊，選有骨肉100克，把雞肉在開水中焯一下，然後放入湯鍋；把枸杞、板栗、生薑依次放入鍋中，倒入高湯適量，大火將鍋燒開後，文火再煲一個小時；出鍋時，把精鹽、雞精調入湯中即可。

點評：益氣補血、補肝益精。

男人年過四十，「六味」正當時

本草語錄

澤瀉

釋名：水瀉、鵠瀉、及瀉、蕍、芒芋、禹孫。

氣味：（根）甘、寒，無毒。

主治：養五臟、益氣力、治頭旋，聰明耳目。

山茱萸

釋名：蜀酸棗、肉棗、雞足、鼠矢。

氣味：酸、平，無毒。

主治：溫肝補腎，除一切風，止月經過多，治老人尿頻。

牡丹

釋名：鼠姑、鹿韭、百兩金、木芍藥、花王。

氣味：（根皮）辛、寒，無毒。

主治：久服輕身益壽。

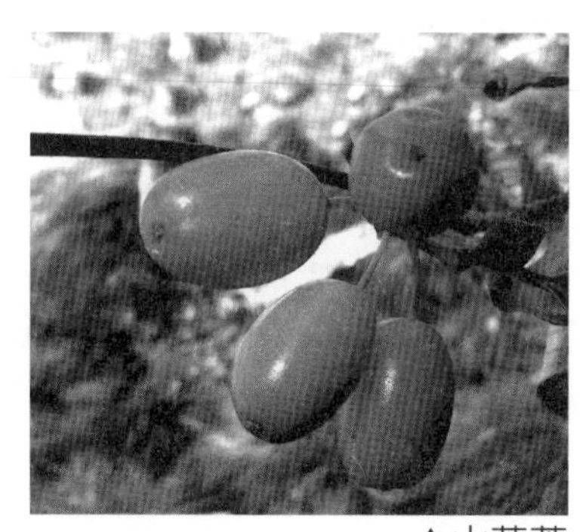
▲山茱萸

中醫認為，人的陰氣只夠供給三十年的生命，所以我們的陰氣很早就虧了。現代男人過了中年，由於家庭及事業的壓力，身體很容易「上火」，於是神經衰弱、失眠等病症也接踵而來，更加消耗體內的陰精。中醫認為，男人過40歲以後，先天之精基本蕩然無存，完全是靠後天的水穀之精來維繫自己。而腎藏精，精又生髓，腎精是不慮其有餘，而唯恐其不足的，所以得好好補一補。

要怎麼補不足或喪失的「精」呢？宋朝名醫錢乙以茯苓、澤瀉、熟地、山茱萸、牡丹皮、山藥這六味藥組成了一個經典的補腎方，也就是我們現在的六味地黃丸。過了40歲的男人，即便沒有什麼慢性病，每天吃兩丸六味地黃丸，也可避免陰精過度耗竭，益壽養生。

但要注意的是，六味地黃丸主要是治療那些腎陰虛而陽盛的人，陽亢乃至強陽不倒，堅持服用六味地黃丸則一定能收到理想效果，但是現代人一般都是陰盛陽虛的體質，如果再服用六味地黃丸，只能使陰邪更盛，而陽氣更虛，外在表現就是人越發沒有力氣，做事情沒有精神。所以，使用六味地黃丸首先要辨清是腎陰虛還是腎陽虛，腎陽虛的人絕不可用，腎陰虛的人也不可多用，以服用後收到效果為準，食用過多也會傷害身體。一般來說，服用六味地黃丸的不良症狀為：服用前期感覺有精力，越到後來越感覺渾身無力，狀況反不如吃藥前。這時，就需要停止服藥，並諮詢醫生。

本草小百科

六味地黃丸的多種用途

1.治療過敏性鼻炎：可增強細胞免疫功能，促進免疫球蛋白的合成，又能抑制抗體的生成，抑制過敏反應，發揮雙向調節作用。用六味地黃丸加色甘酸鈉治療過敏性鼻炎，停藥後療效維持時間長，復發少。

2.治療糖尿病：服藥7～10天即見症狀減輕。

3.治療慢性喉炎：飯前用淡鹽開水送服。

4.治療更年期綜合症：能升高更年期綜合症患者雌二醇及白血球雌激素受體水準，使更年期症狀明顯好轉。

5.治療腎盂腎炎：可調節機體免疫功能，增強全身及腎臟局部的防禦功能，適於慢性腎盂腎炎的治療，在用抗生素的基礎上可加服六味地黃丸效果明顯。

6.治療男子不育症：可作用於下丘腦—垂體—性腺軸而改善性激素分泌，促進正常精子的生成，提高受孕率。

7.預防食管癌：成分之一的熟地，能防止可誘發各種癌症的過氧化酶和自由基的生成。有關研究證實，用六味地黃丸對食道癌前期病變上皮重度增生效果良好；另外，還可用於肺癌的放療期，可提高放療效果。

男人必知的醒酒護肝法寶

應酬喝酒總是難免，但喝酒也是有技巧的，以下提供幾個醒酒護肝法寶。

1.按理想速度飲酒：理想速度即不超過肝臟處理能力的飲酒速度。肝臟分解酒精的速度是每小時約10cc，酒中所含的純酒精（乙醇）的量，可以通過酒瓶標籤上標示的度數計算出來。舉個例子，酒精度數為16%的250cc酒，用250cc×0.16＝40cc，那麼酒精的量就是40cc。如果一個人花4個小時喝完，那麼平均每小時攝入的酒精量是10cc，剛好符合肝臟的處理速度。

2.喝清水：酒精有改變肌體細胞內外水分平衡的作用。通常，體內水分的三分之二都在細胞內，但是酒精增加後，細胞內的水分會移到血管中，所以雖然整個身體的水分不變，但因細胞內的水分減少了，也會覺得乾渴。「醒酒水」是緩解酒後不適的方法之一，在滿滿一杯水中混入三小撮鹽並一口喝下去，會刺激胃使食物吐出。

3.飲用運動飲料和果汁：過量飲酒後，第二天早上醒來嗓子常常感覺很乾渴，此時體內殘留有酒精和有害物質乙醛，應想辦法儘早將其排出體外。

含無機鹽和糖分的飲料，除了有補給水分的作用之外，還有消除體內酒精的作用。運動飲料和果汁效果就很好，特別是運動飲料，其成分構成接近人的體液，易被人體吸收，不僅對宿醉有效，飲酒時如果一起喝，也可防止醉得太厲害；此外，用含有茶多酚和維生素C的茶，或者用檸檬和蜂蜜做成的蜜汁檸檬水，對於宿醉也很有效，但要注意飲料不要喝冰涼的，而要喝溫熱的。

4.吃柿子：柿子是富含果糖和維生素C的水果，古時即被用作防止醉酒和消除宿醉的有效食品。甜柿中所含的澀味成分，可以分解酒精，所含的鉀有利尿作用；柿子葉也含有相當於柑橘數十倍的維生素C，其鮮嫩的幼芽可以炸著吃，或者乾燥後做柿葉茶喝。

5.多食貝類：以蜆貝為例，它的營養成分中，蛋白質的含量可以與雞蛋相提並論，且由於含有均衡的必需氨基酸，不會對肝臟造成負擔，能夠促使肝臟恢復功能。

貝類食物通常含有豐富的維生素B_{12}、牛磺酸和糖原，維生素B_{12}和糖原對於促進肝臟的功能有著重要作用，而氨基酸中的牛磺酸與膽汁酸結合後，可以活化肝臟的解毒作用。

6.喝蘆薈汁：蘆薈帶刺的綠色部分和其內部的膠質中含有多糖體、糖蛋白等物質，能降低酒精分解後產生的有害物質乙醛在血液中的濃度，因此，在飲酒之前，如果喝些蘆薈汁，對預防酒後頭痛和噁心、臉紅等症狀很有效；此外，蘆薈中的苦味成分蘆薈素有健胃作用，可治療宿醉引起的反胃和噁心等。

7.吃富含蛋白質的食物：蛋白質和脂肪在胃內停留的時間最長，所以最適合作為下酒菜。為避免攝入過多高蛋白質食物導致發胖，最好選擇魚貝、瘦肉、雞肉、豆製品、蛋、乳酪等，含有優質蛋白質的牛奶和乳酪等乳製品、雞蛋、豆腐、扇貝，以及用這些食物製成的湯，對肝臟功能有益，且不會對胃造成負擔。

有人喝酒後喜歡吃口味重的食物，這些食物會給胃腸帶來負擔，延長醉酒的不適感。因此，喝酒後應選擇水果、加蜂蜜的牛奶、優酪乳、雞蛋等易消化且能提高肝臟功能的食品。

第四章 老人養生方：妙用本草，最美不過夕陽紅

桑葚，幫你留住年輕的大腦

本草語錄

氣味：甘、寒，無毒。

主治：利五臟關節，通學起。久服不饑，安魂鎮神，令人聰明，變白不老。

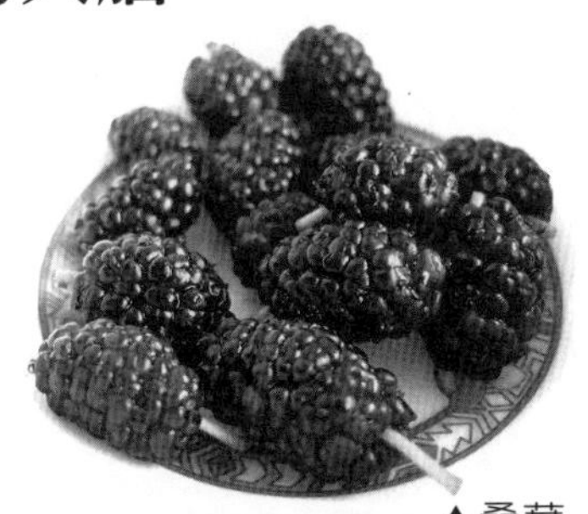

▲桑葚

生活中，我們常聽中老年人抱怨「最近記性越來越差了」、「這段時間腦子怎麼這麼遲鈍」……其實，這些都是大腦衰老的表現。我們的大腦會隨著年齡的增長而衰老，在形態和功能上都會發生遲行性變化，如智力衰退、思維紊亂、記憶下降、性格改變、行動遲緩等，同時，腦血管不同程度的硬化也會促進腦的老化過程。

那麼，我們如何應對大腦的衰老呢？現代科學研究發現，桑葚富含胡蘿蔔素及維生素，含有許多以亞麻油酸為主要成分的脂肪油，對大腦的發育及活動很有補益。同時，桑葚對脾臟有增重作用，對溶血性反應有增強作用，可防止人體動脈硬化、骨骼關節硬化，促進新陳代謝。

桑葚含有豐富的葡萄糖、果糖、蔗糖、鈣、胡蘿蔔素、維生素等成分，可促進紅血球的生長，防止白血球減少，對治療糖尿病、貧血、高血壓、高血脂、冠心病、神經衰弱等病症具有輔助功效。但要注意的是，由於桑葚中含有溶血性過敏物質及透明質酸，過量食用後容易發生溶血性腸炎，少年兒童不宜多吃桑葚，且它的含糖量很高，糖尿病人應忌食；此外，桑葚忌與鴨蛋同食。

本草小百科

桑葚飲

材料：桑葚1000克，蜂蜜300克。

做法：將桑葚洗淨，加水適量煎煮；每隔30分鐘取煎液一次，加水再煎，共取煎液2次；將煎液合併，再以小火煎熬濃縮；至較黏稠時，加入蜂蜜，燒沸停火，冷卻後即可飲用。

點評：滋補肝腎，健腦益智。

常吃天麻，果真難得糊塗

本草語錄

釋名：赤箭芝、獨搖芝、定風草、離母、合離草、神草、鬼督郵。

氣味：辛、溫，無毒。

主治：久服，益氣力，長陰，肥健，輕身，增年。

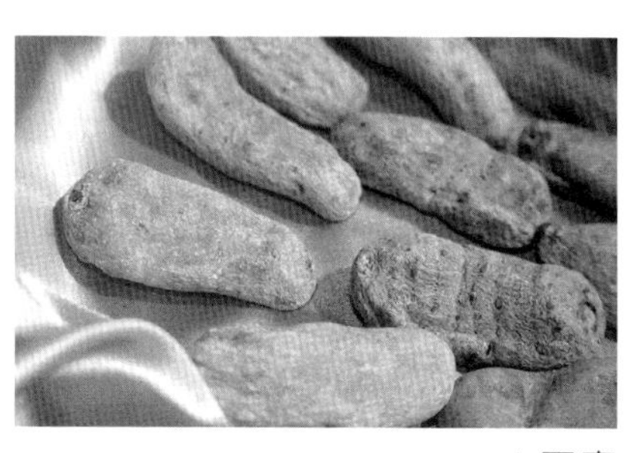

▲天麻

天麻，原名赤箭，始載《本經》，宋代《開寶本草》始收載天麻之名，明代《本草綱目》中將二者合併稱「天麻赤箭」。《神農本草經》認為：「赤箭，味辛、溫，主殺鬼精物、蠱毒惡氣。久服，益氣力，長陰，肥健，輕身，增年。」《日華子本草》記載，天麻能「助陽氣補五勞七傷，通血脈，開竅」，《本草綱目》記載：「凡欲消風化痰、清利頭目、寬胸利膈以及治療頭暈、多睡、肢節痛、偏頭風、鼻齆、面腫等症，都要服「天麻丸」。配方及服法：天麻半兩、川芎二兩，共研為末，煉蜜做成丸子，如芡子大，每次嚼服一丸，飯後服，茶或酒送下。現代的一些名醫還把天麻的作用歸結為「三抗、三鎮、一補」，即抗癲癇、抗驚厥、抗風濕，鎮靜、鎮痙、鎮痛，補虛，由此可知，天麻在醫療保健中被運用廣泛。

經現代醫學證實，天麻中含有的天麻素能明顯降低人體血管、腦血管和冠狀動脈血管阻力，降低血壓，增加冠狀動脈血流量，對心腦血管系統具有良好的調節作用，如擴血管、降壓以及增加機體耐缺氧能力等，其中的天麻多糖是由葡萄糖分子組成的勻多糖，能有效增強人體特異性免疫、細胞免疫和誘生干擾素的作用，有抗炎、延緩衰老和抗輻射作用。《中藥經濟與資訊》還介紹：將天麻用於高空飛行人員作為腦保健藥物，可增強視神經的分辨能力；日本用天麻治療老年性癡呆症，總有效率達81.8%。因此，老年人適量食用天麻，能有效預防老年性癡呆症。

本草小百科

天麻核桃魚

材料：去皮鮮天麻100克，核桃仁30克，川芎10克，茯苓10

克，鮮鯉魚1條（約1500克），醬油5克，料酒10克，精鹽5克，味精2克，白糖5克，胡椒粉2克，香油10克，蔥薑各10克，水豆粉10克。

做法：將鯉魚洗淨裝入盒內；將川芎、茯苓切成片，用第二次淘米水浸泡，再將天麻放入泡過川芎、茯苓等的淘米水中浸泡4小時，撈起瀝乾水分切片待用。

將天麻片、核桃仁放入魚頭和魚腹內，魚置盆內，然後放入蔥、薑，加入適量清水後，上籠蒸30分鐘。

魚蒸好後，揀去蔥、薑，另用水豆粉、清湯、白糖、精鹽、味精、胡椒粉、香油燒開勾芡，澆在魚上即成。

點評：平肝息風、定驚止痛、行氣活血、補腦益智。適用於虛火頭痛、眼黑肢麻、神經衰弱、高血壓頭昏、智力低下等症的輔助食療。

常吃蕎麥粥，健康到老不是夢

本草語錄

釋名：烏麥、花蕎。

氣味：甘、平，無毒。

主治：能補益氣力，增強腸胃並能消積。

蕎麥分為甜蕎、苦蕎、翅蕎和米蕎四種，以甜蕎和苦蕎為主。中醫認為，蕎麥性甘、味平，寒。將蕎麥的莖葉入藥可有降壓、止血的作用，適用高血壓、毛細血管脆弱性出血，還能防治中風，視網膜出血，肺出血等症；將蕎麥的種子入藥則能有健胃、收斂的功效，臨床上用於止虛汗。炒香研末，外用收斂止汗，消炎。

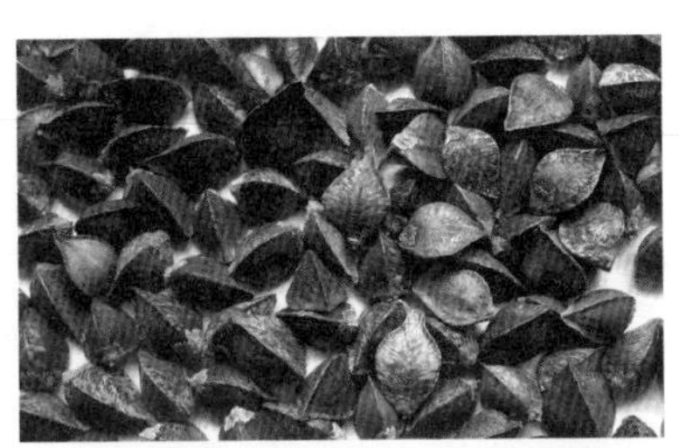
▲蕎麥

現代醫學證實，蕎麥營養豐富，含有蛋白質、多種維生素、纖維素、鎂、鉀、鈣、鐵、鋅、銅、硒等，因其含有豐富的蛋白質、維生素，故有降血脂、保護視力、軟化血管、降低血糖的功效；同時，蕎麥可殺菌消炎，有「消炎糧食」的美稱，老年人應常吃蕎麥製作的食物，比如蕎麥餅、蕎麥粥等，有防治高血壓等心血管疾病的功效。

本草小百科

蕎麥粥

材料：蕎麥100克，雞腿50克，馬鈴薯100克，白扁豆20克，胡蘿蔔20克，鹽2克，醬油10克。

做法：蕎麥洗淨，瀝乾水分；雞腿肉片成小塊；馬鈴薯去皮切小塊；胡蘿蔔切片。

鍋中倒入適量水，放入蕎麥煮20分鐘，撈出瀝乾水。

把所有的調味料（高湯4杯、低鹽醬油10克、鹽2克）倒入鍋中煮開，放入蕎麥、雞腿肉片和馬鈴薯、胡蘿蔔、扁豆一起煮20分鐘，直到所有材料煮軟即可。

點評：蕎麥能降低人體血脂和膽固醇、軟化血管、保護視力和預防腦血管出血，雞肉溫中益氣、補虛填精、健脾胃、活血脈、強筋骨，馬鈴薯降糖降脂抗衰老。

中老年人通腑除宿便，可定期服用大黃

本草語錄

釋名：黃良、將軍、火參、膚如。

氣味：（根）苦、寒，無毒。

主治：下淤血，除寒熱，破腫塊，祛留飲宿食，蕩滌腸胃，排除腸道積滯，通利大便，調中消食，安和五臟。

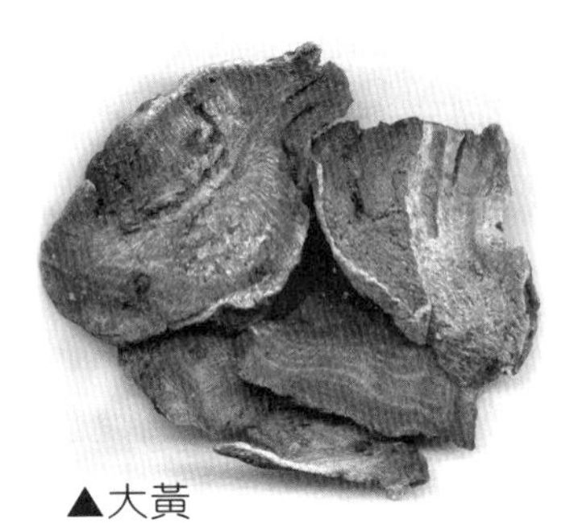
▲大黃

宿便是體留過久的糞便，它長期積累在腸道內，對人體損害非常大。中醫學認為：「六腑以通為用」。早在漢代，醫界先輩就提出腑氣不通致衰的理論。王充曾說：「欲得長生，腸中常清；欲得不死，腸中無滓。」意思是說保持大便通暢而無積滯，就能有益健康長壽。元朝朱丹溪受王充的啟示，提倡「倒倉法」以祛病延年，即通暢大便及時排出腸胃中的糟粕，保持腸胃的清潔，從而減少疾病，延緩衰老。

朱丹溪認為腸中糞便汙物久積，是招致細菌、真菌、病毒繁殖，引起早衰和導致腸炎、腸癌等多種疾病發生的重要原因之一。正常排便可調節人體的氣機升降，健脾和胃，增加食欲，舒肝利膽，平衡內分泌，並能益腎強腰，清心輕體，養精定神，是非常有益於健康的。

欲使腸中常清，大便通暢，中藥大黃可謂是一味良藥，堪稱名副其實的「通腑將軍」。早在《神農本草經》中就記載：「大黃能蕩滌腸胃，推陳致新，通利水穀，調中化食，安和五臟」。《湯液本草》

中說大黃：「泄滿，推陳致新，去塵垢而安五臟，謂如勘定禍亂以致太平無異，所以有將軍之稱。」《綱目》也認為大黃：「主治下痢亦白，裡急腹痛，小便淋瀝，實熱燥結，潮熱譫語，黃疸，諸火瘡。」中老年人如能定期服用大黃，就像定期大掃除一樣，可使體內的積滯隱患及時得以清除乾淨，腸中「垃圾」一清理，就可達到防病，健身的目的。

現代藥理研究證實：大黃有瀉下、消炎、抗菌、抗病毒、抗腫瘤、利膽、止血、降血膽固醇和性激素的作用，大黃具有的瀉下作用不妨礙小腸對營養物質的吸收；另外，進食少量大黃有健胃作用，可助胃吐故納新，以滋後天之化源。老年人往往因血失調而誘發疾病，少量服用大黃，有行氣活血，疏通經絡之功，氣血調和，經絡暢通，則病不生。服用時，每次取生大黃5～10克，水煎服或沸水沖泡代茶飲，以大便稀軟而不形成水瀉為度，每隔2～3日服一次。

另外，多吃一些富含纖維素的食品也有通腑除便的作用，如芹菜、白菜、青菜、蘿蔔、絲瓜、番茄、豆芽、香椿、柑橘和帶殼果品及主食中的各種粗雜糧等。

本草小百科

養生滋補大黃茶

材料：生大黃3～9克。

做法：將生大黃放入杯內，用開水沖泡，加蓋焖10分鐘即可服用。

點評：清熱解毒、瀉下。用於便秘腹痛、目赤喉痛、麥粒腫等。

日啖白果七八顆，何愁今生不長壽

本草語錄

釋名：白果、鴨腳子。

氣味：（核仁）甘、苦、平、澀，有小毒。

主治：熟食溫肺養氣，定咳嗽，縮小便，止白濁。生食降痰濁，消毒殺蟲。

銀杏樹的果實又叫白果，它是種子植物中最古老的物種之一，因此被譽為活化石。《本草綱目》記載，白果能止咳平喘、補肺益腎、斂肺氣、止帶濁、縮小便。

現代營養學研究得出白果中含有蛋白質、脂肪、糖類、鈣、鐵、磷、胡蘿蔔素及多種氨基酸等人體所需的營養成分，能改善血液循環，修復受損的血管，讓大腦、心臟獲得充足的營養，防止血栓的發生，更能增強老年人的記憶力和身體免疫力，減緩細胞老化，預防老年癡呆症。

白果的吃法多種多樣，愛吃甜食的，可用白果肉煮水，加少許糖；也可與栗子、蓮心等一起煮成甜羹。愛吃鹹味的，就將白果紅燒或與蹄筋等共煮，非常美味。愛吃素的人，把白果和蘑菇、竹筍等一起炒，或者煮湯，味道也相當不錯。

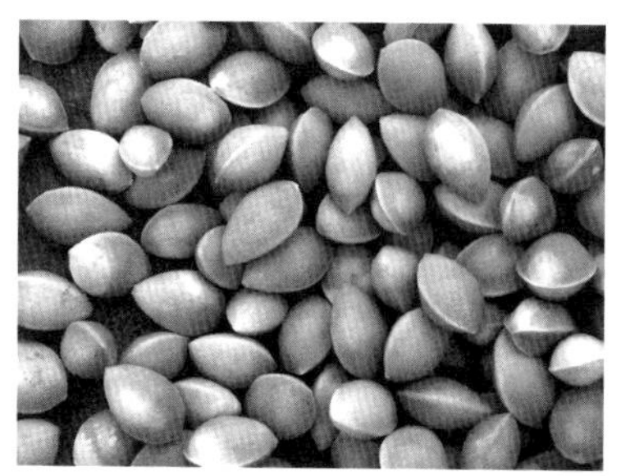

▲白果

白果的銀杏葉千萬不要扔掉。用3年以上銀杏葉做成的枕頭芯，會在您養神睡覺時發出一股淡淡的幽香，長期使用可防止高血壓、腦中風、糖尿病等疾患的發生。

要想家中的老人健康長壽，就要讓老人適量吃點白果，但要注意的是，白果不宜多吃，成人連吃50顆左右就會有中毒的危險。預防白果中毒的方法是將其煮熟後再食用，不過煮過的白果毒素仍未完全受到破壞，所以不宜吃得太多；另外用銀杏葉片泡水喝，也是有一定危險的，據查，銀杏葉中有一種成分銀杏酸，如果用的劑量過大，或者服用時間比較長，會損害心臟。

本草小百科

白果小排湯

材料：豬小排250克，乾白果20克，料酒20克，薑15克，鹽3克，味精1克。

做法：小排骨洗淨，加入料酒、薑片和水置鍋中，燒開後改用小火燜煮30分鐘；白果去掉外殼，放入湯內，放入精鹽、味精調味後，再煮30分鐘即可。

點評：補益氣血，滋陰養肺。

小小花生是名副其實的「長生果」

本草語錄

釋名：金果，長壽果、長果、番豆、金果花生、地果、唐人豆。

氣味：（子）甘、平，無毒。

主治：健脾和胃、利腎去水、理氣通乳、治諸血症。

花生的營養價值非常高，有「田園之肉」、「素中之葷」的美稱，它含有的優質蛋白質易為人體所吸收，花生仁中還含有十幾種氨基酸，其賴氨酸含量比粳米、麵粉高出4～7倍，賴氨酸可提高智力，促進生長和抗衰老，花生仁中的某些物質還能潤膚，延緩人體細胞衰老和防動脈硬化。

中醫認為，脾胃是人的後天之本，花生可以調理脾胃，增強脾胃功能，對人體健康非常有利，能延緩衰老，益壽延年。《本草綱目》記載：「花生悅脾和胃潤肺化痰、滋養補氣、清咽止癢」，《藥性考》也說：「食用花生養胃醒脾，滑腸潤燥」。

花生的主要功效有以下幾種：

1.淡化色斑：花生富含維生素B_6，有褪除黑色素斑痕的作用。

2.健齒：食用花生不產生腐蝕酸，有利牙齒健康。

3.減肥：花生是高脂高熱量食物，但是並不會增加體重。因為花生高蛋白、高纖維、質地易碎，容易增加飽腹感並持續較長時間，花生飽腹感長於高碳水化合物食物五倍時間，可抑制饑餓，從而減少對其他食物的需要量，降低總能量攝入，且花生吸收效率不高，也是避免增加體重的一個原因。

另據《中國醫藥報》報導，花生中的β穀固醇可抑制口腔細菌生長，並具有一定的抗癌作用。中醫臨床有時也會用花生治療慢性胃炎、支氣管炎等消化和呼吸道疾病。因此，口氣不好的人可每天少量、反復咀嚼花生一次，可有效抑制口臭。

很多人喜歡吃油炸花生米或爆炒花生米，其實這種方式對花生米中的維生素E和其他營養成分破壞非常大，而且花生本身就含有大量的植物油，高溫烹製後，花生的甘平之性就會變成燥熱之性，經常食用容易上火。所以，吃花生最好的方式是煮著吃，這樣既能保住營養又好吸收。但需注意的是，有些人不適合吃花生：

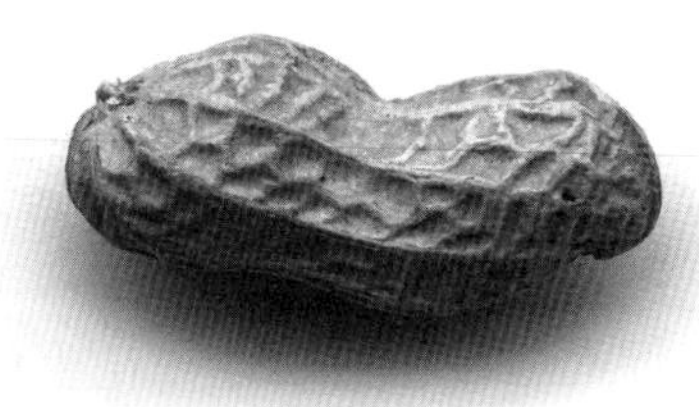
▲花生

1.高脂血症患者：花生含有大量脂肪，高脂血症患者食用花生後，會使血液中的脂質水準升高，而血脂升高往往又是動脈硬化、高血壓、冠心病等病疾的重要致病原因之一。

2.膽囊切除者：花生裡的脂肪需要膽汁去消化。膽囊切除後，貯存膽汁的功能喪失，這類病人如果食用花生，沒有大量的膽汁來幫助消化，會引起消化不良。

3.消化不良者：花生含有大量脂肪，腸炎、痢疾、脾胃功能不良者食用後會加重病情。

4.跌打淤腫者：花生含有一種促凝血因子，跌打損傷、血脈淤滯者食用花生後，可能會使血淤不散，加重腫痛症狀。

此外，花生含油脂特多，患有腸胃疾病或皮膚油脂分泌旺盛、易長青春痘的人，不宜大量食用。

本草小百科

花生養胃益智粥

材料：花生米、山藥、粳米、冰糖適量。

做法：山藥切丁，花生米開水燙泡1～2分鐘去皮晾乾，搗碎粳米與花生、山藥加水熬煮，快熟時放入冰糖即可。

點評：益氣養胃，健腦益智。

延年益壽話保健，茯苓全方位保護您

本草語錄

釋名：茯靈、茯兔、松腴、不死面，抱根者名茯神。

氣味：甘、平，無毒。

主治：補五勞七傷，開心益志，止健忘，暖腰膝。

茯苓能健脾、安神、鎮靜、利尿，能全方位增強人體的免疫力，被譽為中藥「四君八珍」之一。

茯苓生長在哪裡呢？一般的大樹枯死或被砍伐後，往往會從枯死的軀幹或殘留的根上生出新的小枝葉來，中醫認為這是大樹未絕的精氣要向外生發。如果大樹枯死後，上面不長小的枝葉，就意味著附近的土壤下有茯苓，是茯苓吸取了大樹的精氣，使它沒有能力再生發小的枝葉。

《本草綱目》說茯苓能補脾利濕，而栗子補脾止瀉，大棗益脾胃。這三者同煮，就可用於脾胃虛弱，飲食減少，便溏腹瀉。

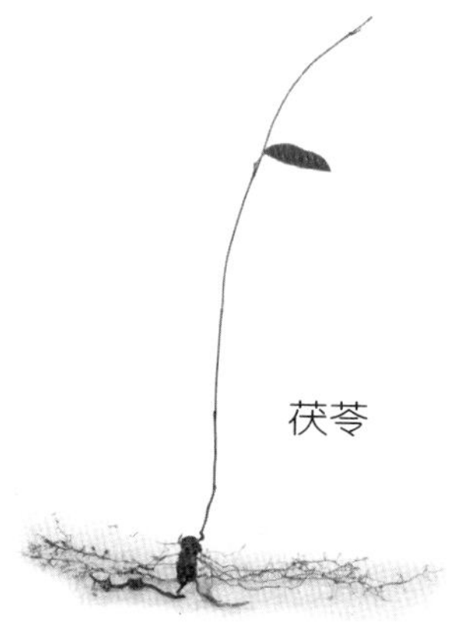

茯苓

白茯苓有多種食用方法，最簡單的是把茯苓切成塊之後煮著吃，還可以在煮粥的時候放進去。另外，把茯苓打成粉，在粥快好時加入，這樣人體就更容易吸收了。

要注意的是，對於中老年人，茯苓具有補益功效，但對於正處在生長發育期的兒童與青少年就不太適合了。孩子處在發育階段，生機盎然，正需要肝木之氣的生發之性，而茯苓趨向收斂，會阻礙孩子的生長，給未成年人吃茯苓，就等於在扼殺他們的生發之機。未成年人只有在生病等特殊情況下，經過醫生的準確辨症後才能服用茯苓，家長千萬不要自作主張煎煮茯苓給孩子吃。

本草小百科

茯苓素什錦

材料：茯苓5錢、蒟蒻半斤、草菇5朵、甜豆8片、紅蘿蔔6片、黃甜椒1／5個，鹽半小匙、香油半小匙、香菇粉半小匙、胡椒粉1／4小匙，太白粉1小匙。

做法：茯苓加三碗水熬煮10分鐘，留1/2碗湯汁去渣備用。

所有材料分別入滾水中汆燙，起鍋加3大匙油，爆炒所有材料1分鐘後，加入茯苓汁液煮開，再入調味料拌勻，以太白粉勾芡即可。

點評：安神寧心、利水除濕、改善消化功能。

艾草——長壽之鄉如皋的救命神草

本草語錄

釋名：冰台，醫草。

氣味：（葉）苦、微溫，無毒。

主治：灸百病。

艾草，性溫，無毒，據《本草綱目》記載：「服之則走三陰，逐一切寒濕，灸之則透諸經而治百種病邪，起沉屙之為康泰。」因此，艾草自古以來就被認為是驅邪、治病、延年益壽的神草。

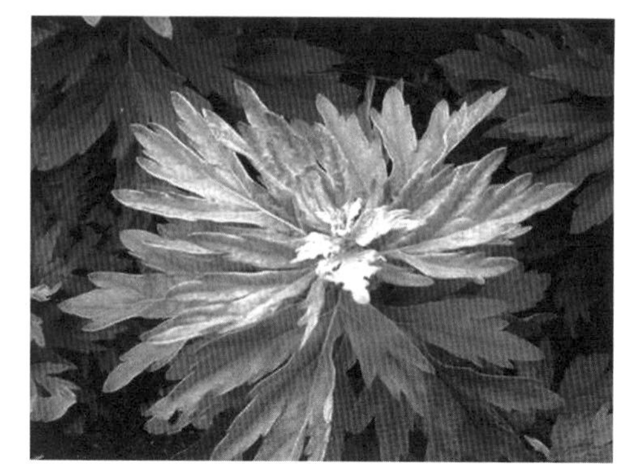

▲艾草

現代醫學證實，艾草中含有豐富的促人長壽物質。每100克艾草中含有7.2毫克的胡蘿蔔素，它被認為具有抗癌、防止老化的作用；此外，艾草還含有維生素A、維生素B_1、維生素C和蛋白質，同時鐵元素和纖維素也很豐富。艾草中所含的葉綠素成分，除了可以預防癌症外，還具有淨血、殺菌、暢通血路的功效，而艾草中所含的腺嘌呤，可以使心臟強壯，防止功能退化，對預防腦部疾病等有很強的效果。

因為艾草性溫、味苦、無毒，能通十二經、理氣血、逐濕寒、止血下痢，所以人們一般是把艾草點燃之後去薰、燙穴道，使穴道受熱而經絡疏通。現在流行的「藥草浴」大多就是選用艾草做藥材；在長壽之鄉如皋，民間常用艾草枯葉卷成長條，點燃輕薰關節，治療筋內關節疼痛，而早年婦女生產，必用艾草煮湯煎服，排淤血和補中氣。

艾草除了被用作藥材外，還可以做成各種美味食物，吃了讓人延年益壽。食用艾草的方法很多，最簡單的是將艾草的嫩芽摘下來，直接放入口中咀嚼，或者是將艾草的嫩芽做成糕點，也可以跟蔬菜一起煮成艾草湯來喝。

本草小百科

枸杞艾草粥

材料：大米100克，枸杞子20克，艾葉10克，蜂蜜20克。

做法：大米淘洗乾淨，在清水中浸泡2小時；枸杞洗淨，在溫水中泡軟，撈出備用；新鮮艾草洗淨，切碎。

大米加水燒開，加入枸杞和艾草用文火熬成粥，最後調入蜂蜜即可。

點評：補虛養身，補氣驅寒，治療失眠。

強身健體多吃長壽菜——蕨菜

本草語錄

釋名：拳頭菜、貓爪、龍頭菜。

氣味：（莖及根）甘、寒、滑，無毒。

主治：消熱化痰、降氣滑腸、健胃。

蕨菜素有「山菜之王」及「長壽菜」的美稱，產自深山，《本草綱目》中有：「蕨菜性寒，味甘、微苦；消熱化痰、降氣滑腸、健胃。」現代營養學認為，蕨菜富含蛋白質、脂肪、糖類、礦物質和多種維生素，並對細菌有一定的抑制作用，能有清熱解毒、殺菌消炎的作用。

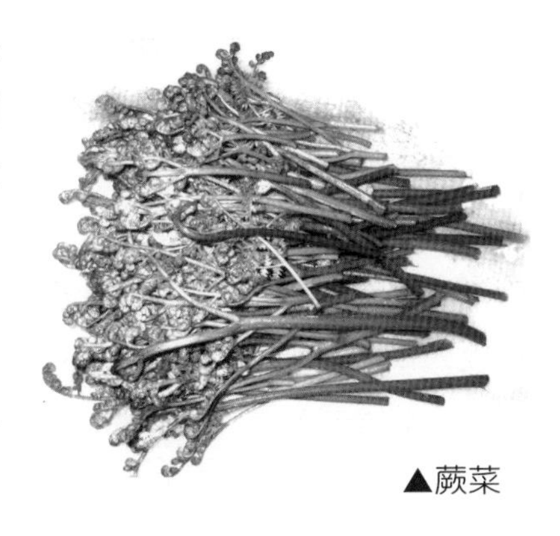

▲蕨菜

蕨菜食用的方法很多，可以將蕨菜洗淨用開水焯一下，後炒食或煮湯；還可製乾，將其稍加蒸煮，曬乾，食時用水浸泡。蕨菜性味寒涼，脾胃虛寒者不宜多食。

本草小百科

蕨菜木耳肉片

材料：蕨菜15克，木耳6克，瘦豬肉100克，澱粉、鹽、醬油、醋、白糖、泡薑、泡辣椒適量。

做法：將蕨菜用水浸漂後切段；木耳用水泡脹；瘦豬肉切片，用玉米粉拌勻。

起鍋放油，待鍋中食油煎熟後放入瘦豬肉，炒至變色，即加入蕨菜、木耳及鹽、醬油、醋、白糖、泡薑、泡辣椒等翻炒均勻，即可。

點評：蕨菜、木耳質滑潤而能利腸道，性偏寒涼，唯與肉同炒，則較平和而味鮮美。用於老人、虛人津血不足，腸燥便秘或大便不利。

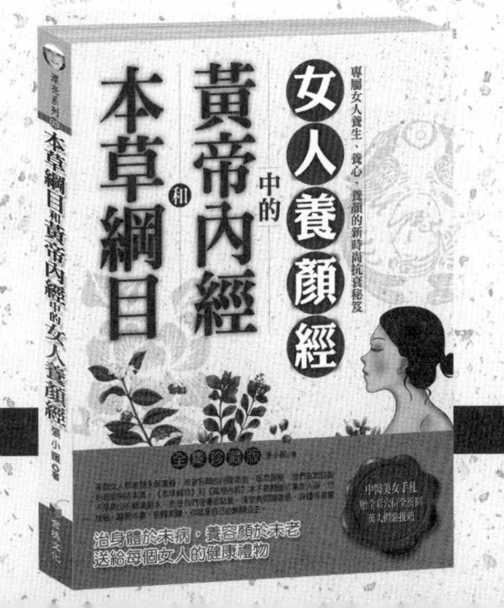
專屬女人養生、養心、養顏的新時尚抗衰秘笈
女人養顏經
中的
黃帝內經
和
本草綱目
全集珍藏版
治身體於未病，養容顏於未老
送給每個女人的健康禮物

實用生活 01

《本草綱目》中的家庭保健智慧

金塊文化

作　　者：焦亮
發 行 人：王志強
總 編 輯：余素珠
美術編輯：JOHN平面設計工作室

出 版 社：金塊文化事業有限公司
地　　址：新北市新莊區立信三街35巷2號12樓
電　　話：02-2276-8940
傳　　真：02-2276-3425
E-mail：nuggetsculture@yahoo.com.tw

劃撥帳號：50138199
戶　　名：金塊文化事業有限公司

總 經 銷：商流文化事業有限公司
電　　話：02-2228-8841
印　　刷：群鋒印刷
初版一刷：2011年10月
定　　價：新台幣320元

ISBN：978-986-87380-3-4（平裝）
如有缺頁或破損，請寄回更換

團體訂購另有優待，請電洽或傳真

華夏書網　本書由北京華夏書網圖書發行有限公司授權發行

國家圖書館出版品預行編目資料

<<本草綱目>>中的家庭保健智慧 / 焦亮著.
-- 初版. -- 新北市 : 金塊文化, 2011.10
面 ;　公分. -- (實用生活 ; 1)
ISBN 978-986-87380-3-4(平裝)
1.本草綱目 2.研究考訂 3.保健常識
414.1213　　100019461

金塊文化